FALK STIRKAT | LARS BRÄUER

DER BELOGENE PATIENT

*Warum Impfkritiker,
Wunderheiler
und andere Scharlatane
gefährlicher sind
als jedes Virus*

EIN BESORGNISERREGENDER TREND

Jeder Deutsche bekommt im Laufe seines Lebens im Schnitt zwei bis drei verschiedene Medikamente gleichzeitig verschrieben. Wie viele nehmen Sie? Gar keine? Ab und an mal eine Ibuprofen? Prima! Aber das bedeutet, dass für jede Tablette, die Sie nicht einnehmen, ein anderer Mensch eine am Tag extra schlucken muss. Rein statistisch. Angesichts der Vielzahl an Tabletten, die sie schlucken, sind viele Menschen verunsichert, und es kommt die Frage auf, ob das nicht auch anders, »sanfter« geht. Das kann man ja auch gut verstehen. Keiner möchte ständig irgendwelche »Chemie« in sich reinwerfen. Dabei wird eine ganz andere Tatsache aber völlig ausgeblendet: Wir Deutschen nehmen nicht nur immer mehr Medikamente zu uns, wir werden auch immer älter. Ob es da möglicherweise einen Zusammenhang gibt …?

Das Spiel mit der Gesundheit

In einer Umfrage von 2018 gaben lediglich 30 bis 50 Prozent der Befragten an, die verschriebenen Medikamente tatsächlich auch einzunehmen. Dazu passt, dass wir Deutschen so viel wie kein anderes Volk zu Homöopathen und anderen Wunderheilern rennen und hoffen, durch die regelmäßige Einnahme von wirkstofffreien Zuckerkügelchen Gesundheit zu erlangen. Unzählige Hobby- und Profisportler lassen sich völlig sinnloses, buntes Klebeband auf Muskeln und Gelenke kleben und der Wunsch, bei Grippe ein Antibiotikum verschrieben zu bekommen, ist jedes Jahr aufs Neue grenzenlos. Diese Absurdität geht mittlerweile so weit, dass selbst die Weltgesundheitsorganisation am Anfang der Corona-Pandemie 2020 davor gewarnt hat, Antibiotika gegen das Virus zu verabreichen. Man mag sich fragen, was um alles in der Welt hier los ist. Schließlich handelt es sich doch um einen der elementarsten Leitsätze der Medizin: Antibiotika helfen gegen Bakterien, aber nicht gegen Viren! Dass sich eine Institution wie die Weltgesundheitsorganisation gezwungen sieht, darauf explizit hinzuweisen, zeigt, dass medizinische Fake News oftmals einen höheren Stellenwert haben als simple Fakten.

Sinn und Zweck unseres Buches ist es also, Ihnen, lieber Leser, studienbasierte Informationen an die Hand zu geben, die Ihnen helfen sollen, sich in der komplexen Welt der Medizin besser zurechtzufinden und nicht auf Heilsversprechen von drittklassigen Wunderheilern hereinzufallen. Dabei ersetzen die nächsten Seiten natürlich auf keinen Fall einen Arztbesuch! Wir möchten aber darauf hinweisen, dass es deutlich besser ist, sich in die Obhut eines wissenschaftlich arbeitenden Mediziners zu begeben, als sich im netten Ambiente einer alternativen Praxis Lügen und Falschinformationen einimpfen zu lassen (ja, einimpfen, das Wort ist bewusst gewählt).

Medizin wird auch heute noch in vielen Bereichen deutlich zu erfahrungsbasiert betrieben. Das heißt, es werden manche Therapien in die Wege geleitet oder bestimmte diagnostische Maßnahmen angeordnet, einfach weil das schon immer so gemacht wurde. Mit dieser Herangehensweise wollen wir nun endgültig aufräumen, wollen Ihnen zeigen, was gesichert ist und welche Therapien eigentlich schon seit Jahren nicht mehr durchgeführt werden sollten. Wussten Sie zum Beispiel, dass die »altbewährte« Schmerzspritze gar nicht mehr gegeben werden dürfte, ja, dass Berufsvereinigungen explizit vor ihr warnen? Um Ihnen hier die bestmöglichen Antworten zu geben, haben wir unzählige Publikationen durchforstet und alles, was als gesetzt gilt, auf den Prüfstand gestellt. Dabei kamen auch wir zu überraschenden Erkenntnissen. Wir zeigen Ihnen auf den nächsten Seiten, dass der alte Satz »Wer heilt, hat recht« nicht nur falsch, sondern sogar brandgefährlich ist.

Medizin ist ein Fach, bei dem heute das Wissen von gestern schon veraltet sein kann. Wir müssen daher mit größter Vorsicht an Altbewährtes herangehen und uns täglich fragen, ob unser Wissen noch auf dem neuesten Stand ist. Für medizinische Laien ist das ganz und gar unmöglich. Sie vertrauen auf die in Deutschland in der Regel außerordentlich hohe Kompetenz des ärztlichen Fachpersonals. Allerdings nimmt dieses Vertrauen ab und Menschen wenden sich Wunderheilern, Alternativmedizinern, Heilpraktikern und Homöopathen zu – ein besorgniserregender Trend. Denn tatsächlich ist es wirklich schwer und hochgradig aufwendig, Dinge zu hinterfragen, die sich im öffentlichen Bewusstsein etabliert haben – und seien sie noch so falsch.

Ein Beispiel: Im Jahr 2018 wurde ein Rote-Hand-Brief (Warnung vor bisher unbekannten Nebenwirkungen) über das Medikament Hydrochlorothiazid, kurz HCT, herausgegeben. Der Wirkstoff wurde über Jahrzehnte erfolgreich bei Bluthochdruck und Herzschwäche angewandt und stand nun im Verdacht, weißen Hautkrebs zu begünstigen. Die Empfehlungen waren klar: Das Medikament sollte, wo möglich, durch Alternativen ersetzt werden. Aber noch heute sieht man viele Patienten, die mit HCT therapiert werden.

Aber natürlich ist auch das Wissen in diesem Buch nicht in Stein gemeißelt. Denn in der Naturwissenschaft ändert sich die Fakten- und Erkenntnislage manchmal. Das ist erlaubt und sogar gut. Denn nur so ist, im Vergleich zu dogmatischen Theorien wie beispielsweise der Homöopathie, Fortschritt möglich. Wir können also heute nur schreiben, was wir heute wissen! Wir haben uns mit etlichen Experten und Fachleuten unterhalten, sodass es uns möglich war, einen breiten Überblick nicht nur der Literatur, sondern auch der angewandten Spitzenmedizin zu bekommen.

Am Ende eines jeden Kapitels räumen wir mit einer Volksweisheit auf, die viele Menschen als gegeben hinnehmen, die aber wissenschaftlich nicht haltbar ist. Und welche böte sich an dieser Stelle besser an als die Folgende?

Falk Stirkat, Lars Bräuer

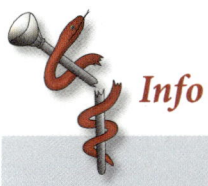

Info

MYTHOS 1: WER HEILT, HAT RECHT!

Der schlimmste und gefährlichste aller medizinischen Mythen, den man so gut wie überall hört und über dessen wahre Bedeutung kaum jemand wirklich nachdenkt. Denn oft ist es eben nicht der (Alternativ-) Mediziner, der heilt, und oft werden Korrelation und Kausalität (siehe Seite 65) auf gefährliche Art und Weise verwechselt. Selbst gebildete Menschen argumentieren nicht selten mit dieser völlig skurrilen und absurden Aussage. Die Gründe für die vorgebrachte Abneigung gegen das pauschale Totschlagargument jedweder medizinischen Diskussion sind vielseitig. Zum einen ist der Satz faktisch einfach falsch, zum anderen fehlt ihm jede Definition von »heilen« wie auch von »recht haben«. Das mag alles sehr theoretisch klingen, birgt aber in der täglichen Praxis unkalkulierbare Risiken. So wird ein Patient glauben, dass ein Antibiotikum seinen viralen Infekt geheilt hat, weil es ihm drei Tage nach der Antibiotikagabe wieder besser ging. Der Arzt vermag diesem Irrglauben ebenso aufzusitzen, weshalb er beim nächsten Patienten erneut zum falschen Medikament greift. Wer heilt, hat recht? Nein! Ein anderes Beispiel: Der Patient, erkrankt an einer selbstlimitierenden leichten Krankheit, also einer Krankheit, die auch ohne jegliche Therapie ausheilt, glaubt, die »Therapie« mit homöopathischen Mittelchen hätte sein Leiden gelindert, ja sogar geheilt. Derselbe Patient greift dann im Falle einer wirklich schweren Krankheit wieder zum homöopathischen Mittel – und stirbt. Nimmt man das allgegenwärtige Credo der immerwährenden Nichtzweifler ernst, dann führt das dazu, dass statistische Erhebungen ignoriert und individuelle Erfahrungen überhöht wahrgenommen werden. Die größte Gefahr für den Arzt ist aber die Überschätzung der eigenen Erfahrung auf Kosten großer, statistischer Erhebungen. »Wer heilt, hat recht« lädt genau dazu ein.

INHALT

INHALT

Zum Nachschlagen

Vitamine und Mineralstoffe – Vermeintliche Wundermittel.....246

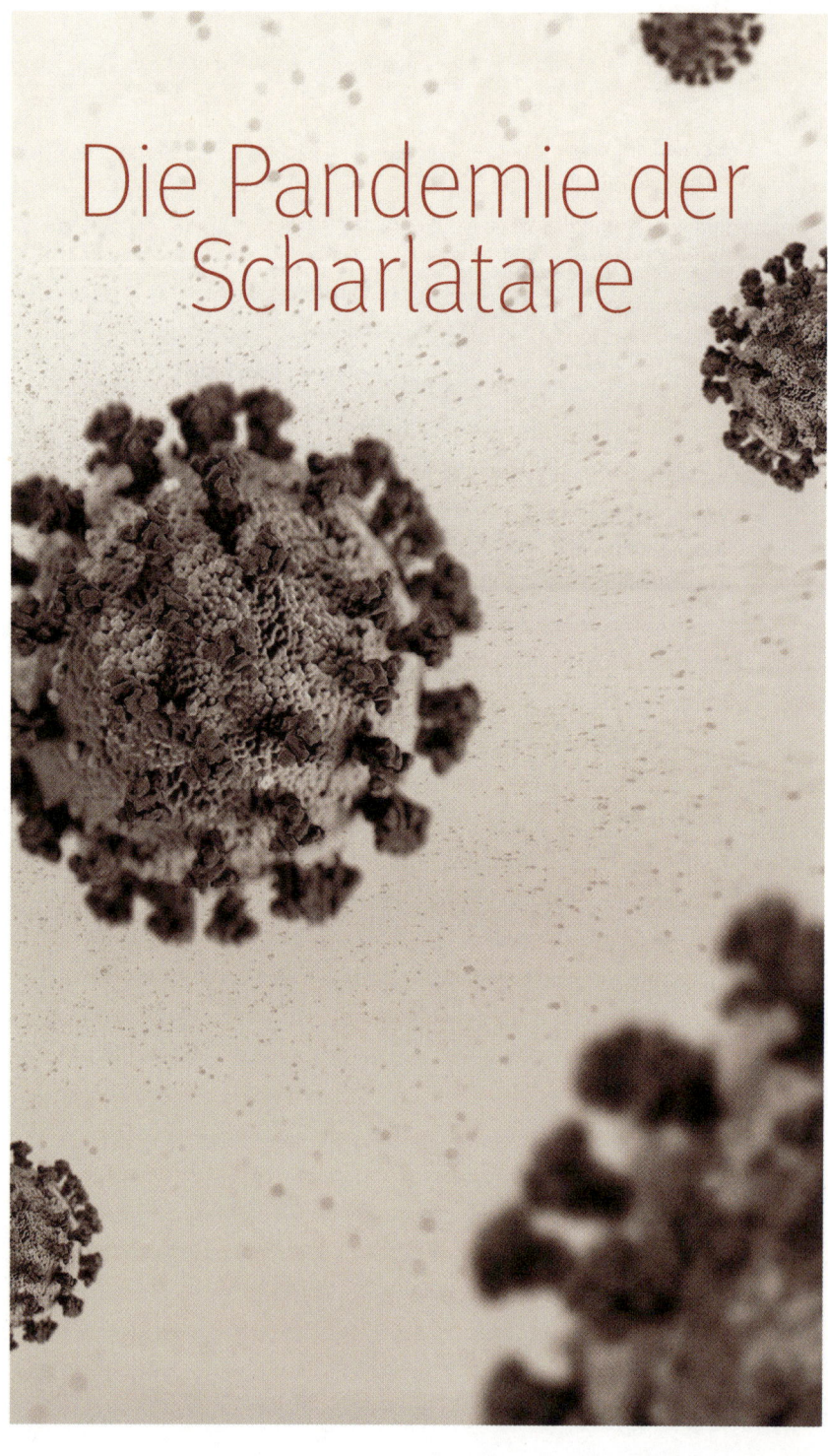

Die Pandemie der Scharlatane

Was lernen wir von Corona?

Im Februar des Jahres 2020 veröffentlichten wir auf unserem You-Tube Kanal mehrere Videos über die Harmlosigkeit eines aus China kommenden Virus und stellten öffentlich die Frage, wie es zu einer derartigen Massenhysterie kommen konnte. Drei Wochen später war unsere Meinung eine völlig andere – wir hatten uns ausführlich mit der wissenschaftlichen Literatur beschäftigt, die ein düsteres Bild der Zukunft zeichnete. Gerade als Familienväter bekamen wir es mit der Angst zu tun. Was rollte hier auf uns zu? In dieser Zeit war ein deutscher Wissenschaftler eine besondere Hilfe: Prof. Dr. Christian Drosten. Sein Podcast versorgte uns mit den neuesten Informationen über wissenschaftliche Publikationen und das rasant anwachsende Wissen zum Thema Coronavirus. Selbst für uns, einen Universitätsprofessor und einen routinierten Kliniker, also zwei Menschen, die sich mit dem Thema Infektionskrankheiten durchaus auskennen, war es zu jener Zeit unmöglich, die komplexe Welt des Virus zu verstehen und in die Praxis zu übersetzen. Diese Aufgabe übernahm der Professor für uns und wir sind ihm dafür enorm dankbar. Wie aber kann es sein, dass Laien plötzlich der Meinung sind, Dinge zu verstehen, bei denen selbst medizinische Profis mit äußerster Zurückhaltung agieren und auf die eigene fehlende Expertise hinweisen? Plötzlich waren irgendwelche C-Promis öfter in den Medien vertreten als je zuvor und führten eine Hetzkampagne gegen einen der renommiertesten deutschen Virologen. Und das Schlimme daran war: Derartige Vollkatastrophen schossen plötzlich überall aus dem Boden und erzählten den Menschen nicht das, was passierte, sondern das, was diese hören wollten.

WAS BISHER GESCHAH ...

Bedenkt man rückwirkend, wie alles begann, dann fragt man sich zwangsläufig, ob es nicht sinnvoll gewesen wäre, früher zu reagieren, sensibler mit den verschiedenen Hinweisen umzugehen. Stattdessen machten wir noch im späten Januar des Jahres 2020 unsere Späße. Man schoss ein Selfie mit einer Flasche des mexikanischen Biers »Corona« und postete die flachsige Beschwerde, niemand verstünde den eigenen Humor. Aber wie sollten wir sie auch verstehen, die Hinweise? Wir waren in Friedenszeiten aufgewachsen. In Europa, einem Kontinent, auf dem sich alles immer nur nach vorne zu entwickeln schien. Größer, lauter, besser, billiger ... Bis auf ein paar Jugendliche, die uns vor einer Gefahr warnten, die vielleicht irgendwann auf uns zukommen könnte, und dafür freitags die Schule schwänzten, war unsere Generation nie mit wirklichen Problemen konfrontiert – zumindest nicht mit solchen. Wobei wir im Nachhinein oft denken, dass wir es vielleicht doch hätten ahnen können.

Wir erkannten die Warnungen also nicht und stellten uns viel zu oft die Frage, wieso man denn um eine Erkrankung mit einer derart niedrigen Fallsterblichkeit so viel Aufhebens machte, wo doch jährlich viel mehr Menschen an Grippe (Influenza) sterben, als dem neuen Virus bisher erlegen waren. Auch unser damaliger Gesundheitsminister versuchte zu beschwichtigen und erklärte, wir wären auf das, was da komme, vorbereitet. Ein guter Freund, seines Zeichens Risikoanalyst und Arzt, erzählte uns später, unsere Blindheit der Gefahr gegenüber sei das Resultat eines eklatanten Mangels an statistischem Vorstellungsvermögen, der viele Mediziner beträfe. Wir sähen immer nur den individuellen Fall und es fiele uns schwer, von dieser einmaligen Erfahrung nicht auf das große Ganze zu schließen. Vermutlich hatte er recht.

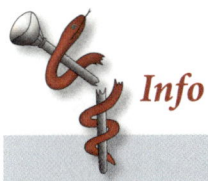

Info

PANDEMIE

Bei einer Pandemie handelt es sich um eine Infektionskrankheit, die sich über alle Länder und Kontinente hinweg ausbreitet. Im Gegensatz zu einer Epidemie, die örtlich begrenzt auftritt, kümmert sich die Krankheit bei einer Pandemie nicht um Landesgrenzen und der Erreger breitet sich auf der ganzen Welt aus.

Weil Krankheiten nicht einfach vom Himmel fallen, gehen Wissenschaftler davon aus, dass es sich bei pandemischen Erregern um Mikroorgansimen handeln muss, die vom Tier auf den Menschen übertragen werden. Man spricht von sogenannten Zoonosen. Pandemisches Potenzial besitzt ein Erreger dann, wenn er plötzlich, meist bedingt durch eine spontane Änderung des Erbgutes (einer sogenannten Mutation), in der Lage ist, von Mensch zu Mensch zu wandern. Für die Entwicklung einer Pandemie bedarf es noch weiterer unabdingbarer Voraussetzungen:

> Der Erreger muss hoch ansteckend sein.

> Die Infizierten müssen lange genug am Leben bleiben, um ihrerseits weitere Menschen anzustecken und davon möglichst viele.

> Außerdem ist es enorm praktisch für den Erreger, wenn die Übertragungswege unter normalen Bedingungen funktionieren, wenn er also über die Luft zwischen den Betroffenen hin und her springen kann. Nur so kann ein exponentielles Wachstum erreicht werden, das zum sprunghaften Anstieg der Infiziertenzahlen führt.

Auch wenn bei einer Pandemie nicht alle Infizierten zu Patienten werden – schon ein verhältnismäßig geringer Anteil an schwer Erkrankten kann im Falle einer explosionsartigen Ausbreitung des Erregers zur Überlastung der Gesundheitssysteme führen.

Weltuntergangsstimmung wegen eines »Schnupfens«?

So machten wir uns Ende Januar 2020 also über das Virus mit dem merkwürdigen Namen lustig und die medizinisch etwas Bewanderten unter uns konnten sich nicht erklären, weshalb vonseiten der Medien so viel Aufhebens betrieben wurde. Coronaviren, das wussten wir noch vom Studium, gehörten neben anderen Biestern, wie beispielsweise den Rhinoviren, zu den klassischen Verursachern milder »grippaler« Infekte. Wir hatten die letzten Jahre damit verbracht, Patienten die Harmlosigkeit einer derartigen Infektion zu erklären und immer wieder auf den eklatanten Unterschied zur echten Grippe, also der Virusinfluenza, hinzuweisen. Und plötzlich herrschte in China Weltuntergangsstimmung nur wegen eines »Schnupfens«.

Etwas mulmig wurde uns allerding schon ob der Bilder, die zunehmend zu uns herüberschwappten. Ganze Städte wurden abgesperrt, Menschen in Schutzanzügen liefen durch verlassene U-Bahn-Stationen und desinfizierten jeden Millimeter. Und all das wegen eines simplen grippalen Infektes? Nach und nach kamen in uns und einigen Kollegen Zweifel auf. Was sollte das denn? Die Chinesen waren nicht unbedingt für Überreaktionen bekannt und auch, dass sie eben mal so ihre eigene Wirtschaft herunterfuhren, schien doch sehr verdächtig. War also doch was dran am Coronavirus? Nach und nach wurde das Thema immer prominenter in den Medien platziert und es gab erste Berichte von Fällen außerhalb Wuhans und dann auch außerhalb Chinas. Und weil sich immer noch keiner so richtig erklären konnte, weshalb Fabriken geschlossen und das öffentliche Leben heruntergefahren wurde, passierte das, was passieren musste: Es kamen Verschwörungstheorien auf. Was wusste die chinesische Regierung über den Erreger? War es vielleicht doch ein missglücktes Experiment aus den Biotech-Laboren von Wuhan? Steckte mehr dahinter als eine normale Grippe?

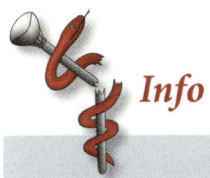

Info

VIRUS

Unter einem Virus verstehen Wissenschaftler und Mediziner eine organische Struktur, die selbst aber keine Zelle ist und nicht lebt. Schon allein an dieser Beschreibung merkt man, dass wir es bei Viren mit einem hochinteressanten Objekt zu tun haben. Allen Viren gemein ist die Abhängigkeit von einer sogenannten Wirtszelle. Denn nur durch die Nutzung echter, lebender Zellen können Viren sich vermehren. Das gefällt den Betroffenen verständlicherweise gar nicht. Und so kommt es meist zu einer starken Immunantwort, weil der Körper den Eindringling erkennt und versucht, ihn unschädlich zu machen. Man bekommt Fieber und fühlt sich eine Zeit lang nicht besonders gut. In seltenen Fällen gelingt es dem Virus, der Immunantwort zu trotzen – dann wird der Befallene richtig krank.

Die Art und Weise, wie Viren andere Zellen nutzen, um sich selbst am Leben zu erhalten, ist faszinierend. Dabei docken sie an der Zellmembran der Wirtszelle an und schleusen das eigene Genmaterial in deren Inneres. Diese RNA oder DNA (je nach Virustyp) wird dann von der befallenen Zelle behandelt wie das eigene Genmaterial. Denn es enthält den Bauplan zur Produktion weiterer Viruspartikel. Die befallene Zelle wird also gekapert und zur Virenproduktionsstelle umfunktioniert. Sind genug Kopien des Ursprungsvirus angefertigt worden, platzt die Zelle förmlich und entlässt Tausende und Abertausende neuer Viren in den Körper. Die greifen ihrerseits wieder gesunde Zellen an und funktionieren auch diese zu Virenproduktionsfirmen um.

Es entsteht ein richtiger Teufelskreis, denn eine infizierte Zelle führt zu hunderten, ja tausenden neuen Virenpartikeln. Die berühmte exponentielle Vermehrung findet also schon im Kleinen – im Vermehrungszyklus des Virus – statt.

Katastrophe mit Ansage

Es ist im Nachhinein spannend zu analysieren, wie schnell es zu derartigen Falschmeldungen kommt und wie leicht selbst viele Ärzte die Wahrheit verkennen können, schlicht weil ihnen das nötige Wissen fehlt. Kaum ein Mediziner hätte sich eine derart pandemische Ausbreitung vorstellen können, selbst der Präsident des Robert Koch-Instituts (RKI) musste auf einer Pressekonferenz im März zugeben, dass das Ausmaß dessen, was auf uns zukommen sollte, auch seine Vorstellung komplett übertraf. Obwohl genau dieses Szenario schon acht Jahre zuvor in einem Risikobericht als ernste Bedrohung für die nationale Sicherheit durchgespielt worden war (siehe Kasten rechts), wollten viele lieber an die große Verschwörung glauben, anstatt der Wahrheit ins Gesicht zu sehen. Schon relativ früh im Verlauf des Ausbruchs der Corona-Pandemie war klar, dass es sich weder um eine biotechnisch generierte Waffe noch um einen Erreger mit deutlich schlimmeren Eigenschaften, die man vor uns zu verheimlichen versuchte, handelte. Später konnte man die wirre Labor-Theorie dann auch auf Grundlage genetischer Analysen widerlegen.

Ein Sturm ungeahnten Ausmaßes

Auch als es Anfang Februar plötzlich zu einigen Fällen in Deutschland kam, konnte sich fast niemand das wahre Ausmaß des aufziehenden Sturms vorstellen. Mitarbeiter einer Münchener Firma hatten sich bei einem Meeting mit chinesischen Kollegen infiziert. Es handelte sich aber lediglich um einen winzigen Ausbruch des Krankheitsgeschehens. Im Nachhinein wurde diese verhältnismäßig kleine Gruppe, bestehend aus 14 Infizierten, auch als »Münchener Kohorte« bekannt. An diesem Punkt der sich entwickelnden Pandemie wäre es vermutlich noch möglich gewesen, Schlimmeres zu verhindern – allerdings konnte keiner ahnen, wie sich alles entwickeln sollte – niemand hatte derartiges schon einmal erlebt. Und so tappten wir allesamt blind in die Katastrophe. Der deutsche Gesundheitsminister, der, nachdem er den Ernst der Lage erkannt hatte, relativ konsequent handelte, machte

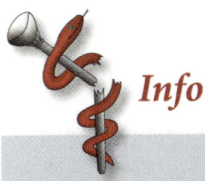

Info

BERICHT ZUR RISIKOANALYSE IM BEVÖLKERUNGS-SCHUTZ 2012

Unterrichtung an die Bundesregierung, aus Drucksache 17 / 12051

2.3 Risikoanalyse »Pandemie durch Virus Modi-SARS«

»(...) Das Szenario beschreibt ein außergewöhnliches Seuchengeschehen, das auf der Verbreitung eines neuartigen Erregers basiert. (...) Die Wahl eines SARS-ähnlichen Virus erfolgte u. a. vor dem Hintergrund, dass die natürliche Variante 2003 sehr unterschiedliche Gesundheitssysteme schnell an ihre Grenzen gebracht hat. (...) Das Szenario beschreibt eine von Asien ausgehende, weltweite Verbreitung eines hypothetischen neuen Virus, welches den Namen Modi-SARS-Virus erhält. Mehrere Personen reisen nach Deutschland ein, bevor den Behörden die erste offizielle Warnung durch die WHO zugeht. (...) Obwohl die laut Infektionsschutzgesetz und Pandemieplänen vorgesehenen Maßnahmen durch die Behörden und das Gesundheitssystem schnell und effektiv umgesetzt werden, kann die rasche Verbreitung des Virus (...) nicht effektiv aufgehalten werden. Zum Höhepunkt der ersten Erkrankungswelle nach ca. 300 Tagen sind ca. 6 Millionen Menschen in Deutschland an Modi-SARS erkrankt. (...) Bei einem Auftreten einer derartigen Pandemie wäre über einen Zeitraum von drei Jahren (...) mit immens hohen Opferzahlen und gravierenden Auswirkungen auf unterschiedliche Schutzgutbereiche zu rechnen.«

sich eher über Verschwörungstheorien Gedanken, als dass ihn die Situation zu beunruhigen schien. Auch das bayrische Landesamt für Gesundheit und Lebensmittelsicherheit sowie das Robert Koch-Institut schätzten die Gefahr damals als »eher gering« ein. Ein fataler Irrtum. Denn obwohl man die Patienten der Münchener Kohorte recht gut isolieren und deren Kontaktwege und damit den Infektionsweg nachvollziehen konnte, machte dieser lokale Ausbruch doch eines klar: Das Virus ist kein rein chinesisches Problem, es interessiert sich nicht für Landesgrenzen.

Erste, grobe Fehler

Ungefähr zum gleichen Zeitpunkt begann das RKI, Empfehlungen für medizinisches Personal im Umgang mit Verdachtsfällen zu veröffentlichen. Diese definierten einen solchen Verdachtsfall als Patienten mit Symptomen des Atemtraktes, der entweder Kontakt zu einem bestätigten Fall gehabt hatte oder aber direkt aus der Provinz Hubei eingereist war. Vermutlich unterschätzte das RKI mit diesen Kriterien die Gefahr der Erkrankung. Das Problem am neuartigen Coronavirus bestand nämlich darin – und das war zu jener Zeit durchaus bekannt –, dass Patienten infektiös waren, bevor erste Symptome auftraten. Die chinesischen Behörden hatten tatsächlich nicht ohne Grund ganze Provinzen abgesperrt und waren martialisch gegen die Ausbreitung des Erregers vorgegangen.

Natürlich ist es im Nachhinein immer einfach, Entscheidungen zu kritisieren und mit erhobenem Zeigefinger auf Fehler hinzuweisen, und man kann davon ausgehen, dass die Definition der Kriterien durchdacht war, sie wurden aber eher liberal umgesetzt. Vielleicht hätte uns ein konservatives Vorgehen einiges ersparen können. Außerdem war da ja noch die von Anfang an heiß diskutierte Frage: Ist der Patient mit oder an Corona verstorben? Auch hier: Schweigen im Walde vonseiten des RKI.

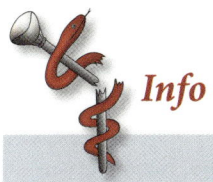

Info

CORONAVIREN

In den 1960er-Jahren erstmals identifiziert, handelt es sich bei Corona-viren um eine Virenfamilie mit einer Vielzahl bekannter Erreger. Allen gemein ist die Form, die, bedingt durch zahlreiche Ausstülpungen der Virushülle, beim Blick unter das Mikroskop an eine Krone erinnert. Diese »Spikes« genannten Virusbestandteile dienen dem Andocken an und der Verschmelzung mit der Wirtszelle. Der Name Corona kommt aus dem Lateinischen und bedeutet übersetzt so viel wie Kranz oder Krone. Eine Besonderheit von Coronaviren ist ihre Eigenschaft, bei unterschiedlichen Spezies ganz unterschiedliche Beschwerden hervorzurufen. Bisher sind nur wenige Vertreter der Gattung bekannt, die auch beim Menschen Symptome verursachen. Diese reichen von leichten grippalen Infekten bis zum ernsthaften Befall des Atmungsapparates, der auch zum Tod führen kann. Dabei kann ein und derselbe Virusstamm bei verschiedenen Individuen zu gänzlich unterschiedlichen Ausprägungen der Erkrankung führen.

Eine spezielle Eigenschaft von Coronaviren ist ihre genetische Instabili-tät, die dazu führen kann, dass die Viren von einer Spezies auf eine andere überspringen und sich im schlimmsten Fall dann auch zwischen Individuen dieser Spezies vermehren können. Genau das ist bei der Coronavirus-Pandemie passiert. Neben COVID-19, der Erkrankung, die aus dem neuen Coronavirus resultieren kann, verursachen Vertreter der Virusfamilie auch Krankheiten wie SARS (Severe Acute Respiratory Syndrome) und MERS (Middle East Respiratory Syndrome).

Überlastete Gesundheitsämter

Auch die Gesundheitsämter fuhren auf Sparflamme und waren personell überhaupt nicht dazu in der Lage, eine derartige Situation zu stemmen. Unser Land war nur imstande, halbwegs professionell auf

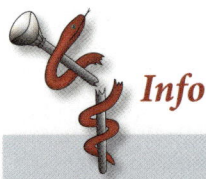

Info

GESUNDHEITSÄMTER

Ein Gesundheitsamt ist eine Behörde mit vielfältigen Aufgaben. Neben der amtsärztlichen Versorgung sind das beispielsweise die AIDS-Beratung, die Epidemiologie, die Aufrechterhaltung kinder- und jugendärztlicher Dienste, die Umweltmedizin, die Schwangeren- und Konfliktberatung und noch viele, viele mehr. Viele Behörden wurden in den letzten Jahren personell heruntergefahren und zum Teil sogar aufgelöst und zu einer Abteilung des Landratsamtes degradiert. Der Beruf des Amtsarztes genießt in der öffentlichen Meinung nur minimale Anerkennung – oder haben Sie auf einer Party schon einmal in die staunenden Augen der Gäste geblickt, wenn jemand gesagt hat, er sei Amtsarzt ... Chirurg ist da schon etwas ganz anderes. Dabei sind die Aufgaben der Gesundheitsämter essenziell, denn sie müssen sich um die Gesundheitsvorsorge kümmern. In normalen Zeiten interessiert das aber leider kaum jemanden. Der alte Spruch: »There is no glory in prevention!«, zu Deutsch: »Prävention ist nicht sonderlich sexy!«, ist so aktuell wie nie (siehe Seite 28). Wenn wir also eine Lehre aus der Coronakrise ziehen, dann die, dass den Gesundheitsämtern deutlich mehr Geld, mehr Personal und vor allen Dingen mehr Anerkennung mit auf den Weg gegeben werden sollten!

alles zu reagieren, weil Ärzte und Pflege individuelle Wege gefunden haben, das Beste für die Patienten zu tun. Die Ämter waren es nicht – zumindest nicht in unserer Erfahrungswelt. Dass es anderen Ländern deutlich schlechter erging, mag daran liegen, dass deren Behörden offensichtlich noch viel miserabler aufgestellt sind als unsere. Wir müssen hier für die Zukunft lernen und unsere Gesundheitsämter sowie den öffentlichen Katastrophenschutz deutlich besser ausstatten. Vorsorge kostet Geld, aber sie zahlt sich aus.

Ein weiteres großes Problem in Bezug auf die Kriterien des RKI war die Fixierung auf Symptome des Atmungstraktes. Bitte verstehen Sie uns nicht falsch: Es liegt uns fern, hier das RKI zu verunglimpfen. Ohne dieses Institut wären wir im Verlauf der Krise aufgeschmissen gewesen. Dennoch waren die ersten Reaktionen auf den Ausbruch nicht sonderlich praxistauglich. Fehler wurden sicherlich überall gemacht, so ist das nun einmal in einer Situation, mit der keiner rechnen kann – mit Ausnahme der Bundesregierung, da sie ja bereits acht Jahre vorher mit diesem Szenario konfrontiert wurde (siehe Seite 17). Das eigentliche Problem in der Anfangszeit der Pandemie war die unflexible Umsetzung der RKI-Empfehlungen von Beamten, die bürokratische Abläufe stur befolgten. Nur kümmert sich das Coronavirus nicht um bürokratische Abläufe ...

... genauso wenig wie um die Grenzen der Nationalstaaten.

Doch irgendwann kippte die Stimmung. Plötzlich beschwerte sich ein deutscher Ministerpräsident öffentlich darüber, dass die Wissenschaft der Politik keine genaue Handlungsanweisung gab, in den »sozialen« Medien wurde brutal auf Herrn Drosten eingeschlagen und Menschen begannen täglich zu Virologen zu mutieren. Eine erschreckende Entwicklung, die letztendlich dazu führte, dass sich die Gemütslage im Lande plötzlich gewaltig änderte und aus Dankbarkeit der Wissenschaft gegenüber Misstrauen wurde.

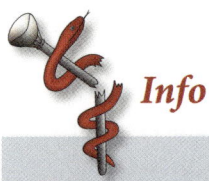

Info

COVID-19

Die durch das Coronavirus Sars-CoV-2 verursachte Krankheit nennt
man COVID-19 (**Co**rona**VI**rus**Di**sease, erstmals aufgetreten 2019). Aktuell wissen wir noch nicht alles über diese völlig neuartige Erkrankung.
Hauptsächlich verursacht das Virus durch direkte Schädigung der entsprechenden Zellen an eine normale Virusgrippe erinnernde Symptome. Halskratzen, trockener Husten und Fieber bleiben nicht selten die
einzigen Beschwerden. Gar nicht so selten gesellt sich auch Durchfall
hinzu. Bei einigen Betroffenen – und wir wissen bisher nicht genau,
welche Kriterien hier angelegt werden müssen – kommt es nach ungefähr acht bis zehn Tagen zu einem Befall der Lunge mit massiver Verschlechterung des Allgemeinzustandes und der Atemfunktion. Die
Hälfte von diesen Patienten benötigt im Verlauf der Krankheit eine in-
tensivmedizinische Therapie, meist dann auch eine Intubation mit
künstlicher Beatmung. Ursächlich hierfür ist entweder eine sogenannte
Viruspneumonie, also eine virusbedingte Lungenentzündung, oder –
im schlimmsten Fall – ein ARDS, ein Akutes Lungenversagen.
Glücklicherweise übersteht ein Großteil der Infizierten die Krankheit
ohne weitere Probleme. Je schwerwiegender der Verlauf allerdings ist,
desto schlechter sind die Überlebenschancen. Nicht selten wird im
Verlauf der Genesungsphase über einen merkwürdigen Verlust des Ge-
ruchs- und Geschmackssinns berichtet, dessen Relevanz bisher unklar
ist, der aber wieder verschwindet. Eine aktuelle Erhebung der Universität Wien legt nahe, dass es verschiedene Formen der Erkrankung gibt,
in denen Symptomkonstellationen charakteristisch auftreten. Vielleicht
handelt es sich bei COVID-19 also nicht um eine, sondern um eine Vielzahl von (klinischen) Erkrankungen. Hier ist noch viel Forschungsarbeit
nötig.

DIE MACHT DER ANGST UND DIE STUNDE DER VERWIRRTEN

Und dann war sie gekommen, die Stunde der Verwirrten. Alles, was seit Jahren, wenn nicht Jahrzehnten unter der Oberfläche gegärt hatte, brach nun hervor. Die Impfgegner, die Verschwörungstheoretiker und Leugner, alle diejenigen, die schon immer der Meinung gewesen waren, auf höherer Ebene werde eine Verschwörung großen Ausmaßes vorbereitet, sahen in Corona und der vermeintlichen Harmlosigkeit der Krankheit COVID-19 den endgültigen Beweis dafür. Während Tausende Mitarbeiter des Gesundheitswesens und eine große Anzahl (nicht immer nur älterer) Patienten am absoluten Limit waren und ums nackte Überleben kämpften, riefen all die, die es schon immer gewusst hatten, zum großen Umsturz auf.

Verschwörungstheorien und ideologische Einbahnstraßen gab es zur Zeit der sogenannten Hygienedemos, die sich gegen die Anti-Corona-Maßnahmen der Regierung richteten, genug. Ohne hier auf die zum größten Teil grotesken Fantasien einiger Verwirrter einzugehen, hielten und halten sich doch drei Aussagen besonders hartnäckig in der öffentlichen Wahrnehmung.

1. Bill Gates versucht, die Menschheit auf 500.000 Personen zu reduzieren, und nutzt Corona, um die Bevölkerung zu sterilisieren.

Wieso der Begründer von Microsoft binnen kurzer Zeit ganz oben auf der Liste der Verschwörungstheoretiker zu finden war, ist nicht ganz klar. Möglicherweise liegt es an einem vor mehr als fünf Jahren geführten Interview, in dem Gates vor einem dem heutigen ähnlichen Szenario warnt und Pandemien als die wahre Gefahr für die Menschen beschreibt. Dieses Interview wird immer wieder ins Feld geführt, was, in Anbetracht des Umstandes, dass Gates ja genau vor einem solchen Szenario warnt, doch einigermaßen absurd anmutet. Zum einen ergibt es relativ wenig Sinn, den eigenen perfiden Plan schon fünf Jahre vor dessen vermeintlicher Ausführung öffentlich zu diskutieren, zum anderen wurde dem Deutschen Bundestag ein ganz ähnliches Szenario wiederum zwei Jahre zuvor vorgelegt (siehe Kasten Seite 17). Ein immer wieder gern vorgebrachtes Argument für eine vermeintliche Verschwörung ist das der WHO-Finanzierung. Bill Gates und seine Ehefrau kontrollierten mit ihrer gemeinsamen Stiftung die Weltgesundheitsorganisation (WHO). Dies geschehe mit dem Ziel, die Weltbevölkerung zu dezimieren, um – so die Verschwörungstheoretiker – eine neue, elitäre Weltordnung zu schaffen. Geschehen soll das über das massenhafte Impfen mit einem Impfstoff, dem ein Sterilisationsmittel beigefügt wurde. Und was kommt den bösen Buben da ganz gelegen? Na klar – eine Pandemie. Wie praktisch. Zum Glück sind diese kruden Thesen in keiner Weise verifizierbar. Trotzdem verbreiten sie sich online nahezu viral, sodass man hier wirklich von einer Pandemie im Denken, einer Pandemie der Scharlatane sprechen kann. Und die ist brandgefährlich.

2. Die Impfung gegen Corona ist schon lange hergestellt und soll uns mithilfe von Mikrochips gefügig machen.

Dieses »Argument« fanden wir immer besonders skurril, bedenkt man doch die vielen Hundert Wissenschaftler, die aktuell an einer Impfung forschen. Abgesehen davon offenbart die Annahme, man würde den Impfstoff mit Mikrochips beladen, um uns wahlweise zu steuern oder unfruchtbar zu machen, eklatante Logikfehler. Es ist eigentlich furchtbar, dass man sich im 21. Jahrhundert mit solch wahnwitzigen Thesen herumschlagen muss, aber viele Menschen finden doch, aus welchem Grund auch immer, etwas Wahres an diesem Blödsinn. Also versuchen wir dem Ganzen mit Logik beizukommen. Die erste Frage, die sich hier stellt, ist natürlich die, weshalb man sich einen Impfstoff für die Mikrochips aussucht und nicht einfach das weltweit in rauen Mengen konsumierte Schmerzmittel Ibuprofen. Die Darreichungsform von solch winzigen Chips, die mit dem bloßen Auge oder dem Mikroskop oder auch dem Massenspektrometer (mit dem unabhängige Prüfinstitute Impfstoffe auf ihre Reinheit kontrollieren) nicht sichtbar sind, scheint ja völlig egal zu sein. Warum das Zeug also in einen von den Impfgegnern doch ohnehin schon kritisch beäugten Impfstoff stecken, um es dann in einen Muskel zu pumpen, wo doch so gut wie jeder mindestens einmal im Jahr zur Ibuprofen-Tablette greift? Und dann wäre da natürlich noch die Sache mit dem Betriebssystem! Mit welchem sollten denn die kleinen Kontrollbiester laufen? Microsoft? Sicher nicht – die haben ja noch nicht mal alle Bugs in Windows 7 in Ordnung bringen können. Ob hier der Zweck die Mittel heiligt und man sich bei der Konkurrenz bedient, darf doch sehr bezweifelt werden – micro-iOS wäre aber eigentlich schon charmant …

Sie sehen, wie irrsinnig und wenig durchdacht diese hochgradig prominenten Argumente daherkommen. Das Problem ist aber, dass sich von den vielen mental Verwirrten, die diesen Unfug glauben, keiner diese Fragen stellt, weil nur das wahr sein kann, was ins Weltbild passt.

3. Corona ist nicht schlimmer als eine Grippe.

Hierbei handelt es sich um eine absolut falsche und sogar äußerst gefährliche Aussage, weil sie zum einen von – zumindest dem Papier nach – glaubhaften Vertretern der Ärzte- und Wissenschaft in die Welt gesetzt wurde (die meisten von ihnen sind allerdings bereits seit langer Zeit im Ruhestand oder aus anderen Gründen nicht mehr tätig). Und zum anderen ist eine echte Grippe schlimm – und zwar sehr schlimm. Aber fangen wir mal bei den mikrobiologischen Grundlagen an: Die Gefahr beim Coronavirus selbst liegt nicht unbedingt in seiner Virulenz, also der Wahrscheinlichkeit, dass eine Infektion zu einer schweren Krankheit führt. Wir beobachten zwar schlimme Schicksale, aber die Todesraten halten sich in Grenzen, zumindest prozentual. Trotzdem liegt die Fallsterblichkeit beim Coronavirus höher als bei der Grippe. Schwere und tödliche Verläufe gibt es aber auch bei vielen anderen Krankheiten, angefangen bei Krebs bis hin zu HIV oder Diabetes – und natürlich bei der Grippe. Das allein ist also kein Grund, dem Coronavirus und der damit einhergehenden Erkrankung COVID-19 einen derart großen Stellenwert einzuräumen. Die Ursache hierfür liegt in der exponentiellen Skalierbarkeit, also der Fähigkeit, sich explosionsartig zu verbreiten. Alle paar Jahrzehnte tritt ein Virus auf den Plan, das unter den momentan herrschenden Umweltbedingungen (wobei hier die Globalisierung natürlich als Beschleuniger wirkt) in der Lage ist, sich exponentiell zu vermehren. Menschliche Gehirne können sich eine exponentielle Funktion nur schwer vorstellen, weil sie das Problem hat, dass sie sehr langsam anläuft, die Menschen also eher in Sicherheit wiegt, um dann ganz plötzlich zuzuschlagen. Grippeviren haben zwar manchmal auch diese Eigenschaft – man denke nur an die spanische Grippe des vergangenen Jahrhunderts –, aber eben nicht immer. Die Argumente der Verharmloser und Leugner sind bei Corona immer die gleichen: Sie nehmen absolute Zahlen zu einem bestimmten Zeitpunkt, meist am Anfang der Pandemie, und vergleichen sie mit denen der Grippe-Saisonzahlen. Mit dieser Methode kann man sich quasi jede Katastrophe kleinreden. Wieso selbst vermeintlich intelligente Wissenschaftler sich dieser Methode bedienen, ist nicht ganz klar. Es ist aber eine ausgeprägte narzisstische Störung anzunehmen, die den Tod Tausender in Kauf nimmt, nur um kurz in den Medien in Erscheinung zu treten. Corona ist also sehr wohl schlimmer als eine Grippe (zumindest als die meisten Grippewellen). Hinzu kommt, dass uns gegen die häufigsten saisonalen Grippeviren sowohl Impfstoffe und im Krankheitsfall auch Medikamente zur Verfügung stehen. Nichtsdestotrotz sterben jährlich viele Menschen an Grippe – auch jüngere Menschen und schwangere Frauen. Die Aussage, Corona sei nicht schlimmer als eine Grippe, verharmlost also beide Krankheiten und verhöhnt die Menschen, die ihr Leben im Kampf gegen eine davon verloren haben. Das, was die Wissenschaftsleugner hier anrichten, ist mit ärztlicher Moral nicht zu vereinbaren.

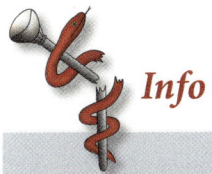

Info

DAS MÄRCHEN VOM REISKORN UND DEM SCHACHBRETT

Um sich eine exponentiell verlaufende Funktion besser vorstellen zu können, sei hier an das alte Märchen vom König und dem Schachbrett erinnert.

Als Belohnung für seine Dienste gewährte ein König seinem Höfling einen Wunsch – ganz egal was, er dürfe sich eine Sache aussuchen. Nun ging der Herrscher natürlich davon aus, der Untertan wolle Gold, Silber, Edelsteine oder die Prinzessin zur Frau. Aber all das war nicht sein Wunsch. Der Mann war »bescheiden« und wünschte sich lediglich ein paar Körner Reis. Als Menge gab er folgende Berechnung an: Er wolle, dass der König ein Reiskorn auf das erste Schachfeld lege. Daneben sollte er die doppelte Menge, also zwei platzieren, dann wieder die doppelte Menge – also 4, dann 8, dann 16 und so weiter und so fort. Der König lachte, schien ihm der Wunsch doch viel zu bescheiden. Doch schnell merkte er, was dahintersteckte. Als die Reiskörner ausgezählt waren, besaß der Untertan nicht nur das ganze Königreich, sondern alles, was der König jemals besessen hatte und je besitzen würde. Sie können ja selber mal ausrechnen, welch enorme Anzahl an Körnern da zusammenkommt. Der Knackpunkt ist, dass alles am Anfang ganz harmlos aussieht: 1, 2, 4, 8, 16 … Da sich die Zahlen aber nicht linear vermehren, sondern immer im Vergleich zum Vorwert verdoppeln, baut sich eine derartige Funktion ganz plötzlich rapide auf – eben exponentiell – und ist nicht mehr zu kontrollieren.

THERE IS NO GLORY IN PREVENTION

Obwohl dieser Satz schon lange vor der Corona-Pandemie als wichtiger Leitsatz der Epidemiologie bekannt war, gibt es wohl niemanden, der enger mit der unangenehmen Wahrheit »There is no glory in prevention« verknüpft ist, als Prof. Christian Drosten (obgleich er nie Entscheidungen getroffen hat, das waren die Politiker). Bereits in einer seiner ersten Podcast-Sendungen machte der Wissenschaftler auf das Problem der fehlenden öffentlichen Anerkennung der Präventionsmedizin aufmerksam. Denn obwohl präventive Maßnahmen bei so gut wie allen Erkrankungen letzten Endes mehr Leben retten als jede Medizin, lässt sich deren Wirkung doch schlecht messen und noch viel schwieriger kommunizieren. Das Problem liegt in der Sache selbst. Wenn Prävention, also medizinische Vorbeugung, funktioniert, dann sorgen die damit verbundenen Maßnahmen hauptsächlich für Unmut in der Bevölkerung. Denn sie bedeuten mehr oder weniger große Einschränkungen für die Menschen, ohne dass diese einen offensichtlichen Nutzen sehen. Das beste Beispiel ist hier die zunehmende Impfmüdigkeit vieler. Funktioniert die Prävention aber nicht, dann werden sehr schnell Rufe nach Konsequenzen laut.

Demos gegen Untätigkeit – Hauptsache auf die Straße rennen!

Stellen Sie sich nur einmal vor, die Entscheidungsträger hätten die Situation im März 2020 anders bewertet, ihnen wäre die Freiheit des Einzelnen wichtiger gewesen als die Gesundheit vieler. Wer hätte sich für das Ergebnis rechtfertigen wollen? Die gleichen Leute, die heute als vermeintliche Grundrechtsaktivisten auf die Straße gehen und lautstark die Abschaffung der Maskenpflicht fordern, hätten in einem solchen Fall (Achtung, Wortwitz!) kein Blatt vor den Mund genommen und den Politikern vorgeworfen, wirtschaftshörig zu sein und große Konzerne zulasten der Gesundheit der Bevölkerung zu bevorzugen. Ach, was wäre dann losgewesen? Und das Problem ist, dass es immer dieselben sind, die schimpfen und sich betrogen fühlen – egal, ob zu viel oder zu wenig Vorsorge betrieben wird.

Es lässt sich also festhalten: Funktioniert die Prävention, dann wird sie als unnötig wahrgenommen, geht sie schief, werden die Zuständigen als verantwortungslos hingestellt. Denken Sie an den Sicherheitsgurt im Auto. Wer würde den abschaffen wollen, weil die Zahl der Verkehrstoten stetig abnimmt? Ein anderes Beispiel wäre die Frage der Existenzberechtigung der Feuerwehr. Auch wenn es nicht brennt, ist man doch ganz froh, wenn die Männer und Frauen in Rot Wache halten. Kein Mensch käme auf die Idee, die Abschaffung der Feuerwehr zu fordern, weil es ja kaum brennt und die Feuerwehr nur Geld kostet.

Interessant ist auch, dass wir, vergleichen wir unsere Maßnahmen im Kampf gegen die Pandemie mit anderen Ländern, direkt sehen können, was passiert, wenn bestimmte Dinge durchgeführt werden oder nicht. Ein Bick nach Schweden oder in die USA müsste jeden, der auch nur statistische Grundkenntnisse besitzt, doch läutern. Aber stattdessen werden diese Länder von den Coronaleugnern als glänzende Beispiele hingestellt und die Zahlen so verdreht, dass jedem Mathematiklehrer schlecht würde.

Nichtsdestotrotz scheint laut repräsentativen Umfragen, durchgeführt zum Beispiel für den ARD-Deutschlandtrend, die Mehrzahl der Menschen hinter den Maßnahmen des Jahres 2020 gestanden zu haben. Die Gefahr, dass dem emotional und subjektiv wahrgenommenen Wegfall von Freiheiten kein klarer Gegenwert gegenüberzustehen scheint, ist aber groß und wird, je länger eine Krisensituation andauert, immer größer. Jeder einzelne Mensch muss zurückstehen und Einschränkungen in Kauf nehmen. Das Resultat ist aber nicht einmal, dass die Dinge zumindest bleiben, wie sie sind, nein, sie werden schlimmer. Die Arbeitslosigkeit steigt, die Wirtschaft kränkelt. Und das trotz der verordneten Maßnahmen (oder gerade wegen ihnen?!). Dass sich die Dinge viel schlimmer entwickeln würden, wenn man gar nichts täte, ist schwer zu erklären und noch schwerer zu beweisen. Es ist also durchaus eine Kunst, Prävention über einen langen Zeitraum als effektives Mittel zu kommunizieren – gerade, wenn sie so viel Verzicht fordert.

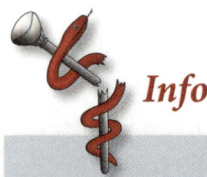 *Info*

WISSENSCHAFTLICHE DISKUSSION VERSUS MEINUNGS-MACHE

Im Zuge der Diskussion, die im Internet immer wieder geführt wurde, wurde wissenschaftlich argumentierenden Menschen vorgeworfen, ihren Universitätsabschluss vorzuschieben, um Kritiker mundtot zu machen. Dieses Argument lässt sich tatsächlich nur in Teilen entkräften, weil es schlicht einer gewissen naturwissenschaftlichen Basisausbildung bedarf, um komplizierte mathematisch-wissenschaftliche Denkmodelle in Ansätzen zu verstehen. Um sich als ernstzunehmender Gesprächspartner am Diskurs zu beteiligen, benötigt man eben die Fähigkeit, wissenschaftliche Publikationen zu lesen (häufig sind diese auf Englisch verfasst) und die Zahlen zu interpretieren. Natürlich gibt es auch »Nicht-Wissenschaftler«, die das können. Bei einem derartig komplexen Thema wie einer Pandemie lassen sich viele Zusammenhänge allerdings nicht von Laien erfassen. Dies wollen die meisten aggressiven Coronaleugner nicht einsehen. Sie vertrauen lieber auf Schlagzeilen von digitalen Meinungsmachern und glauben, die echten Wissenschaftler enthielten ihnen Wahrheiten vor.

DIE NEUE NORMALITÄT

Viele Menschen tun sich schwer, mit dem klarzukommen, was wir als »neue Normalität« bezeichnen und was im Zuge der Lockerungen oder während der Lockdown-Maßnahmen das öffentliche Leben bestimmt. Und obwohl man natürlich darüber diskutieren kann, inwiefern das Tragen eines Mund-Nasen-Schutzes oder das Meiden von Großveranstaltungen wirklich eine Einschränkung im Leben eines Menschen darstellt, sollte es in einer Demokratie schon gute Gründe für die Beschneidung von Freiheitsrechten geben. In diesem Zusammenhang war die Kommunikation einiger Wissenschaftler in den Anfangstagen des Infektionsgeschehens taktisch sicher nicht ganz klug. Etwas hochnäsig wurde behauptet, OP- oder gar die sogenannten Community-Masken (meist selbst produzierte Stoffmasken) hätten für die Eindämmung der Pandemie keinerlei Bedeutung und würden die Allgemeinheit nur verunsichern. Bei diesem Thema kommt wieder das alte Credo zum Tragen: Wissenschaft ist eine dynamische Angelegenheit. Noch nie hatte jemand die Auswirkungen einer Mund-Nase-Bedeckung auf die Ausbreitung einer weltweit grassierenden Infektion untersucht.

AHA rettet Leben

Im Gegensatz zu den Maßnahmen des *social distancing*, von denen wir aus Erfahrungen mit der Spanischen Grippe wussten, dass sie funktionieren können (wenn auch deren Nutzen in einer globalisierten Welt nicht gänzlich klar war), hatte niemand jemals den Effekt dieser neuen Mund-Nase-Bedeckung belegen können. Außerdem sah man die Sache von Anfang an aus der falschen Perspektive. Bis heute ist nämlich eines völlig klar: Eine einfache Gesichtsbedeckung schützt niemanden vor einer Infektion. Aber: Wenn alle den Mundschutz tragen, dann wird andersrum ein Schuh daraus, denn die Gesichtsmaske schützt andere vor dem Infizierten und bremst auf diese Weise die Ausbreitung des Virus signifikant ein. Dies konnte übrigens in einer Vielzahl wissenschaftlicher Studien bereits belegt werden.[1] Insgesamt sind die AHA-Regeln (Abstand halten, auf Hygiene achten, Alltagsmaske tragen) aber die beste Waffe gegen Corona, die uns aktuell zur Verfügung steht – abgesehen von Impfungen natürlich.

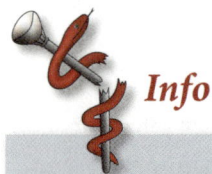

Info

AEROSOLE

Bei Aerosolen handelt es sich um kleinste Tröpfchen, die beim Sprechen oder Husten und sogar beim normalen Atmen entstehen. Ihr Durchmesser ist kleiner als fünf Mikrometer (μm), also unvorstellbar winzig. Kommen sie mit Luft in Berührung, trocknen sie sofort aus und werden noch leichter. Aus diesem Grund können sich Aerosole über eine bestimmte Zeit (meist ein paar Minuten bis eine halbe Stunde, je nach äußeren Bedingungen) in der Luft halten. Sie stehen praktisch dort. Es bildet sich eine hochgefährliche Infektionswolke. So kann man erklären, dass sich Menschen am Virus angesteckt haben, die nachweislich keinen direkten Kontakt zu einem Infizierten hatten. Sie sind einfach durch die Aerosol-Wolke gelaufen – zum Beispiel im Restaurant oder im Schlachthof – und haben buchstäblich im falschen Moment eingeatmet. Weitere Infektionswege sind übrigens die direkte Tröpfcheninfektion, bei der Teilchen, die größer als fünf Mikrometer sind, übertragen werden, und die Kontaktinfektion über einen Mittler wie die Hand. Dieser Infektionsweg macht aber nach aktuellem Wissen nur einen kleinen Anteil aus und wurde anfänglich stark überschätzt.

Im Labor konnte man zeigen, dass die Ausbreitung der Aerosole durch den Mund-Nasen-Schutz dramatisch gebremst wird. Die Membran nimmt den winzigen Teilchen schlicht die kinetische Energie und die Infektwolke, die einen Infizierten umgibt, wird deutlich kleiner. Der Effekt von Mund-Nase-Schutz und den sozialen Distanzierungsmaßnahmen konnte rückblickend in Studien analysiert werden[2] und ist enorm. Die jeweiligen Einzelmaßnahmen reduzieren die Übertragung der Coronaviren um mehr als zehn Prozentpunkte. Insgesamt kann die Verbreitung des Virus also um fast 25 Prozent eingedämmt werden – nur durch zwei simple und unkomplizierte Verhaltensweisen. Die Bedingung: Alle müssen mitmachen! Allerdings wurde es zunehmend schwierig, die Bevölkerung auf immer neue, zum Teil auch undurchdachte Maßnahmen, die eher ein Resultat politischer Kompromisse als echter Wissenschaft sind, einzustimmen. Wir müssen aber, trotz oft katastrophaler Krisenkommunikation darauf achten, uns und andere zu schützen.

Und so schleicht sie sich in unser Leben ein, die neue Normalität – und wird so schnell nicht wieder verschwinden. Denn auch wenn der Impfstoff endlich zur Verfügung steht, sind Verteilungsprobleme unumgänglich. Umso wichtiger sind regelmäßige Testungen. Und so versuchen wir mit Trial und Error, mit Testungen und Impfstoffforschung, mit Vernunft und Disziplin dem Geschehen Herr zu werden und müssen auf unserem Weg auch einsehen, dass es einige gibt, die nicht mitgehen wollen, weil ihnen die Fähigkeit zum Verständnis einer grundlegenden Wahrheit fehlt: Niemand kennt den richtigen Weg – wir können nur versuchen ihn zu gehen.

DIE MEDIEN TRAGEN **EINE MITSCHULD**

Auch wenn wir hier ein sehr sensibles Thema ansprechen – diskutieren sollte man es allemal. Denn tatsächlich tragen die Medien auch einen Teil der Schuld an der sehr verwirrenden Situation – und das nicht nur in Sachen Corona, sondern auch in Bezug auf sämtlichen anderen Lug und Trug, der von Pseudoheilern und Scharlatanen verbreitet wird. Diese Aussage mag Sie vermutlich überraschen. Den Medien pauschal den Schwarzen Peter zuzuschieben ist schließlich traditionell Aufgabe von militanten Gruppierungen, die – frei nach dem Motto Lügenpresse – alle über einen Kamm scheren und wenig differenziert argumentieren. Das Problem der Medien ist aus unserer Sicht nicht, dass sie zu wenig ausgewogen berichten, sondern zu viel!

Irrsinn wird als Meinung akzeptiert

Dieses Paradoxon ist nicht nur zu beobachten, wenn es um gesundheitliche Themen geht, sondern auch bei anderen wissenschaftlichen Fragestellungen, wie etwa der des Klimawandels. Hier begehen insbesondere die zur Neutralität verpflichteten (oder besser verdammten) öffentlich-rechtlichen Medien einen eminenten Fehler: Sie räumen beiden »Seiten« die gleiche Bedeutung ein und versuchen eine Plattform für einen »fairen« Gedankenaustausch zu bieten. Was erst mal ziemlich gut klingt, ist aber unterm Strich ein riesiges Problem. Denn mit dieser Herangehensweise hieven die zahlreichen TV- oder Radioformate Quacksalber und Dummschwätzer auf eine Stufe mit seriösen Wissenschaftlern. Da sitzt dann ein überzeugter Impfgegner oder Coronaleugner oder ein Leugner des Klimawandels neben einem Experten auf diesem Gebiet und der Kampf ist eröffnet. Das hat in ungefähr das Niveau, als diskutierte ein Grundschüler mit dem Mathelehrer über die Aufgaben der letzten Abiturprüfungen. Aber es ist amüsant –

und bringt Quote. Der naturwissenschaftlich unkundige Zuschauer bekommt suggeriert, dass sich zwei Menschen um ein Thema streiten, die beide eine bestimmte Position einnehmen und darüber diskutieren, welche die bessere ist. Das stimmt aber nicht. In politischen Fragen mag das öffentliche Ringen um den besten Weg ein probates, wenn nicht notwendiges Mittel sein. Beim Thema Wissenschaft ist es das nicht! Denn hier geht es nicht darum, alternative Möglichkeiten anzubieten, sondern darum, über den aktuellen Stand des Wissens zu einem bestimmten Thema aufzuklären. Mit der Teilnahme von beispielsweise Impfgegnern an einer Diskussion über das Impfen tut man genau das nicht, sondern gibt vor, es gäbe zwei gleichwertige, alternative Wissensstände. Dabei ist es doch völlig absurd, wenn ein studierter Immunologe mit einem Molkereifachmann diskutieren muss. Auch wenn Letzterer selbstverständlich keinerlei Ahnung von der Materie hat, bekommt der Impfgegner doch die Möglichkeit, andere Laien durch Emotionen von einem hochgefährlichen Irrweg zu überzeugen, der am Ende sogar Leben kosten könnte. Gut gemeint ist hier also nicht gleich gut gemacht. Basierend auf dem Gleichheits- und Ausgewogenheitsprinzip verhelfen verschiedene Medien hier hochgefährlichen Typen zu einer Öffentlichkeit, mit der sie großes Unheil anrichten. Hinzu kommt, dass die Anti-Wissenschafts-Lobbyisten in der Regel ein regelrechtes Medientraining durchlaufen haben. Sie wissen sehr gut, wie sie es schaffen, die Emotionen der Zuschauer für sich zu vereinnahmen, und stellen die oft etwas unbeholfenen Wissenschaftler nicht selten derart bloß, dass die sich dreimal überlegen, ob sie sich noch mal einer solchen völlig sinnlosen Diskussion stellen.

Zu beobachten war das auch während der Corona-Zeit. Immer wieder bekamen Pandemieleugner in den Medien eine Bühne zur Verbreitung ihres Blödsinns. Am Ende müssen also wir alle uns fragen, inwiefern unsere Gewohnheiten, Medien zu konsumieren, denjenigen ein Forum bietet, die es absolut nicht bekommen sollten.

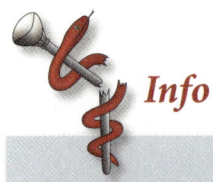 *Info*

MYTHOS 2: WADENWICKEL HELFEN GEGEN FIEBER

Die Logik ist eigentlich bestechend: Durch Kühlung der Unterschenkel und der dort befindlichen oberflächlichen Venen wird ein Teil des Blutes gekühlt, das sich in der Folge im gesamten Körper verteilt und das Fieber senkt. Leider entbehrt diese vermeintliche Logik jedweder sinnvollen Physiologie des Fiebers. Denn dabei handelt es sich um einen äußerst komplexen Vorgang, der sich nicht mit ein paar Umschlägen umkehren lässt. Bei der Frage nach der Sinnhaftigkeit von Wadenwickeln sollten wir aber noch einen Schritt weiter vorne beginnen und uns fragen, weshalb wir das Fieber überhaupt senken wollen. Die Aufgabe der Erhöhung der Körpertemperatur ist nicht abschließend geklärt. Dass Fieber dabei hilft, Bakterien und Viren abzutöten, weil deren Organismus die Hitze nicht toleriert, ist mittlerweile revidiert und nicht mehr gültig. Fieber ist ein viel komplexerer Vorgang und entsteht eben nicht nur bei Infektionen, sondern auch bei Tumorerkrankungen, Knochenbrüchen oder anderen Traumata. Hinzu kommt, dass Wissenschaftler bereits in den 1990er-Jahren in einer groß angelegten Beobachtungsstudie[3] feststellen konnten, dass die Entwicklung von Fieber bei bestimmten Erkrankungen mit einem erheblichen Überlebensvorteil einhergeht. Dabei untersuchten sie über 700 Patienten, die an einer Blutvergiftung erkrankt waren, und stellten fest, dass die, bei denen das Krankheitsbild mit schwerem Fieber einherging, viel schneller genesen konnten. Es ist also, abgesehen vom Unwohlsein, das mit dem Fieber einhergeht, überhaupt nicht sinnvoll, die Körpertemperatur zu senken.

Gefährlich wird es erst, wenn das Fieber über 42 °C steigt. Dann könnten insbesondere Nervenzellen in Mitleidenschaft gezogen werden. Möchte man die Körpertemperatur senken, so stehen einige Medikamente zur Verfügung, die in die komplexen Kaskaden eingreifen. Beispiele wären Ibuprofen oder Metamizol.

Ernsthafte Gefahren

Verfechter der sogenannten »sanften Medizin« empfehlen aber noch heute Wadenwickel oder, noch schlimmer, das Abtupfen des Körpers mit einem feuchten Schwamm. Einige Pseudomediziner raten, die Umschläge in kaltes Wasser zu tauchen und dann anzulegen, was aus einem ungefährlichen Infekt leicht eine lebensbedrohliche Situation machen kann. Denn hier kommen die Kälte des Wassers und die physikalische Verdunstungskälte zusammen und kühlen den Körper gefährlich runter, was im schlimmsten Fall zu schwerwiegenden Herzrhythmusstörungen führt.

In Studien von 2018[4] konnte gezeigt werden, dass Wadenwickel keinerlei positiven Einfluss auf die Entwicklung von Fieber im Verlauf einer Erkrankung haben – im Gegenteil! Versucht man, durch äußere Kühlung die Körpertemperatur zu senken, reagiert der Körper darauf mit Schüttelfrost, der klassischen Reaktion, um Fieber zu induzieren. Im schlimmsten Fall steigt das Fieber im weiteren Verlauf nicht trotz, sondern wegen der Wadenwickel weiter an! Insbesondere Kinder und Babys werden durch dieses Auf und Ab ernsthaften Gefahren, wie beispielsweise Störungen der Blutgerinnung, ausgesetzt, die im schlimmsten Fall tödlich enden können. Hören Sie also bitte nicht auf die »sanften« Mediziner und tun Sie Ihrem Kind nichts Derartiges an. Es kann wirklich gefährlich werden!

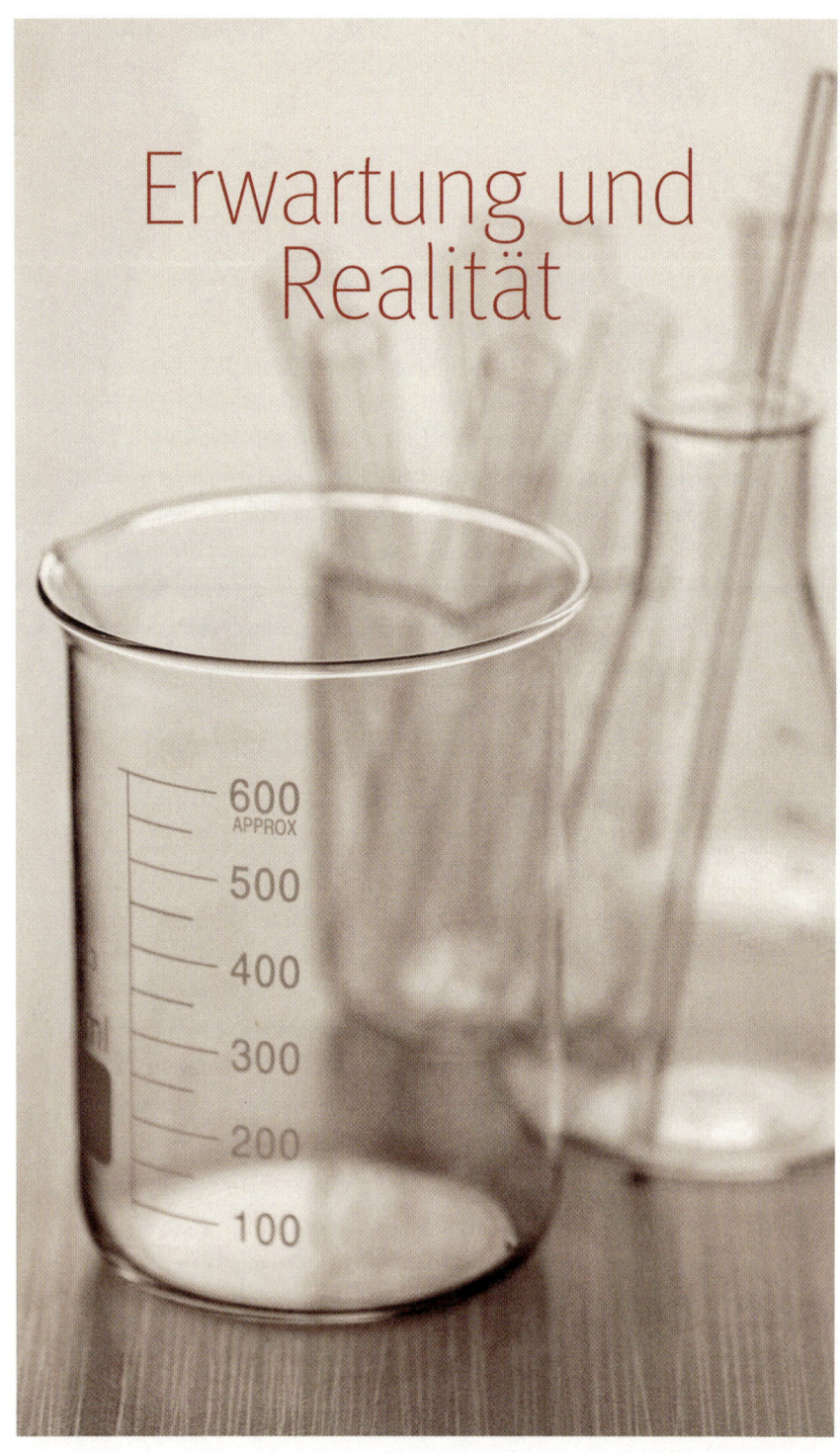

Erwartung und Realität

Der lange Weg zum Medikament

Wer gesundheitliche Probleme hat, geht zum Arzt. Der untersucht den Betreffenden und verschreibt ein paar Pillen, im schlimmsten Fall drohen Krankenhaus oder Operation, aber am Ende ist alles gut. Diese Vorstellung von der Medizin haben nicht wenige Patienten. Es handelt sich aber nicht nur um ein stark verzerrtes Bild, sondern hat oft auch eine gewisse Erwartungshaltung zur Folge. Verschreibt der Arzt bei Husten oder Fieber keine Antibiotika, dann kann er wohl nicht gut sein. Kommt der Patient mit dem Rat, gar nichts zu tun, aus der Sprechstunde, dann hatte er es wohl mit einem Kurpfuscher zu tun. Dabei kommt unser Körper mit vielen Problemen allein zurecht. Nichtsdestotrotz gibt es auch Krankheiten, die unbedingt therapiert werden müssen. Manchmal mit Chemotherapie oder einer Operation. Der Wunsch nach sanften Alternativen ist da durchaus verständlich, aber hochgradig gefährlich. Denn gerade bei schwerwiegenden gesundheitlichen Problemen führt eine Verzögerung der Behandlung oft zu einem nur mäßigen Heilungserfolg oder lässt ihn gar scheitern. Das Dilemma, in dem sich Mediziner heute befinden, kommt durch immer schlechtere Grundkenntnisse der Menschen über banale Krankheiten zustande, denn dies führt zu einer hohen Belastung der Notaufnahmen und Krankenhäuser. Die übertriebene Wahrnehmung ungefährlicher Symptome führt zu einem Behandlungsdruck, wo keine Behandlung nötig wäre. Bleibt der Arzt hart, drohen schlechte Bewertungen im Internet. Wo aber wirklich Spitzenmedizin gebraucht wird und helfen (wenn auch oft nicht heilen) kann, stehen viele Patienten den möglichen Maßnahmen sehr kritisch gegenüber.

DIE HEILIGEN SCHRIFTEN FÜR ÄRZTE

Was denken Sie: Nach welchen Kriterien behandelt Sie Ihr Arzt? Woher hat er sein Wissen über Gesundheit, Krankheit und die unzähligen Behandlungsmöglichkeiten? Aus dem Studium, denken Sie? Aus unzähligen Fachbüchern oder medizinischen Zeitschriften? Stimmt. Aber nur zum Teil. Die medizinische Forschung ist eines der schnelllebigsten Forschungsgebiete überhaupt. Wie soll ein einzelner Arzt mit den immer neuen, zum Teil widersprüchlichen Erkenntnissen Schritt halten, die täglich gewonnen werden? Das Wissenschaftsportal PubMed der US National Library of Medicine, auf dem so gut wie alle Forschungsarbeiten in Form sogenannter wissenschaftlicher Paper (Publikationen) veröffentlicht werden, umfasst aktuell etwa 30 Millionen Einträge, pro Jahr kommen etwa 1,5 Millionen neue hinzu. Das sind über 4.200 wissenschaftliche Arbeiten am Tag. Allein diejenigen davon zu lesen, die für den eigenen Tätigkeitsbereich relevant sind, übersteigt die Möglichkeiten eines jeden Mediziners, dessen Aufgabe ja darin besteht, für seine Patienten da zu sein (und nicht im Internet eine Forschungsarbeit nach der anderen zu studieren). Und trotzdem wird das Portal PubMed mit Suchanfragen quasi überrannt. Im Jahr wenden sich Wissenschaftler und Ärzte 3,3 Milliarden Mal mit spezifischen Problemen an die Plattform. Das bedeutet, dass jeden Tag 9,2 Millionen Suchanfragen eingegeben werden. Eine schier unvorstellbar große Zahl! Aber wie eignet sich der Arzt Ihres Vertrauens das für die korrekte Patientenversorgung nötige Wissen an? Ständig auf dem aktuellsten Stand zu sein scheint ja rein logistisch unmöglich. Dann durch Erfahrung vielleicht? Hier bewegen wir uns auf sehr dünnem Eis, denn die Erfahrung eines einzelnen Arztes kann natürlich nie das widerspiegeln, was die statistische Auswertung von tausenden und abertausenden Krankheitsgeschichten zutage fördert. Insofern ist die Erfahrung eines Mediziners einer gewissen Verzerrung unterworfen, die

– falsch interpretiert – nicht ganz ungefährlich sein kann. Denn die Interaktionen im menschlichen Körper sind komplex und nur weil eine Therapie bei drei Leuten mutmaßlich anschlägt, bedeutet das nicht, dass es die richtige Maßnahme gegen die Erkrankung war. Ein Beispiel: Stellen Sie sich vor, ein Hausarzt empfiehlt, bei einer schweren Erkältung einen Löffel Industriezucker pro Tag einzunehmen, und das für fünf Tage. Seiner Erfahrung nach benötigt das »Medikament« ein paar Tage Zeit, wird Sie aber dann mit durchschlagendem Erfolg überraschen. Nach vier bis fünf Therapietagen geht es all seinen Patienten deutlich besser, nach spätestens sieben Tagen ist die Krankheit überstanden. Der Mediziner schwört auf dieses Rezept. Etwas skeptisch beginnen Sie mit besagter Maßnahme. Der Arzt, oder lassen wir es lieber einen Heilpraktiker sein, ist bereits etwas älter, verfügt aber über ausreichend Erfahrung auf seinem Gebiet. Dementsprechend kann seine Empfehlung ja nicht aus der Luft gegriffen sein. Und tatsächlich. Es geschieht genau, wie vorhergesagt. Am Tag eins der Therapie geht es Ihnen hundsmiserabel, aber bereits am nächsten Tag klingen die Symptome ab, nach drei Tagen, also sogar etwas früher als vorhergesagt, ist die Krankheit besiegt. Was für ein Wunderheiler!

Der Blick durch eine verzerrte Brille

Aber was ist hier genau geschehen? Ganz einfach. Ein simpler viraler Infekt der oberen Atemwege heilt bei einem gesunden Menschen in der Regel meist innerhalb von ein paar Tagen folgenlos aus, egal welche Therapie man wählt. (Dass COVID-19 kein einfacher Infekt der oberen Atemwege ist, sei hier nur am Rande erwähnt.) Hier wird also das Problem der erfahrungsorientierten Medizin offensichtlich. Sie hätten anstelle des Zuckers auch ein Antibiotikum nehmen können, was leider immer noch viel zu häufig verschrieben wird, weil es augenscheinlich gut wirkt. Dass der Patient auch ohne die Pillen wieder gesund geworden wäre, ist schwer zu vermitteln. Egal ob Arzt oder Patient – wir sehen Behandlungserfolge oder aber Misserfolge immer durch die Brille unserer eigenen Erfahrungen und bewerten ähnlich geartete Fälle dann immer verzerrt. Das Ganze funktioniert auch andersherum: Würden Sie uns zustimmen, dass eine Leukämie eine furchtbare und lebensbedrohliche Krankheit ist? Besonders dramatisch ist der Blutkrebs bei Kindern. Wir haben wohl alle schon von Typisierungsaktionen gehört, bei denen versucht wird, einen passenden Knochenmarkspender für ein krebskrankes Kind zu finden. Solche Fälle gibt es und besonders als Papa fällt es uns schwer, hier trockene Augen zu behalten. Aber: Derartige Schicksale sind glücklicherweise äußerst selten. Ungefähr 90 Prozent der Kinder mit akuter Leukämie werden geheilt und überstehen die Krankheit langfristig. Na klar, das sind immer noch zehn Prozent zu wenig. Trotzdem bedeutet diese schlimme Form von Blutkrebs bei Weitem nicht den sofortigen Tod des betroffenen Kindes – in der großen Mehrzahl der Fälle ist sogar das Gegenteil der Fall.

Auch unser fiktiver Arzt ist davon überzeugt, dem Patienten durch die Zuckertherapie geholfen zu haben, und wendet dieses Prinzip dann bei anderen wieder an – auch hier wieder mit dem gleichen, bahnbrechenden Erfolg, wieder ohne eine tatsächliche Wirkung mit dem Zucker erzielt zu haben. Die Homöopathie basiert auf diesem Prinzip, hat sich sogar als »Trägerstoff« für ihre Wunderkügelchen Zucker ausgesucht. Schlicht, weil der am besten schmeckt und am billigsten ist. Im Gegensatz zu unserem Beispiel, bei dem der Arzt davon überzeugt ist, dass sein Löffel Zucker wirkt, und er sich wahrscheinlich sogar irgendeine Erklärung dafür zurechtgelegt hat, steht hinter der Homöopathie allerdings eine riesige Industrie, deren einziger Zweck darin besteht, Patienten zu belügen und ihnen das Geld aus der Tasche zu ziehen. Wir kommen in einem separaten Kapitel ab Seite 108 auf dieses Thema zurück.

Erfahrung bürgt für Qualität

Heißt das nun, dass Erfahrung an sich ein schlechter Ratgeber ist? Auf keinen Fall. Das lässt sich nirgendwo besser zeigen als im Fachbereich der Narkosemedizin. Hier ist die Qualität des Ergebnisses bei vielen Prozeduren direkt proportional zu der Erfahrung des Anwenders. Bei der orotrachealen Intubation zum Beispiel, oft auch nur als Intubation bezeichnet, wird einem bewusstlosen Patienten ein Schlauch durch den Mund in die Luftröhre geschoben, über den der Betroffene beatmet werden kann und der außerdem die Lunge davor schützt, mit Sekreten aus dem Magen-Darm-Trakt geflutet zu werden. Es handelt sich hier um eine Standardtechnik. Allerdings ist die Durchführung dieser Maßnahme nicht ganz einfach. Insbesondere bei Menschen, deren obere Atemwege nicht der üblichen Norm entsprechen, ist so eine Intubation eine verzwickte Sache. Weil die Patienten, bedingt durch die Narkose (im Notfall können auch Verletzungen oder andere akute Krankheiten einen Grund für die Intubation bieten), im Moment des Einführens schon nicht mehr atmen, ist es unabdingbar, dass alles reibungslos und zügig abläuft. Hier konnte in zahlreichen Studien gezeigt werden, dass sich die Qualität der Intubation mit zunehmender Erfahrung des Ausführenden deutlich steigert. Ein Arzt sollte im Jahr also eine bestimmte Mindestanzahl an Intubationen vorweisen können, um die Maßnahme selbstständig und vor allem nicht patientenschädigend umsetzen zu können.

In der Chirurgie beobachten wir ein ganz ähnliches Bild. Hier werden für einige besonders komplizierte Operationen sogar Mindestmengen gefordert, um die nötige Expertise nachweisen zu können. Leider halten sich nicht alle Chirurgen an diese gesetzlichen Vorgaben – damit beschäftigen wir uns eingehender ab Seite 186.

Erfahrung ist also durchaus ein guter Ratgeber und viele Entscheidungen in der Medizin bewegen sich in einem Graubereich zwischen diesen beiden Extrembeispielen. Nichtsdestotrotz ist die persönliche Erfahrung, vor allem bei technischen Maßnahmen, wie Intubationen oder Operationen, unabdingbar. Auch der Umgang mit bestimmten Medikamenten bedarf einer gewissen Routine, insbesondere wenn es um das Management von Arzneimittelnebenwirkungen geht. Trotzdem müssen aber auch junge Ärzte irgendwie zurechtkommen. Und ganz auf die persönliche Erfahrung dürfen wir Mediziner uns, wegen der oben beschriebenen Verzerrung der Wahrnehmung, nie ganz verlassen.

Wie also kann man diese beiden Positionen zusammenbringen und eine optimale Patientenversorgung garantieren, die auf einer soliden wissenschaftlichen Erkenntnis basiert – und das ohne täglich fünf Stunden lang sich zum Teil widersprechende Forschungsarbeiten zu studieren?

Grundlagenforschung

Wie überall im Leben fängt auch im Prozess der medizinischen Erkenntnisgewinnung alles mit einer Idee an. Ein Wissenschaftler macht eine Beobachtung (Erfahrung!) und möchte nun beweisen, dass diese allgemeine Gültigkeit besitzt.

Stellen wir uns also vor, ein neuartiges Virus würde von einem auf den anderen Tag die Welt in Atem halten, Millionen Menschen infizieren und durch die Hilflosigkeit, mit der die Mächtigen dem Problem gegenüberstehen, zum Zusammenbruch ganzer Volkswirtschaften führen. Ein nahezu unvorstellbares Szenario – dachten wir bisher. Wissenschaftler und Ärzte auf der ganzen Welt stehen einem unsichtbaren Feind gegenüber, ohne ihn zu kennen. Das Wissen um den neuen Erreger ist rar und der Erkenntnisgewinn schleppend. Leider erkranken immer mehr Menschen und überall auf der Welt sind hunderttausende Tote zu beklagen.

Welche Möglichkeiten hat die Wissenschaft nun, mit der Herausforderung fertig zu werden? Die leichteste wäre natürlich, die Pandemie einfach laufen zu lassen, bis sie sich von selbst abschwächt. Blöd, dass die Immunität nach überstandener Erkrankung nur ein paar Monate dauert, was bedeutet, dass sich auch Genesene immer und immer wieder neu anstecken können. Eine sogenannte Durchimmunisierung kommt also nicht infrage. Bleibt, unter der Annahme, dass der natürliche Verlauf der Pandemie durchgemacht werden soll, also nur die Möglichkeit, auf die evolutive Abschwächung des Virus (siehe Kasten Seite 46) zu warten.

Das kann aber dauern und kostet Millionen und Abermillionen Tote! Kein sonderlich erstrebenswerter Ausblick! Aber wir Menschen wären ja nicht wir Menschen, wenn nicht ein paar kluge Köpfe andere Auswege erdenken könnten. Die wären entweder ein Impfstoff, der die Pandemie binnen kurzer Zeit beendet, oder aber ein effektives Medikament, das jedoch einige Kriterien erfüllen muss. So muss das Mittel früh im Krankheitsverlauf verabreicht werden können und die Eigenschaft besitzen, die Sterblichkeit am Virus radikal zu senken. Außerdem muss die Medizin extrem nebenwirkungsarm sein, weil sie für alle Patienten ist – egal ob sie einen nur leichten oder einen eher schweren Verlauf der Krankheit bekommen hätten. Es handelt sich also um ein präventives Medikament. Keine leichte Sache. Stünde eine solche Substanz jedoch zur Verfügung, dann wäre die Pandemie zwar nicht beendet, hätte aber ihren Schrecken verloren. So viel zur Theorie. Wie aber läuft das nun in der Praxis ab? Man kann ja nicht einfach wilde Experimente am Menschen durchführen, um zu schauen, ob irgendein Medikament hilft.

Alles beginnt mit einer Idee …

Nehmen wir mal an, ein Arzt, der viele Patienten behandelt, die mit dem neuen Virus infiziert sind, macht zufällig die Entdeckung, dass

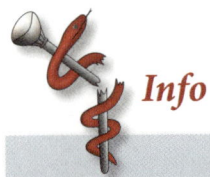 *Info*

DIE EVOLUTION ALS FREUND UND HELFER

Die Angst, ein Virus könnte zum Killer mutieren, ist gerade in Zeiten von Pandemien allgegenwärtig. Und tatsächlich: Viren mutieren. Und das nicht nur ab und an, sondern quasi täglich mehrmals. Bei jeder Verdopplung des Erbgutes kommt es zu kleinen Fehlern, die meist nur von akademischem Interesse sind. Mithilfe dieser Veränderungen lassen sich Virusstammbäume erzeugen, die helfen können, herauszufinden, wie sich der Erreger ausgebreitet hat. Manchmal kommt es dazu, dass eine derartige Mutation nicht einfach nur da ist, sondern einen tatsächlichen Effekt auf das Verhalten oder den Stoffwechsel des gesamten Virus hat. Sie beeinflusst dann den sogenannten Phänotyp (also diejenigen Parameter, die sich als Folge einer Veränderung des Erbgutes tatsächlich in der Physiologie oder Biochemie des Bakteriums niederschlagen). Je nachdem, ob diese Änderung für das Virus nun positiv oder negativ ist, kann sich der Abkömmling durchsetzen oder stirbt direkt wieder aus. Der »Erfolg« der Mutation bestimmt also, wie es weitergeht. Erfolgreich sind aber meist die Mutationen, die die Pathogenität, also die Gefährlichkeit des Virus für den Wirt, abschwächen, denn Viren brauchen dessen Zellen, um sich vervielfältigen zu können. Unter den ganzen Abkömmlingen unseres nicht ganz fiktiven Virus werden sich also diejenigen durchsetzen, die eher zu Schnupfen und grippeähnlichen Symptomen führen und den Wirt nicht töten – aus purem evolutivem Eigennutz. Eine wirkliche Killermutation ist extrem unwahrscheinlich. Aus diesem Grund enden Pandemien irgendwann von selbst. Das Virus ist sozusagen irgendwann postpubertär und fügt sich in die üblichen saisonalen Erkältungsviren ein. Wäre dem nicht so, gäbe es die Menschheit, die im Schnitt von zwei bis fünf Pandemien pro 100 Jahre heimgesucht wird, schon lange nicht mehr.

ein schon bekannter Stoff, sagen wir Cortisol – das ist ein Hormon, das unter normalen Bedingungen von unserer Nebennierenrinde produziert wird, in konzentrierter Form aber gegen eine Vielzahl von Erkrankungen verabreicht werden kann –, bei seinen Patienten zu echten Therapieerfolgen führt. Die Lungen beatmeter Intensivpatienten erholen sich plötzlich, die schwere Blutvergiftung, die sich im Zusammenhang mit COVID-19 entwickelt hat, heilt aus und nach ein paar Tagen können die Patienten aus dem künstlichen Koma geholt werden. Eine Sensation. Der Arzt ist begeistert. Seine anfängliche Euphorie wird aber durch einen neuen Patienten, der trotz Cortisol an der Viruserkrankung stirbt, gedämpft. Sollte er sich geirrt haben? War vielleicht gar nicht das Medikament der Auslöser für die Genesungen? Vielleicht wäre es den Patienten auch ohne Cortisol bald besser gegangen und es besteht gar kein Zusammenhang zwischen Medikament und Erholung? Alles nur Zufall? Früher hätte man sich diese Fragen kaum gestellt, da man auf die Erfahrung der Ärzte vertraute (eminenzbasierte Medizin, siehe Seite 58) und das Wahrscheinliche (was aber immer noch Zufall sein kann) als Wahrheit hingenommen hätte. Man hätte von nun an alle Patienten mit Cortisol behandelt, ohne diese Herangehensweise weiter zu hinterfragen. Aber zum Glück ist früher vorbei. Heute muss der Arzt seine (möglicherweise) phänomenale Entdeckung beweisen. Das kann er nicht allein tun. Viele Mediziner aus verschiedenen Gebieten müssen nun tätig werden. Es gilt zu beweisen, dass es einen Zusammenhang zwischen der Gabe von Cortisol und den vermeintlichen Therapieerfolgen gibt. Und das ist gar nicht so einfach. Am Anfang der Coronavirus-Pandemie von 2020 konnte man anhand des Malariamedikaments Hydroxychloroquin sehen, wie verzwickt das genau ist. Auch damals hatten einige Ärzte die Erfahrung gemacht, das Medikament könne womöglich den Verlauf der Krankheit COVID-19 abmildern. Große Studien dazu zeigten jedoch ernüchternde Ergebnisse.

Im Falle unseres fiktiven Cortisols sind jetzt viele Schritte zu gehen. Klinische Studien müssen angemeldet und von sogenannten Ethikkommissionen genehmigt werden, die dafür sorgen, dass ethische Grundsätze bei der Erforschung des Medikaments eingehalten werden und niemand Experimente an ahnungslosen Menschen machen kann.

... die einer genauen Prüfung unterzogen wird

Ärzte und Mathematiker setzen sich nun zusammen und überlegen, mit welcher statistischen Methode man überprüfen könnte, ob das Cortisol wirklich wirkt oder alles nur eine Luftnummer war. Hierfür braucht man im einfachsten Fall möglichst viele Patienten, die man in zwei verschiedene Gruppen aufteilt: eine, die das Medikament bekommt, und eine sogenannte Kontrollgruppe, die ganz konventionell

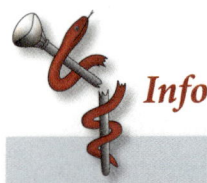 *Info*

NOTBREMSE

Ethikkommissionen genehmigen Studien nicht nur, sie überwachen sie auch. Nicht selten kommt es vor, dass auch groß angelegte, teure Studien wegen ethischer Bedenken abgebrochen werden müssen. Wenn beispielsweise ein Krebsmedikament deutlich besser hilft als erwartet, dann ist es ethisch nicht vertretbar, es der Kontrollgruppe (das sind die, die den Wirkstoff nicht bekommen) vorzuenthalten. Das alles funktioniert natürlich auch andersherum. Treten unerwartet schwere Nebenwirkungen auf, dann müssen Studien auch früher als gedacht beendet werden, um diejenigen zu schützen, die das neue Mittel verabreicht bekommen.

behandelt wird und das Medikament nicht bekommt. Um äußere Störgrößen zu minimieren, wird den Patienten nicht gesagt, ob sie das Medikament bekommen oder nicht. Dass sie an einer Studie teilnehmen, wissen sie oder im Falle ihrer Unpässlichkeit (zum Beispiel bei intubierten Patienten) ihre Angehörigen. Man nennt diese Technik Verblindung. Eine Verblindung kann verschiedene Intensitäten haben. Wissen nur die Patienten nicht, ob sie den Wirkstoff bekommen oder nicht, dann spricht man von *einfacher Verblindung*. Haben auch die Studienärzte keine Ahnung, welcher Patient die Pille mit dem Medikament bekommt und welcher eine, die zwar genauso aussieht, aber keinerlei Wirkstoff trägt, dann heißt das *doppelte Verblindung*. Haben später, bei der Auswertung der Daten, selbst die Statistiker keine Ahnung, dann liegt eine *dreifache Verblindung* vor – die absolut beste und sicherste Art, einer Studie eine hohe Aussagekraft zu entlocken.

Und dann werden die gesammelten Informationen ausgewertet. Auch das hört sich deutlich einfacher an, als es ist, denn leider ist die Frage, ob ein Medikament wirkt, nicht mit Ja oder Nein zu beantworten, sondern es bedarf einer korrekten Interpretation der oft sehr komplexen und nicht ganz leicht verständlichen Daten.

Schauen wir uns das am Beispiel des Cortisols etwas genauer an. Die Frage, die mit unserer fiktiven Studie beantwortet werden soll, ist kurz und knapp: Hilft Cortisol schwer kranken Patienten, schneller wieder gesund zu werden? Oder lautet die Frage vielleicht eher: Senkt Cortisol die Sterblichkeit bei schwer kranken Patienten? Und was bedeutet eigentlich schwer krank? Welche anderen Grundvoraussetzungen müssen die Probanden erfüllen? Dürfen Kinder darunter sein? Schwangere? Krebskranke? Welche individuellen Faktoren vonseiten der Patienten sind zu berücksichtigen? Sie sehen – selbst die einfache Frage nach der Wirksamkeit eines bestimmten Medikaments in einer bestimmten Situation ist nicht so einfach zu beantworten. Nicht überraschend ist, dass sich auch die Interpretation der Ergebnisse komplex

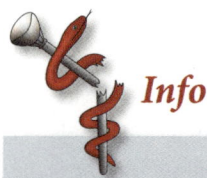

Info

STATISTIK

Unter Statistik versteht man einen Teilbereich der Mathematik, der sich mit dem Abschätzen von Wahrscheinlichkeiten beschäftigt. Das einfachste Beispiel ist hier wohl der Münzwurf. Die Wahrscheinlichkeit, dass die Münze auf der einen oder der anderen Seite landet, beträgt genau 50 Prozent, bei einem Würfel schon nur noch 16,66 Prozent und so weiter und so fort. In gewisser Hinsicht hilft uns die Statistik also, die Zukunft vorauszusagen. Wettermodelle beruhen beispielsweise auf reiner Statistik, und auch die Medizin ist eine große statistische Wissenschaft. Schließlich tun wir nichts anderes, als Wahrscheinlichkeiten über den Erfolg bestimmter Methoden anzugeben. Wer also in der Schule denkt, Mathematik wäre nur etwas für diejenigen, die später Ingenieure oder Mathematiker werden wollen, der irrt. Ein Arzt, der keine Ahnung von Statistik hat, kann kein guter Mediziner sein – die Wahrscheinlichkeit ist zumindest sehr gering.

gestaltet. Welche Schlüsse soll man ziehen, wenn das Medikament bei einigen Patienten gute Erfolge aufzeigt, so wie unser findiger Arzt von Anfang an vorausgesagt hat, während andere an schweren Nebenwirkungen (die gibt es bei Cortisol zugegebenermaßen) erkrankt oder sogar verstorben sind. Rechtfertigt dieses Risiko die Gabe des Wirkstoffes? Gibt es vielleicht patientenspezifische Parameter, an denen sich Erfolg oder Misserfolg ablesen lassen?

Wir sprechen hier von einem sehr vereinfachten Versuchsaufbau. In unserem Beispiel musste kein Medikament neu erfunden werden, es waren keine Laborstudien nötig, keine komplizierten Zulassungsverfahren. Und trotzdem scheinen sich allein die Probleme, die sich aus der Frage ergeben, welchen Einfluss Cortisol auf die Entwicklung der COVID-Erkrankung hat, unendlich komplex darzustellen. So funktioniert klinische Wissenschaft.

Dass Laien sich in der Komplexität dieser Probleme verlieren können und dann nach einfachen Antworten suchen, ist also nicht verwunderlich. Aber einfache Antworten gibt es nicht. Selbst eine enorm erfolgreiche Studie endet nicht mit den Worten *quod erat demonstrandum* (= was zu beweisen war). Die Zusammenfassungen von Studien sind für Laien tatsächlich kaum zu verstehen, weil da mit p-Werten und Signifikanzen und anderem mathematischem Vokabelwerk um sich geschmissen wird. Unterm Strich berechnet man die Wahrscheinlichkeit, dass es zwischen den untersuchten Parametern – in unserem Fall also Cortisolgabe und Heilung – einen direkten kausalen Zusammenhang gibt, dass also eines zum anderen geführt hat. Und jetzt wird es leider kompliziert: Unterschreitet die berechnete Wahrscheinlichkeit, dass dieser Zusammenhang trotz aller Vermutungen doch nicht existiert, einen bestimmten Wert, den man als p bezeichnet, dann spricht man von einem signifikanten Zusammenhang beider Ereignisse. Übersetzt auf unser Beispiel bedeutet das: Die Wahrscheinlichkeit, dass die Gabe des Medikaments und die Genesung der Patienten *nicht* zusammenhängen, ist so klein, dass wir annehmen dürfen, dass es einen Zusammenhang gibt. Wenn Sie das Buch bis jetzt nicht aus der Hand gelegt haben, können wir Sie also beruhigen: Schlimmer wird es nicht mehr. Um zu verstehen, wieso Medizin eben nicht durch die Erfahrungen Einzelner geprägt sein darf, ist dieses Wissen aber essenziell.

Nehmen wir jetzt aber mal an, die Studie hätte gezeigt, dass unser Cortisol wirklich tolle Erfolge vorweisen und erkrankte Patienten effektiv behandeln könnte, was dann? Beginnt dann jeder Arzt im ganzen Land seine Patienten nach den neuen Erkenntnissen zu therapieren? So weit sind wir noch lange nicht! Jetzt muss die neue Erkenntnis nämlich erst einmal ins Zulassungsverfahren auf der einen und in die

Leitlinienkommissionen auf der anderen Seite. Was es damit auf sich hat, dazu kommen wir gleich.

Der große Schritt aus dem Reagenzglas

Bevor es überhaupt ans Patientenbett geht, also eine Studie nach den gerade besprochenen Kriterien ablaufen kann, müssen viele Medikamente erst einmal entdeckt werden. Dieser Prozess ist ungleich komplizierter und er beginnt mit etwas, das wir Grundlagenforschung nennen und an dessen Anfang tatsächlich ein einzelner Mensch steht, der mit einer Idee ein Problem lösen möchte.

Um beim Beispiel unserer mehr oder weniger fiktiven Pandemie zu bleiben, nehmen wir jetzt einfach an, das Cortisol hätte kaum oder gar keine relevanten Erfolge gezeigt. In einem solchen Fall müsste ein geeignetes Medikament also erst noch im Labor gefunden oder entwickelt werden. Um auf diese Weise zum Erfolg zu kommen, gibt es mehrere Möglichkeiten. Vereinfacht gesagt, kann man entweder bekannte Substanzen, die zu großen Teilen mit ihren Eigenschaften in riesigen pharmakologischen und chemischen Datenbanken gespeichert sind, eine nach der anderen durchprobieren oder ein gänzlich neues Medikament entwickeln. Eine große Hilfe sind hierbei mittlerweile intelligente und selbstlernende Algorithmen. Künstliche Intelligenz wird im Bereich der pharmakologischen Forschung in den nächsten Jahren einen enormen Stellenwert einnehmen. Trotz alledem werden Jahre vergehen, bis eine Substanz so weit erforscht ist, bis sie wirklich am Patientenbett getestet werden kann. Denn für die Entdeckung eines neuen Medikaments benötigt man nicht nur den Stoff per se, der natürlich nach allen Regeln der Kunst getestet werden muss, sondern muss sich auch mit dessen Pharmakodynamik und Kinetik beschäftigen, also jenen Stoffwechselprozessen, die das Medikament in den Körper bringen und die es dann bis zur Ausscheidung durchläuft. All diese Prozesse müssen verstanden, analysiert und dann im Reagenzglas und im Tiermodell erforscht werden. Bis das neue Medikament die Zulassung zu Medikamentenstudien bekommt, können leicht Jahre vergehen – wenn es überhaupt jemals zum Erfolg kommt. Nicht selten scheitert die Entwicklung nämlich bereits in dieser Phase.

Jahre nach der Idee kommt die Leitlinie

Nun hat ein Medikament endlich alle Phasen seiner Entstehung durchlaufen, Jahre sind vergangen und Milliarden ausgegeben. Trotzdem darf es noch nicht eingesetzt werden. Denn vorher muss die Substanz noch eine entscheidende Hürde nehmen: die Zulassung. Für diesen Schritt müssen alle gesammelten Daten über Wirkung, Nebenwirkungen, Dosierung und so weiter und so fort zusammengetragen und der nationalen Arzneimittelkommission (die natürlich in jedem Land oder zumindest in jedem Staatenverbund eine andere ist) vorgelegt werden. Die entscheidet dann darüber, ob und unter welchen Um-

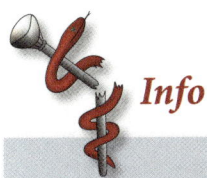

Info

WENN DIE NEBENWIRKUNG ZUR HAUPTWIRKUNG WIRD

Es gibt Medikamente auf dem Markt, die heute nie eine Zulassung bekommen würden, weil ihre Nebenwirkungen schlicht den Nutzen übersteigen. Das oft als Kopfschmerz- oder Grippemittel »missbrauchte« ASS ist ein solcher Kandidat. Hier hat sich dessen Nebenwirkung, nämlich die Beeinflussung der Blutgerinnung, als so relevant erwiesen, dass sie heute das eigentliche Einsatzgebiet für ASS ist. Als Kopfschmerz- oder gar Grippemittel bekäme der Wirkstoff heute vermutlich niemals wieder eine Zulassung.

ständen das Medikament eingesetzt werden darf. So kann ein für die Bekämpfung von Schmerzen bestimmtes Mittel beispielsweise nicht einfach für die Therapie von Krebs benutzt werden, wie das vor einiger Zeit mit dem Medikament Methadon versucht wurde, ohne dass der Patient vom Arzt vorher aufgeklärt wird, dass die Zulassung für den beabsichtigten Zweck gar nicht vorliegt. In der Praxis geschieht sowas verhältnismäßig häufig. Man spricht von *Off-label*-Einsatz.

Aber auch die Zulassung zur Behandlung einer bestimmten Krankheit bekommt ein Medikament nicht einfach so. Der Hersteller muss nachweisen, dass die Substanz aller Wahrscheinlichkeit nach (Sie erinnern sich an die Statistik?) wirkt und dass die positiven Effekte überwiegen. Auf diese Weise wird sichergestellt, dass keine Medikamente gegen verhältnismäßig unproblematische Beschwerden auf den Markt geworfen werden, die super funktionieren, aber beim Patienten leider zu schweren Störungen führen, getreu dem Motto: »Sie haben jetzt zwar keine Kopfschmerzen mehr, dafür aber Epilepsie.« Und dann muss der Hersteller des neuen Medikaments noch nachweisen, dass es sich wirklich um etwas Neues handelt. Der Zusatznutzen zu anderen Substanzen, die sich bereits auf dem Markt befinden, muss dargelegt werden – und das ist nicht immer einfach.

Kommen wir zum Schluss noch mal zur Arbeitsweise der Ärzte zurück. Die Frage, wie ein klinisch tätiger Mediziner immer auf dem neuesten Stand des Wissens bleiben kann, ohne täglich mehrere Publikationen zu studieren, Datenberge durchzuarbeiten und Statistiken zu analysieren, haben wir noch nicht hinlänglich beantwortet. Dabei ist dies essenziell für jeden Arzt-Patienten-Kontakt. Oder wollen Sie von jemandem behandelt werden, dessen Wissenszuwachs mit dem letzten Staatsexamen (das unter Umständen schon Jahrzehnte zurückliegt) endete?

Zwar existieren sogenannte CME-Fortbildungen (siehe Kasten), die Fachärzte verpflichtend besuchen müssen, was aber immer noch die

Frage nach deren inhaltlicher Ausrichtung offenlässt. Woher nehmen die Referenten ihr Wissen? Wie kann sichergestellt werden, dass Ärzte neueste wissenschaftliche Erkenntnisse, gepresst in Arbeitsanweisungen, an die Hand bekommen, nach denen sie dann ihre Patienten behandeln können? Um diese Frage zu beantworten, müssen wir uns mit dem Konzept der Leitlinien vertraut machen. Unter einer Leitlinie versteht man eine unverbindliche, aber wissenschaftlich fundierte Handlungsempfehlung, die darauf zielt, ein bestimmtes medizinisches Problem nach neusten Erkenntnissen zu klären. Das klingt jetzt ziemlich

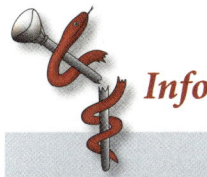

Info

CONTINUOUS MEDICAL EDUCATION (CME)

Kontinuierliche Fortbildung (Continuous Medical Education) ist Aufgabe eines jeden Arztes und liegt grundsätzlich auch in der individuellen Verantwortung eines jeden Mediziners. Trotzdem hat die Ärztekammer, das Interessensorgan der Mediziner, das aber auch Pflichten der Aufsicht wahrnimmt, beschlossen, diese individuelle Verantwortung zu konkretisieren, und verlangt von jedem Facharzt ein Mindestmaß an Fortbildung. Der Nachweis darüber wird in Form von sogenannten Fortbildungspunkten in der Regel alle fünf Jahre erbracht. Der Schwachpunkt an diesem System besteht darin, dass die Inhalte der Seminare nicht klar definiert sind. Zwar prüft die Kammer jeden einzelnen Kurs, der die von ihr verlangten Punkte vergeben darf, allerdings hindert das keinen Chirurgen daran, sich im Bereich der Homöopathie oder Arbeitsmedizin fortzubilden. CME ist also im Grunde eine gute Sache, gibt den individuellen Interessen des einzelnen Mediziners allerdings einen zu großen Spielraum.

verklausuliert, ist aber in der täglichen Arbeit von Ärzten essenziell. Denn Leitlinien sorgen dafür, dass nicht jeder einfach macht, was er will oder was seine Erfahrung ihm rät. Denn obwohl die in Leitlinien gegossenen Handlungsempfehlungen nicht bindend sind und es in begründeten Einzelfällen durchaus Sinn macht, davon abzuweichen, werden sie doch bei juristischen Auseinandersetzungen zurate gezogen und der (beklagte) Arzt tut gut daran, argumentieren zu können, weshalb er (wenn dies der Fall war) die Empfehlungen ignoriert hat.

Gebündeltes, aktuelles Wissen als Handlungsempfehlung

Eine Leitlinie ist eine tolle Sache. Man kann sagen, dass sich in ihr das gesamte aktuelle Wissen (mehr oder weniger aktuell, denn es dauert ein bisschen, die Leitlinie zu erstellen) zu einem bestimmten Thema befindet. Nehmen wir beispielsweise das kolorektale Karzinom – den Dickdarmkrebs. Dabei handelt es sich um die zweithäufigste Krebsart bei Frauen und die dritthäufigste bei Männern. Über 56.000 Menschen fallen dem kolorektalen Karzinom allein hierzulande jedes Jahr zum Opfer. Bei dieser enormen Relevanz ist es natürlich unabdingbar, dass die Behandlung klar geregelt ist und die Patienten von den neuesten Erkenntnissen im Bereich der Krebsforschung profitieren. Die Leitlinie zum kolorektalen Karzinom umfasst knapp 300 Seiten, auf denen alles, was mit der Behandlung dieser schweren Krankheit irgendwie zu tun hat, genau erklärt und geregelt ist. Auch unser neu entdeckter (fiktiver) Wirkstoff gegen die furchtbare Pandemie wird nach Abschluss aller Studien und der Zulassung durch die Arzneimittelbehörde irgendwann Einzug in die Leitlinie zur Behandlung dieser neuen Infektionskrankheit halten.

Leitlinien sind es also, die uns Ärzten helfen, immer auf dem neuesten Stand zu bleiben. Doch wie entstehen diese »Grundsatzprogramme«? Wer schreibt sie? Und wie wird sichergestellt, dass es sich nicht doch wieder nur um Meinungen Einzelner (in dem Fall der Verfasser) handelt, sondern wirklich all das Wissen in ihnen enthalten ist, welches für eine gute Therapie einer jeden Erkrankung nötig ist?

Leitlinien werden von Fachgesellschaften entwickelt. Die bilden einen Arbeitskreis, der sich intensiv und oft über Jahre hinweg mit einem bestimmten Thema beschäftigt und mehr oder weniger jede Forschungsarbeit und jede Medikamentenstudie dazu liest und auswertet. Insbesondere die qualitative Einordnung ist ein essenzieller Bestandteil dieser Arbeitskreise, denn Forschung ist nicht gleich Forschung und die Unterschiede sind teils frappierend.

Je nach Studienlage geben die Fachgesellschaften dann verschiedene Empfehlungen ab, die sogenannten Evidenzgraden folgen. Dabei reichen diese Empfehlungen von »Expertenmeinung«, also einer ziemlich unsicheren Geschichte, bis zu hochgradig geprüften Empfehlungen, die durch mehrere Studien oder sogenannte Metaanalysen (das ist eine riesige Studie, die viele einzelne Studien umfasst) gedeckt sind. Basierend auf diesen Erkenntnissen, werden dann Handlungsempfehlungen entwickelt, die als Lang- und Kurzversion allen interessierten Ärzten zur Verfügung gestellt werden und in der Regel frei im Internet einsehbar sind. Eine bessere Zusammenfassung des neuesten medizinischen Wissens gibt es nicht.

Nichtsdestotrotz sind auch Leitlinien nicht perfekt. Ein großes Problem in einer immer dynamischeren Welt ist der lange, zähe Meinungsfindungsprozess, der hinter den Ratschlägen steht. So kann es durchaus sein, dass bestimmte Empfehlungen oder Referenzwerte bei Erscheinen der Leitlinie schon wieder veraltet sind, weil neuere Erkenntnisse zutage getreten sind. Das Problem ist bekannt und wir müssen damit umgehen. Eine bessere Lösung als die der leitlinien- und damit evidenzbasierten Medizin gibt es aktuell nicht. Dass hier nicht alles perfekt ist, bedeutet aber nicht, dass die Alternativen der Parawissenschaften einen besseren Ansatz bieten!

EMINENZBASIERTE MEDIZIN

Leitlinien haben schon mit so manchem als sicher geglaubten Unsinn aufgeräumt und auf diese Art und Weise auch manche graue Eminenz entthront, die sich mit der Tatsache konfrontiert sah, dass ihre Erfahrung plötzlich gar nicht mehr so viel wert war und sie in akademischen Diskussionen den Kürzeren zog, weil sie ihre eigene Herangehensweise an ein medizinisches Problem nicht durch wissenschaftliche

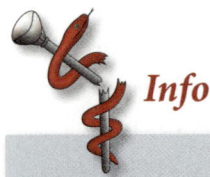

Info

MEDIZINISCHE FACHGESELLSCHAFTEN

In der Medizin ist es wie überall im Leben. Menschen mit gemeinsamen Interessen finden sich zusammen und gründen einen Club. In unserem Fall eine Fachgesellschaft. Hierbei handelt es sich um Interessensvereinigungen, die auf politischer und wissenschaftlicher Ebene Einfluss auf medizinische Entscheidungsprozesse nehmen. Dabei kommt es durchaus vor, dass sich zwei konkurrierende Fachgesellschaften gegenüberstehen und sogar unterschiedliche Meinungen zu einem Thema vertreten. Die Frage der Nutzung von Hydrochlorothiazid (HCT), einem entwässernden, aber leider auch krebserregenden Medikament, beurteilten die Deutsche Gesellschaft für Innere Medizin und die Gesellschaft für Allgemeinmedizin völlig unterschiedlich. Auch in der Medizin gibt es unter Experten Meinungsverschiedenheiten und manchmal müssen auch wir Ärzte zugeben, dass es Dinge gibt, die wir einfach (noch) nicht wissen. Und natürlich geht es hier auch um Deutungshoheit. Jeder möchte schließlich, dass seine eigene Interpretation der Sachlage die allgemein anerkannte ist.

Argumente untermauern konnte. Bevor nämlich die so segensreiche evidenzbasierte Medizin (siehe Kasten Seite 60) Anfang der Neunzigerjahre des 20. Jahrhunderts Einzug in den ärztlichen Alltag nahm, wurde nach den Meinungen und der Erfahrung einzelner Professoren unterrichtet, was zum Teil zu grotesken und heute ganz und gar nicht mehr nachvollziehbaren Therapiemethoden führte.

Die etwas spöttische Bezeichnung »eminenzbasierte Medizin« hat sich bis heute für diese Vorgehensweise gehalten. Da gab es dann bei bestimmten Operationstechniken oder Therapiemethoden beispielsweise die Berliner Schule oder die Heidelberger Schule. Menschen, die aus verschiedenen Gründen, die oft gar nichts mit Medizin zu tun hatten, in hohe Positionen gekommen waren, begründeten die ihrer Meinung nach richtige Herangehensweise allein aus der individuellen Erfahrung heraus. Studien, die die Wirksamkeit einzelner Methoden stützten oder bewiesen, gab es kaum. Die Dinge wurden eben so gemacht, wie sie gemacht wurden, weil sie schon immer so gemacht wurden … und weil der Professor es so wollte. Interessant ist hierbei, dass wir nicht etwa von längst vergangenen Zeiten sprechen. Noch vor ungefähr zehn Jahren wurden viele Techniken, insbesondere in der operativen Medizin, eher auf Erfahrungs- als auf Wissensbasis angewandt. Und sogar noch heute hört man von Zeit zu Zeit die Worte: »Wir haben das schon immer so gemacht, das kann nicht falsch sein!« Natürlich kann man nicht generell gegen Erfahrung als Qualitätsmerkmal für gute medizinische Behandlung argumentieren. Wie schon beschrieben, muss gerade im technischen Bereich eine bestimmte Routine erlernt werden, um sicher und sauber arbeiten zu können. Trotzdem geht die eminenzbasierte Herangehensweise mit drei sehr grundsätzlichen Problemen einher:

- Zum einen entspricht diese Art der Silberrücken-Medizin einfach nicht mehr der Realität des modernen Arbeitslebens. In Zeiten von Ärztemangel wird sich kein noch so junger Arzt einen Chef antun, der auf seiner Meinung beharrt, auch wenn er sie gar nicht begründen kann.

● Weiterhin konnte gezeigt werden, dass Ärzte, die von sich selbst behaupten, sehr erfahren zu sein, mehr fachliche, ja zum Teil lebensbedrohliche Fehler machen als solche, die ihr eigenes Handeln immer wieder kritisch hinterfragen. Eine gute Analogie bietet uns hier ein Blick ins Cockpit eines Flugzeugs. Egal wie lange der verantwortliche Pilot schon durch die Lüfte segelt – vor jedem Start, vor jeder Landung, in jeder kritischen Situation muss immer wieder die dafür vorgesehene Checkliste durchgegangen werden. Man kann wohl davon ausgehen, dass Piloten, die schon ein

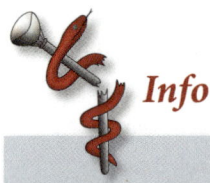

Info

EVIDENZBASIERTE MEDIZIN

Unter der evidenzbasierten Medizin versteht man eine Herangehensweise, bei der Mediziner nur das tun, von dem sie – nach aktuellem Stand – wissen, dass es dem Patienten einen Vorteil bringt. Was so klar klingt, war über Jahrzehnte und Jahrhunderte überhaupt keine Selbstverständlichkeit. Früher war es schlicht gar nicht möglich, in großen Studien herauszufinden, welche Therapie einen, wie wir sagen, »Benefit« mit sich bringt und bei welcher der Patient keinen Nutzen oder sogar Schaden erfährt. Heute jedoch ist es eine Selbstverständlichkeit (oder sollte es zumindest sein), dass nur die Maßnahmen durchgeführt werden, von denen wir, am besten durch große Studien gesichert, wissen, dass sie vorteilhaft sind und tatsächlich das Ergebnis erbringen, das wir uns erhoffen.

paar Jahre dabei sind, jede einzelne dieser Listen auswendig kennen. Nichtsdestotrotz werden sie immer wieder zurate gezogen, ohne Wenn und Aber. So wird sichergestellt, dass sich keiner auf seine Erfahrung verlässt und die Maschine mit hunderten Menschen an Bord nicht dem Ego eines Einzelnen ausgesetzt ist. Dass eine derartige Herangehensweise auch in der Medizin mehr als sinnvoll ist, versteht sich von selbst.

- Der dritte Grund, der eindeutig gegen die eminenzbasierte Variante spricht, ist der, dass gerade junge Ärzte noch wenig Erfahrung haben, was ja irgendwie auch in der Natur der Dinge liegt. Und obwohl diese im Rahmen der Facharztausbildung erworben werden soll und muss, können die jüngeren Mediziner natürlich trotzdem nicht ständig überwacht und kontrolliert werden. Um ihnen einen Handlungspfad an die Hand zu geben, sind Leitlinien die allerbeste Option.

Wie nicht anders zu erwarten, ging die Einführung medizinischer Leitlinien mit einem Machtverlust der grauen Eminenzen einher, was diese nicht einfach so hingenommen haben. Die heutigen Chef-, Ober- und Fachärzte sind eigentlich schon alle gemäß der leitlinienorientierten Medizin ausgebildet worden, sodass die Probleme mittlerweile immer weniger werden. In der Übergangszeit von eminenz- zu evidenzbasierter Medizin gab es – Sie können es sich sicherlich vorstellen – trotzdem viele Reibungspunkte, die sogar in handfesten Konflikten zwischen den Vertretern von zwei unvereinbaren medizinischen Weltbildern endeten.

Oma hat immer recht

Was aber bleibt und sich nicht so gut ändern lässt, ist die Wahrnehmung von Medizin in der Bevölkerung. Dinge, die immer gut waren, sollen plötzlich zu nichts mehr zu gebrauchen sein. Alles, was wir Ihnen bis jetzt erklärt haben, lässt sich einem (oft älteren) Patienten nicht in kurzer Zeit verdeutlichen. Hausmittelchen und der den Deutschen so eigene Respekt vor Titeln und Autoritäten prägen bis heute die Erwartungshaltung vieler Patienten.

Klassische Aussagen insbesondere älterer Patienten sind daher an der Tagesordnung:

- »Der Herr Professor weiß schon, was er tut.«
- »Der Chefarzt hat gesagt, es muss so gemacht werden.«
- »Ich bin Patient vom Herrn Professor!«, aber auch:
- »Das hat schon immer so funktioniert.«
- »Jeder Mensch ist individuell!« oder
- »Das ist bei mir eine spezielle Situation.«

Auch sehen wir uns fast täglich mit wirren Thesen aus »alten Zeiten« konfrontiert, die so heute einfach nicht mehr haltbar sind. Der Klassiker ist hier sicher die Erkältung durch einen »Zug«, was wohl so viel heißen soll wie: Wer im kalten Wind steht, wird krank (siehe Seite 165). All diese gesundheitsbezogenen Ammenmärchen haben rein gar nichts mit echter, faktenbezogener Medizin zu tun, gehören aber trotzdem fest ins »Glaubenskonstrukt« vieler Menschen und machen uns Ärzten das Leben unglaublich schwer, weil die Richtigstellung von medizinischen Fake News oft mit Inkompetenz gleichgesetzt wird. Getreu dem Motto: Wer nicht sagt, was ich hören will, kann kein guter Arzt sein. Noch gefährlicher wird es, wenn der Arzt selbst überzeugt ist von Omas Hausmittelchen und so zum Mittler einer Herangehensweise wird, von der wir gehofft hatten, sie schon lange hinter uns gelassen zu haben. Wenn dann auch noch mit Heilpraktikern und Homöopathen »im Sinne einer integrativen Medizin« kooperiert wird, hat die echte Medizin ein großes Problem! Zu sehen ist das Phänomen zunehmend auch in öffentlichen Internetforen, wo sich vermeintliche Experten zu allen möglichen Themen äußern und auf diese Weise eine gefährliche Aufmerksamkeit auf sich ziehen.

THERAPIE**DRUCK**

Die zum Teil abstruse Erwartungshaltung einiger Patienten führt zu einem enormen Druck, bestimmte Therapien durchzuführen, obgleich sie gar nicht notwendig sind. Auch wenn man die günstige Beeinflussung des Behandlungserfolges durch eine positive Erwartungshaltung vonseiten des Patienten, den sogenannten Placeboeffekt, in diesem Zusammenhang natürlich nicht vernachlässigen darf, kommt es nicht selten vor, dass bestimmte Therapien oder Untersuchungen umgesetzt werden, einfach nur damit der Patient zufrieden ist – und wiederkommt. Das klassische Beispiel ist hier wohl die bereits angesprochene Antibiotikagabe bei grippalen Infekten.

Aufgrund einfachen Nichtwissens vonseiten aller Beteiligten wurden die Pillen jahrzehntelang beim kleinsten Husten verschrieben – und die Patienten haben sich daran gewöhnt. Mit der Zeit haben wir allerdings, dank der Durchführung wissenschaftlicher Studien, gemerkt, dass die Gabe von Antibiotika bei grippalen Infekten nicht nur völlig sinnlos, sondern ausgesprochen gefährlich ist, weil sie die Wahrscheinlichkeit, dass bestimmte Antibiotika anschlagen, wenn man sie wirklich braucht, drastisch reduziert. Von den üblichen Nebenwirkungen wie Durchfall oder Unwohlsein ganz zu schweigen. Trotzdem reagieren viele Patienten geradezu entrüstet, wenn man eine Erkältung leitliniengerecht behandelt – was im Grunde genommen bedeutet, außer Ruhe zu halten und viel zu trinken gar nichts zu tun.

Um derartige Diskussionen oder gar schlechte Bewertungen im Internet zu vermeiden, zückt der ein oder andere Mediziner dann doch den Rezeptblock – auch wenn die Antibiotikagabe nach allem, was wir momentan wissen, schlichtweg falsch ist. Wer dann letzten Endes die Schuld für die unsachgemäße Verschreibung trägt, ist wohl eher eine moralische Frage – oder was denken Sie?

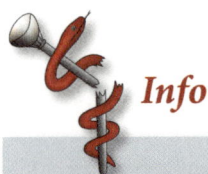

Info

DER FLUCH DES INTERNETS

Zwei Erlebnisse sehr persönlicher Natur werden dem Autor Falk Stirkat wohl immer in Erinnerung bleiben:

❯ »Eines Tages rief eine gute Freundin an und wies mich auf eine Bewertung im Internet hin, die mich zwar namentlich nicht erwähnte, die aber auch keine Zweifel zuließ, welcher Arzt gemeint war. Eine Patientin hatte sich darüber ausgelassen, dass ich ihr bei einer Halsentzündung kein Antibiotikum verschrieben hatte. Sie schlussfolgerte, dass ich kein besonders fähiger Mediziner sei – eine absurde Behauptung, denn vermutlich hätte sie das Gegenteil behauptet, wenn ich ihr die ersehnten, aber völlig unnötigen Medikamente verschrieben hätte.«

❯ »Ein anderer Patient ließ sich über mich im Netz aus, weil ich ihm kein Attest gegeben hatte, dass er wegen Rückenschmerzen nicht den Weg zum Jobcenter antreten konnte, nachdem er fröhlich mit dem Fahrrad zu uns in die Praxis geradelt war.«

Medizinische Bewertungsportale im Internet sind eine unglaubliche Herausforderung für Ärzte und ihre Daseinsberechtigung ist mehr als zweifelhaft, weil sie ein verzerrtes Bild der Wirklichkeit darstellen und die Bewertung eines Arztes durch einzelne Patienten nichts über dessen fachliche Kompetenz aussagt.

FAKTEN-CHECK

In jeder zweiten Fernsehsendung gibt es ihn mittlerweile: den Fakten-Check. Die Menschen haben begriffen, dass bestimmte Dinge nicht einfach nur deshalb wahr sind, weil sie ein mehr oder weniger bekannter Mensch von sich gibt. Die Macht der Autorität bröckelt, wo man hinschaut. Selbst Präsidenten und Persönlichkeiten des öffentlichen Lebens lügen heute, ohne rot zu werden. Vermutlich war das schon immer so, neu ist aber, dass die aufgeflogene Lüge kaum Folgen hat. Wo früher aus Skandalen wie Watergate handfeste Konsequenzen folgten, nimmt man heute eine öffentlich gewordene Lüge der entsprechenden Regierung mit einem resignierten Kopfschütteln zur Kenntnis. Umso befremdlicher ist es, dass die Frage nach dem Wahrheitsgehalt bestimmter Aussagen in der Medizin immer noch viel zu selten gestellt wird – insbesondere von den Patienten.

Korrelation und Kausalität

Jeder Mensch ist anders. Jedes biochemische Set-up, mit dem wir ins Rennen gehen, zwar prinzipiell gleich aufgebaut, im Detail jedoch verschieden. Und dann sind da noch die äußeren Umstände. Die große Kunst ist es nun, allgemeingültige Gesetze zu verstehen und Konsequenzen daraus zu ziehen. Gleichzeitig ist es umso schwieriger, nicht der kapitalorientierten Scharlatanerie der Prediger von Homöopathie, Nahrungsergänzungsmitteln und Mikronährstoffmedizin ins Netz zu gehen, die behaupten, dass Therapien Wunder wirken, die gar keine Therapien sind, und sich dabei auf eben jenen Grundsatz berufen, jeder Mensch sei unterschiedlich und eine allgemeingültige »westliche« Medizin könne gar nicht funktionieren.

Um die Zusammenhänge hier etwas verständlicher zu machen, möchten wir erneut auf unser Antibiotikabeispiel zurückgreifen. Die Logik hier ist bestechend einfach: Der Patient kommt mit Fieber, Husten, Halsschmerzen und allgemeinen Schwächesymptomen zum Arzt und fordert ein Antibiotikum, weil es das eigentlich immer schon bei Grippe gab (aber die Grippe ist eine virale Erkrankung, bei der Antibiotika nicht helfen). Vielleicht war der alte Hausarzt da konservativ eingestellt und verschrieb in schöner Regelmäßigkeit alle möglichen Bakterienkiller. Und dann ist da plötzlich dieser neue, junge Mediziner, der dem Patienten erklärt, dass er kein Antibiotikum braucht – der kann ja eigentlich nur ein Scharlatan sein. Denn immer, wenn der alte Doktor ein Antibiotikum verordnet hat, verschwanden die Symptome früher oder später wieder. Eine klare *Korrelation*: Eine Sache passiert, man tut etwas und eine andere Sache passiert (lateinisch *correlatio* = Wechselbeziehung). Die Frage ist nun aber, ob der Patient nicht auch ohne Antibiotikum wieder gesund geworden wäre und die Gabe desselben im besten Fall sinnlos, im schlimmsten Fall schädlich war (man denke nur an die vielen Nebenwirkungen einiger dieser Substanzen). Kann man einen ursächlichen Zusammenhang aus der Gabe des Medikaments und dem Ergebnis (es geht dem Patienten besser) ableiten, dann sprechen wir von *Kausalität* (lateinisch *causa* = Ursache).

Zwei Ereignisse korrelieren also miteinander, wenn sie in einem zeitlichen oder kontextbezogenen Zusammenhang eine ähnliche Entwicklungsdynamik aufweisen. Eine Kausalität zwischen ihnen besteht aber nur dann, wenn das eine Ereignis das andere beeinflusst! Der Einfluss aufeinander ist hier der springende Punkt!

Die Unkenntnis dieser beiden logischen Konstrukte *Korrelation* und *Kausalität* ist die Wurzel allen Übels, wenn es um die Einnahme sinnloser Medikamente geht. Und sie wird, insbesondere von alternativen Heilsversprechern, Homöopathen und kapitalorientierten Herstellern von Nahrungsergänzungsmitteln, gewissenlos ausgenutzt, um den eigenen Profit oder das eigene Ego zu stärken – auf Kosten der ahnungslosen Patienten.

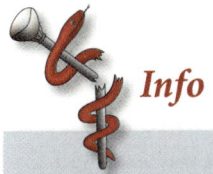

Info

DAS SCHEINBARE OLIVENWUNDER

Jüngst konsultierte mich (Falk Stirkat) eine Patientin mit ausnehmend hohem Blutdruck. Mithilfe diverser Wirkstoffe hatten wir das Problem allerdings relativ gut in den Griff bekommen, sodass es beim Besuch eher um die Kontrolle des Bluckdrucks ging. Umso mehr überraschte mich, dass meine Patientin mit mir darüber sprechen wollte, die Medikamente gänzlich abzusetzen. Eine Freundin habe den Blutdruck allein mit Olivenpräparaten regulieren können, das wolle sie nun auch versuchen. Ich warnte die ältere Dame, wies sie darauf hin, dass es nichts gegen eine zusätzliche Therapie einzuwenden gäbe, auch wenn die Studienlage diesen Ansatz natürlich nicht unterstützte, aber Glaube versetzt bekanntlich Berge. Als alleinige Therapie wären diese Olivenpräparate für meine Patientin aber wirklich gefährlich geworden.

Immer dort, wo eine alternative Therapiemethode nicht schadet (objektiv aber auch nichts nützt), vom Patienten aber in Anspruch genommen wird, weil er daran glaubt, ist erst mal nichts dagegen einzuwenden. In zweiter oder dritter Konsequenz kann auch das sehr gefährlich werden, aber primär muss der Anwender der alternativen Heilmethoden nichts befürchten. Wenn aber eine Behandlungsmethode schadet, wie das bei fachlich nicht korrekt verordneten Antibiotika zu befürchten ist, dann wird die Sache unangenehm und ist ethisch nicht mehr vertretbar.

Bei dieser Herangehensweise ergeben sich allerdings Probleme, wenn nämlich Arzt oder Patient ebenjene Korrelation (das Medikament hat nicht geschadet, der Patient ist gesund geworden) mit Kausalität (das Medikament hat zur Gesundung des Patienten geführt) verwechseln.

In diesem Fall werden dann aus Einzelfällen Gesetzmäßigkeiten abgeleitet, die wir zwar zu sehen glauben, die aber gar nicht vorhanden sind. Hier einen distanzierten und objektiven Blick zu wahren gehört zu den größten Herausforderungen des Arztseins.

Erdachte Zusammenhänge

Die zum Teil absurde Erwartungshaltung einiger Patienten führt natürlich zu einem enormen Druck auf den Arzt, bestimmte Therapien durchzuführen. Denn versucht man einem Patienten zu erklären, dass ein Medikament, wie ein Antibiotikum, das beim letzten Mal schon nach drei Tagen zu völliger Heilung geführt hat, eigentlich nutzlos ist, weil der Patient vermutlich ohnehin wieder gesund geworden wäre, zieht man in der Regel den Kürzeren. Insofern ist die zum Teil völlig zwecklose Gabe von Antibiotika oder anderen wenig hilfreichen Medikamenten schon irgendwo nachvollziehbar, möchte man doch dem sich zwangsläufig ergebenden Konflikt entgehen.

Und der Patient? – Dessen Position ist klar, schließlich beschäftigt sich kaum jemand so intensiv mit seinem Zustand wie er selbst, und muss zwangsläufig aus einem augenscheinlichen Therapieerfolg die entsprechenden Schlüsse ziehen. Generell ist es sehr schwer, die Wirksamkeit eines Medikaments zu beweisen. Das gilt besonders bei Krankheiten wie dem einfachen grippalen Infekt, aber auch der wesentlich schwerwiegenderen Grippe, die, unabhängig vom Schweregrad der Erkrankung, von allein wieder verschwinden. Und auch die Frage, wieso überhaupt eine Therapie erfolgen soll, bleibt oft ungeklärt. Nutzen wir doch lieber die Selbstheilungskräfte des Körpers! Klar, eine Schmerz- oder Fiebertablette ist etwas anderes, schließlich lindert sie die Symptome. Aber tatsächlich ergibt die ursächliche Behandlung vieler, hauptsächlich banaler Krankheiten überhaupt keinen Sinn, weil sie einfach nach einer gewissen Zeit von selbst wieder vergehen.

DER PLACEBOEFFEKT UND DER FAKTOR ARZT

Im Studium haben wir gelernt, dass ein großer Anteil der Wirkung eines jeden Medikaments auf den berühmten Placeboeffekt zurückzuführen ist. Damals wirkte diese Aussage auf uns wie inhaltsleeres Gewäsch – heute wissen wir, dass der Effekt vermutich noch größer ist als angenommen.

Wie stark sich dieser Effekt auf die Gesundheit, ja sogar die Körperfunktionen von Menschen auswirkt, wollte eine Gruppe von Wissenschaftlern herausfinden. Sie teilten dafür männliche Patienten, die unter Bluthochdruck litten, sonst aber gesund waren, in drei Gruppen ein. Alle Probanden bekamen das gleiche blutdrucksenkende Medikament in der gleichen Dosierung. Der Unterschied zwischen den Gruppen bestand lediglich in dem, was die Wissenschaftler den Männern mit auf den Weg gaben:

- Eine Gruppe wurde lediglich über die Art des Medikaments (Betablocker) in Kenntnis gesetzt.
- Die Patienten der zweiten Gruppe wurden zusätzlich über sämtliche zu erwartende Nebenwirkungen aufgeklärt. Dabei wurde aber verschwiegen, dass Betablocker auch schwere Störungen der Potenz verursachen können.
- Genau diese Information gab man den Teilnehmern aus Gruppe Nummer drei und behielt ihnen das Wissen über die anderen Nebenwirkungen vor.

Das Ergebnis war überraschend. Lediglich acht Prozent der ersten Gruppe (diejenigen, die nur wussten, dass sie einen Betablocker bekamen) berichteten nach dem Ende des Versuchs über eine Störung der Erektion. Bei Gruppe 2 waren es 13 Prozent. Getoppt wurde das alles durch die Ergebnisse in Gruppe 3. Diejenigen Patienten, denen man die Erektionsprobleme als alleinige Nebenwirkung des Medikaments verkauft hatte, litten auch deutlich häufiger unter dem Symptom. Ganze 32 Prozent der Probanden berichteten im Nachhinein über entsprechende Beschwerden. Und das, obwohl alle Teilnehmer genau das gleiche Medikament in genau der gleichen Dosierung bekommen hatten. Im Grunde genommen ist diese beeindruckende Studie[1] gar kein Beleg für den Placebo-, sondern für den sogenannten Noceboeffekt, dessen »dunklem« Gegenteil. Beim Nocebo erreicht man nämlich eine Verstärkung unerwünschter Wirkungen durch Suggestion derselben, beim Placebo ist es genau andersherum.

Jedes Medikament wirkt also zum einen über den Wirkstoff, zum anderen über die Suggestion, der Wirkstoff würde Gutes tun. Das berühmteste Beispiel dieses Phänomens haben wir wohl alle schon erlebt oder genutzt: das Pflaster. Gerade bei Kindern, aber auch bei Erwachsenen haben Pflaster in den wenigsten Fällen einen medizinischen Grund. Lediglich bei infizierten oder offenen Wunden können Pflaster sinnvoll sein, um Fremd- oder Eigenansteckung zu verhindern. In den allermeisten Fällen dienen sie aber nur einem Zweck – der Ablenkung vom eigentlichen Problem (in der Regel von Schmerzen). Ein klassischer Placeboeffekt.

Wie wir später noch sehen werden, machen sich ganze Industriezweige dieses unglaubliche Phänomen zunutze – leider meist zulasten der Patienten. Ein gutes Beispiel ist die Homöopathie, bei der Millionen umgesetzt werden, ohne, dass jemals ein Homöopathikum auch nur irgendeine Wirkung erzielt hätte, die der von Haushaltszucker nicht gleicht wie ein Haar dem anderen.

Der Placeboeffekt scheint derart tief verwurzelte Programme in uns anzusprechen, dass er sogar indirekt wirkt. Man spricht dann vom Placebo-by-proxy-Effekt, da die Anwesenheit eines Dritten (des Proxy) zu einer positiven Wirkung auf den Erkrankten führt. Ein gutes Beispiel hierfür ist die homöopathische Behandlung von Tieren und Kindern. Obwohl wir in einer komplett rationalen Welt leben, nutzen nicht wenige Menschen diese Pseudomethode auch für anvertraute (und damit wehrlose) Schützlinge und beschwören einen Effekt, was oft als Wirknachweis der Homöopathie gesehen wird. Tatsächlich handelt es sich hier um besagten Placebo-by-proxy-Effekt, der erklärt, wieso wir anscheinend eine Heilung bei Wesen beobachten, die gar nicht behandelt werden.

Diese Komplexität der menschlichen Psyche stellt einen Faktor ganz klar in den Mittelpunkt jeder medizinischen Behandlung: den Arzt. Fehlende Empathie, Ignoranz und das schnelle »Durchschleusen« von Patienten machen aus einem Arzt einen Mediziner und der kann, egal wie gut er ausgebildet ist, nicht die gleichen Therapieerfolge erzielen wie ein warmherziger, empathischer Arzt. Besonders beeindruckend ist dieser Effekt bei Psychiatern. In einer weiteren Studie hat man, analog zur Impotenzstudie, zeigen können, dass ein Antidepressivum, abhängig vom verordnenden Arzt und dessen charakterlichen Eigenschaften, entweder fast gar keinen oder aber einen überwältigenden Effekt erzielt. Insofern ist die Zeit, wo wir Ärzte uns an den Rand des therapeutischen Konzepts stellen und den Dr. House geben können, wohl endgültig vorbei. Und das lässt sich wissenschaftlich ganz klar belegen.

Das Phänomen erklärt aber auch die eigentlich nicht nachvollziehbare Neigung vieler Menschen, zu »alternativen Heilern« zu gehen, die zwar keine Ahnung von Medizin oder Naturwissenschaften geschweige denn von Statistik haben, jedoch in der Lage sind, gut zuzuhören. Die Gefahr, die sich daraus ergibt, ist offenkundig. Wäre nicht eine Kombination aus beiden gut? Ein Arzt, der Zeit hat und zuhört? Leider ist derartiges in unserem Gesundheitssystem fast unmöglich.

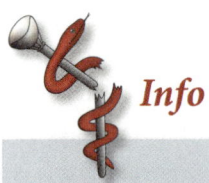

Info

MYTHOS 3: PLACEBOS WIRKEN NUR, WENN DER PATIENT NICHT WEISS, DASS ER PLACEBOS EINNIMMT

Wir haben nun schon einige sehr interessante Dinge über den Placebo-effekt erfahren. Dennoch gibt es immer noch ein paar Fakten, die das ganze Phänomen noch interessanter machen. Im Gegensatz zur völlig wirkungslosen Homöopathie ist nämlich die Placebo-Medizin ein faszinierender wissenschaftlicher Zweig, der noch gar nicht in seiner ganzen Vielfalt erforscht ist. Die Selbstheilungskräfte des Körpers sind nicht zu unterschätzen. Klar, schließlich stammen so gut wie alle Medikamente ohnehin von Naturstoffen ab, die wir bei uns oder im Tierreich entdeckt haben.

Eine im angesehenen British Medical Journal veröffentlichte Studie[2] konnte zeigen, dass jeder zweite befragte Mediziner gelegentlich Therapien verschreibt, von denen er glaubt, dass sie keinen Einfluss auf den Gesundheitszustand des Patienten haben. Am häufigsten waren dies Vitaminpräparate. Auch wenn sich vermutlich wenige Ärzte mit Placebo-Forschung auskennen, tun sie doch aus dem einen oder anderen Grund oft das Richtige, wenn sie ihrer Meinung nach sinnlose Medikamente verschreiben. Und daran ist auch nichts auszusetzen. Die Praxis darf nur nicht dazu führen, dass die verschreibenden Mediziner beginnen, an den Erfolg des Präparates zu glauben, wenn es der Erfolg des Placebos ist, der die Wirkung herbeiführt.

Üblicherweise geht man nun davon aus, dass ein Placebo nur wirken kann, wenn der Patient nicht weiß, dass es sich um ein wirkstoffloses Mittel handelt. Der Patient muss denken, er bekommt das echte Medikament gegen den hohen Blutdruck, dann entspannt er sich, weil er denkt, dass ihm geholfen wird, und der Blutdruck sinkt. Weit gefehlt! Forscher der Harvard Medical School konnten unlängst das Gegenteil zeigen. Sie führten eine Studie an Patienten mit Reizdarmsyndrom durch. Man teilte die Patienten in zwei Gruppen auf. Die Patienten der einen Gruppe wurden überhaupt nicht behandelt, die der anderen bekamen Placebos in Form von Pillen. Ihnen wurde gesagt, dass es sich um völlig wirkstofffreie Medikamente handelt, also um Placebos, dass die aber bei anderen Patienten mit Reizdarmsyndrom zu einer Verbesserung der Symptome geführt hätten, was nicht stimmte, denn der Versuch war nie zuvor durchgeführt worden. Überraschenderweise reduzierte sich die Häufigkeit und Schwere der Reizdarmsymptomatik unter dreiwöchiger »Therapie« mit Placebos signifikant stärker als in der Kontrollgruppe mit den Patienten, die überhaupt keine Therapie bekamen. Obwohl die Probanden also wussten, dass man sie mit »Nichts« behandelte, wirkte die Therapie ausgezeichnet! Dieses Phänomen erklärt die vermeintliche Wirksamkeit der Homöopathie vollends und entzaubert alles, was sonst mit dem vermeintlichen Mythos Homöopathie in Verbindung steht.

Noch unglaublicher sind die Ergebnisse einer Untersuchung an 80 hauptsächlich weiblichen Patienten, wiederum mit Reizdarmsyndrom. Diese Studie war so angelegt wie die aus Harvard. Nach drei Wochen gaben 59 Prozent der Probanden, denen man gesagt hatte, dass sie mit »Nichts« behandelt werden, an, dass sich ihre Erkrankungssymptome deutlich gebessert hätten. Bemerkenswert sind diese Zahlen in Anbetracht des Umstandes, dass üblicherweise lediglich 30 bis 40 Prozent der Patienten unter Placebo-Therapie eine Besserung bemerken. Patienten, die also wussten, dass man ihnen keine echte medizinische Therapie zuteil werden ließ, fühlten sich besser als die, denen nicht klar war, dass sie Placebos bekamen. Die Wissenschaftler erklären sich dies damit, dass man den Versuchspersonen zusätzlich gesagt hatte, dass die Placebos bei anderen Patienten gewirkt hatten. Die Erwartung einer positiven Wirkung reichte also aus, um diese zu erzielen.

Antibiotika-missbrauch

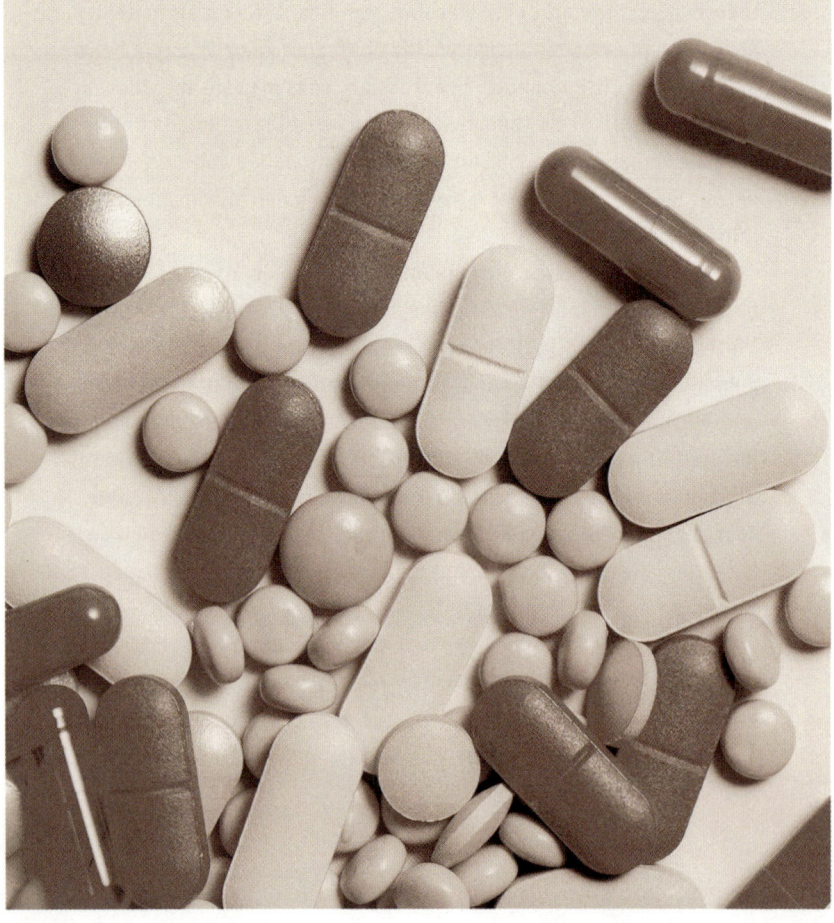

Eine hochbrisante Gefahr

Obwohl sich seit der Corona-Krise wohl alles um das Thema Viren dreht – es gibt auch noch Bakterien. Im Gegensatz zu durch Viren verursachte Infektionskrankheiten, bei denen selten eine zielgerichtete Therapie zur Verfügung steht, existiert solch eine Therapie bei Bakterien sehr wohl: Antibiotika – ein wahrer Segen für die Menschheit. Leider nimmt der Einsatz von Antibiotika aber derart abstruse Ausmaße an, dass wir wohl vor einer nächsten, noch viel schwerwiegenderen Gesundheitskatastrophe stehen, wenn wir nicht sehr aufpassen! Aufgrund von fehlendem Wissen, Sturheit und völlig ungerechtfertigter Selbstüberschätzung mancher Mediziner weltweit befinden wir uns aktuell in einer Umbruchszeit, die dazu führen wird, dass eine der größten Errungenschaften der modernen Medizin in ein paar Jahrzehnten verloren gegangen sein wird und wir uns, so keine Alternativen gefunden werden, erneut mit Millionen Toten herumschlagen müssen, die an einem ganz normalen Infekt sterben.

Klingt Ihnen zu drastisch? Wir können es gar nicht drastisch genug darstellen. Die unsachgemäße Verschreibungspraxis von Antibiotika weltweit führt uns in ein Kapitel, das schon jetzt den Namen Postantibiotika-Zeitalter trägt und an dessen Entstehung die Ärzteschaft einen großen Anteil der Schuld trägt – und das nachweislich.

Was Sie auf den nächsten Seiten erfahren werden, wird Ihre Sicht auf die Dinge ändern, so wie es unsere Sicht geändert hat, und es wird Sie bis ins Mark erschüttern. Wir steuern auf eine Gesundheitskrise nie gekannten Ausmaßes zu und wir haben sie selbst verschuldet und tun es noch immer …

DER THAILANDURLAUB

Stellen Sie sich folgende Situation vor:

Eine junge Patientin kommt an den Tresen der Praxis, um sich ein Rezept für ein Antibiotikum ausstellen zu lassen. Sie neige zu Harnwegsinfekten und fahre demnächst in den Urlaub nach Thailand. Seit Jahren nehme sie dorthin vorsorglich ein Antibiotikum mit, was sie dann bei Bedarf nutze.

Bei einer derartigen Anfrage darf man doch als Arzt einigermaßen perplex sein.

Der laxe und sorglose Umgang mit dem Medikament, der offensichtlich über Jahre hinweg gepflegt worden war, die völlige Verkennung der damit einhergehenden Gefahren und Risiken sowie der Verstoß gegen klare ärztliche Richtlinien, nämlich ein Medikament nur nach Prüfung der medizinischen Indikation zu verschreiben, hatte es der Patientin ermöglicht, über Jahre hinweg selbst über die Einnahme des Antibiotikums zu entscheiden.

Jetzt werden Sie möglicherweise denken, dass man hier doch mal die Kirche im Dorf lassen solle. Es handelt sich schließlich nur um ein simples Antibiotikum und jede Frau merkt doch, wenn sie eine Blasenentzündung hat, und kann das Medikament dann nehmen – alles gut. Aber so ist es eben nicht. Zwar wird der verschreibende Arzt auch exakt diesen Gedankengang gehabt haben, dieser ist aber in vielerlei Hinsicht völlig falsch, ja sogar fatal. Natürlich schädigt sich die Patientin mit Einnahme des (meist) Einmalantibiotikums nicht sonderlich stark – es sei denn, sie ist darauf allergisch. Jede unkritische Antibiotikagabe führt aber zwangsläufig zur Bildung von Resistenzen. Vereinfacht kann man sich das so vorstellen: Man zeigt den Bakterien, mit was man sie bekämpfen wird. Sie sehen sich das an und erarbeiten eine Strategie dagegen. Das nächste Mal sind sie gewappnet – und dann hat der Mensch ein Problem …

WAS SIND EIGENTLICH **ANTIBIOTIKA?**

Jeder Mensch hat schon von Antibiotika gehört. Doch die wenigsten wissen, worum es sich dabei eigentlich handelt, und noch weniger Menschen können auch nur erahnen, dass diese Medikamente eine Form der Chemotherapie sind. Ja, Sie haben richtig gelesen – Antibiotika sind Chemotherapeutika. Klingt gar nicht mehr so gut, oder? Vielleicht sollten wir von Anfang an mal etwas klarstellen. Wir möchten hier keine Kampfschrift gegen den Einsatz dieser Medikamentengruppe verfassen. Die Gruppe der Antibiotika ist eine fantastische Medikamentengruppe – eine wahnsinnig tolle Entdeckung, die seither vermutlich Millionen Menschen das Leben gerettet hat. Umso schlimmer ist es, dass der unsachgemäße und schlicht falsche Gebrauch dazu geführt hat, dass führende Wissenschaftler heute der Meinung sind, die Antibiotika-Ära sei nach nicht einmal 100 Jahren wieder vorbei.

Grundsätzlich handelt es sich bei Antibiotika – die Einzahl lautet Antibiotikum – um Medikamente, deren primäre Aufgabe die Bekämpfung von bakteriellen Infektionen ist. Dabei ist der Begriff »Antibiotika« gar nicht so klug gewählt, denn ganz genau übersetzt bedeutet er: *anti* – gegen, *biotikos* – zum Leben gehörig, also »Mittel gegen das Leben«. Aber das nur am Rande.

Nun kennen sicher viele Menschen den Unterschied zwischen einem bakteriellen und einem viralen Infekt kaum. Ärzten sollte der aber durchaus bekannt sein! Eigentlich. Allerdings passiert es gar nicht so selten, dass man Notfallvertretungsscheine zu Gesicht bekommt, auf denen die Diagnose steht: »grippaler Infekt«, und die Therapie darin besteht, dem Patienten ein Antibiotikum zu verschreiben. Da ein grippaler Infekt durch Viren verursacht wird, ist diese Kombination ungefähr so, als stünde auf dem Diagnosezettel: *Beinbruch links* und auf dem OP-Protokoll: *Amputation des rechten Beines.*

Antibiotika töten Bakterien. Punkt.

Auch in den Anfangstagen der Corona-Pandemie kam es häufig vor, dass das Virus selbst von erfahrenen und durchaus fähigen Kollegen mit einem Antibiotikum bekämpft wurde. Auf Nachfrage bekam man dann zu hören, das habe weniger mit dem Virus selbst als mit der Gefahr zu tun, die geschwächten Lungen der Patienten würden zusätzlich noch von einem Bakterium besiedelt, was den Patienten dann noch viel schlimmer zusetzen würde, wie man es häufig bei der Influenza beobachtet. Nach und nach zeigte sich, dass die vorsorgliche Gabe hochpotenter Antibiotika aber einen durch und durch negativen Effekt hatte, was dazu führte, dass die Weltgesundheitsorganisation eine Warnung vor der Antibiotika-Gabe bei nachgewiesener COVID-19-Erkrankung herausgab.

Segensreiche Unordnung

Erstmalig auf die bemerkenswerte Eigenschaft von Antibiotika aufmerksam wurde ein gewisser Sir Alexander Fleming an einem sonnigen Herbstmorgen im Jahre 1928. Der Schotte hatte viele Tage im Labor verbracht und hart gearbeitet. Dabei waren ihm ein paar Petrischalen mit Bakterienkulturen durch die Lappen gegangen, die eigentlich schon vor Tagen, wenn nicht Wochen in den Müll gehört hätten. In den kleinen Anzuchtschälchen befand sich ein unter bestimmten Umständen hochgradig gefährlicher Bakterienstamm mit dem Namen *Staphylococcus aureus,* der dafür bekannt war, beim Menschen schwerwiegende Infektionen, wie etwa Lungenentzündungen, zu verursachen und dem zu jener Zeit Millionen Menschen zum Opfer fielen. Fleming studierte das Bakterium, um herauszufinden, wie man ihm am besten beikommen konnte. Aber ohne Erfolg. Fleming verrannte sich geradezu in seine Arbeit, schuftete Tag und Nacht, sodass kaum noch Zeit für andere Dinge wie beispielsweise das Aufräumen blieb. Als der Forscher dann an jenem Morgen sein Büro betrat, traute er seinen Augen kaum. Die Petrischalen mitsamt den *Staphylococcus-aureus*-Kulturen waren verschimmelt. So weit, so gut, derartiges kann schon mal passieren, wenn man die Bude nicht aufräumt. Schimmel entsteht ja ziemlich schnell. Das Unglaubliche aber war, dass sich um die Schimmelkolonien kreisförmige Areale gebildet hatten, in denen die Bakterien verschwunden waren. Die ganze Sache ließ eigentlich nur eine Schlussfolgerung zu: Die Schimmelpilze mussten irgendeine Substanz ausschütten, die den Bakterien den Garaus macht. Eine Revolution! Man kann sich kaum vorstellen, was diese Erkenntnis zu einer Zeit bedeutete, in der Infektionskrankheiten Todesursache Nummer eins waren. Logisch, dass schnell die Frage aufkam, ob man diesen Stoff nicht isolieren könnte, um ihn Infizierten zu verabreichen. Möglicherweise könnte man so einer wirksamen Waffe gegen diese Geißel der Menschheit einen erheblichen Schritt näherkommen. Man muss dazu wissen, dass bakterielle Infektionen zur damaligen Zeit ungefähr so gefürchtet waren, wie es heute Krebserkrankungen sind. Eine Lungenentzündung war häufig ein Todesurteil. Vielleicht verstehen Sie nun, wieso wir schon eingangs so eindringlich vor den zu erwartenden Konsequenzen einer Post-Antibiotika-Ära gewarnt haben.

Der fehlende letzte Schritt

So kam es, dass Millionen Menschen vor schweren Infektionen und einem quälenden Tod gerettet wurden, nur weil ein Wissenschaftler nicht ordentlich aufgeräumt hatte. (Übrigens für alle Herren der Schöpfung die Ausrede schlechthin, wenn mal wieder ein Argument für die suboptimale männliche Haushaltsführung gesucht wird …) Aber trotz intensiver Forschung gelang es Fleming zeitlebens nicht, den Stoff, den er nach der Pilzgattung *Penicillium* folgerichtig Penicillin nannte, als Reinserum herzustellen, das auch beim Menschen wirkte. Diesen Schritt gingen die Wissenschaftler Boris Chain, Howard

Florey und Norman Heatley, getrieben von den Wirren des Zweiten Weltkrieges und der Notwendigkeit, für die verwundeten Soldaten ein Mittel gegen gefährliche und oft unvermeidliche Infektionen zu finden. Leider war also auch bei der Entwicklung von Antibiotika, wie so oft in der Medizin, der Krieg ein treibender Faktor. Der erste Patient, den man (zunächst) erfolgreich mit Penicillin behandelte, war der Polizist Albert Alexander, der sich bei der Gartenarbeit am Stachel einer Rose im Gesicht verletzt hatte. Die Wunde infizierte sich und begann bald zu eitern. Die Gabe des neuen Wundermedikaments rettete Alexander das Leben, allerdings erst, nachdem man ihm aufgrund eines Abszesses ein Auge entfernt hatte. Wie bei derart schweren bakteriel-

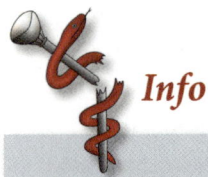

Info

DER STACHEL DER ROSE

Ein Kratzer durch den Stachel einer Rose führt zum Verlust des Augenlichts und tötet einen Menschen. Den gleichen Effekt hatten, vor der Entdeckung der Antibiotika vor gerade einmal etwas mehr als 80 Jahren, der Genuss von verdorbenen Nahrungsmitteln oder ein einfacher Harnwegsinfekt, von einer Lungenentzündung ganz zu schweigen. Die Lebenserwartung eines Mitteleuropäers lag Anfang des letzten Jahrhunderts bei Männern gerade einmal bei 46,4 Jahren. Frauen lebten im Schnitt 52,5 Jahre lang. Mit Entdeckung der Antibiotika ging diese Zahl rapide nach oben und unsere Lebenserwartung ist heute fast doppelt so hoch. Was das Ende der Wirksamkeit dieser Substanzen für uns bedeuten würde, das erklären allein diese Zahlen ganz gut. Wenn wir nicht schleunigst aufhören, diese wertvollen (Reserve-)Medikamente zu vergeuden, dann stehen uns wahrlich düstere Zeiten bevor.

len Infektionen nicht selten, bekam der Brite einen Monat später einen Rückfall, den man nicht mehr behandeln konnte, weil kein Penicillin mehr vorrätig war – er verstarb.

Wie wirken Antibiotika?

Im Grunde genommen gibt es drei verschiedene Wirkmechanismen, wie Antibiotika Bakterien den Garaus machen. Um diese genauer zu verstehen, müssen wir uns mit dem Aufbau eines Bakteriums beschäftigen. Im Gegensatz zu tierischen Zellen besitzen Bakterien nämlich eine Zellwand, einen speziellen Wall, der zu ihrem eigenen Schutz dient. Der Druck im Inneren von Bakterien ist nämlich so hoch, dass sie ohne ihre schützende Wand einfach zerplatzen. Diesen Effekt kann man tatsächlich unter dem Mikroskop beobachten, wenn man die Mikroorganismen mit entsprechenden Antibiotika zusammenbringt. Unter der Zellwand befindet sich die Zellmembran, die auch menschliche Zellen besitzen und deren Aufgabe weniger der Schutz der Zelle als vielmehr deren selektive Kommunikation mit der Umwelt ist. Bakterien sind also ultrageschützte, einzellige Lebewesen. Für unseren Organismus so gefährlich macht sie ihre Fähigkeit, sich binnen weniger Minuten zu teilen und so in kurzer Zeit riesige Kolonien aufzubauen, was natürlich eine heftige Reaktion unseres Abwehrsystems zur Folge hat. Die körpereigene Immunabwehr schießt nämlich aus allen Rohren gegen die Eindringlinge und leitet damit eine massive Reaktion mit Fieber, Entzündung und der Bildung von Eiter (der nichts anderes ist als tote Zellen) ein. Weil sich aber die Bakterien so unglaublich schnell teilen (die meisten alle 20 Minuten), verliert der Organismus den Kampf nicht selten und stirbt.

Antibiotika setzen genau hier an, indem sie den Fortpflanzungskreislauf der Mikroorganismen stören oder sie schutzlos machen. Es existieren drei Arten von Antibiotika. Zu den Medikamenten, die die Bakterien daran hindern, ihre Zellwand zu bilden, zählt das Penicillin, aber auch andere Gruppen wie etwa die Cephalosporine. Eine weitere Gruppe sind die Proteinbiosynthesehemmer. Diese sorgen dafür, dass die DNA, also die Erbsubstanz im Bakterium, die den Mikroorganismus befähigt, lebenswichtige Proteine herzustellen, nicht ausgelesen werden kann. Medikamente mit dieser Wirkweise sind Gentamycin, Tetrazykline und Chloramphenicol. Und dann gibt es noch diejenigen, die die DNA direkt angreifen, wie Fluorchinolone (siehe Seite 89), die durch einen Rote-Hand-Brief (das ist eine sehr ernst zu nehmende Warnung des Arzneimittelherstellers) stark in die Kritik geraten sind. Außerdem in diese Gruppe gehören die wesentlich ungefährlicheren Wirkstoffe Rifampicin und Metronidazol. Wer also Angst vor »bösen« RNA-Impfstoffen hat, die angeblich in das Erbgut eingreifen, der müsste auch die Gabe bestimmter Antibiotika ablehnen.

Schaut man sich nun die Wirkmechanismen der verschiedenen Stoffe genauer an, dann wird vielleicht etwas klarer, wieso es sich bei Antibiotika im eigentlichen Sinn um Chemotherapeutika handelt – sie wirken genau gleich, nur dass Krebsmedikamente (also die, die der Volksmund als Chemotherapie bezeichnet) andere Zielzellen adressieren. Mittlerweile gibt es extrem viele verschiedene Antibiotika und selbst Ärzte kennen sie meist nicht alle auswendig. Durch die immer stärkere Resistenzentwicklung (wir kommen gleich dazu) steigt der Druck auf die Wissenschaft, immer neue Stoffe zu produzieren. Leider haben die allermeisten Pharmaunternehmen aus Wirtschaftlichkeitsgründen mittlerweile aufgehört, neue Antibiotika zu entwickeln, was fatale Folgen haben wird. Die Erforschung neuer Medikamente lohnt sich wirtschaftlich einfach nicht. Weil Pharmafirmen nicht aus Verantwortung den Menschen gegenüber, sondern den Aktionären gegenüber arbeiten, sieht die Zukunft für Patienten mit multiresistenten Keimen düster aus, es sei denn der Staat interveniert und nimmt die Lobby in die Pflicht. Aber darauf zu hoffen wäre wohl mehr als leichtgläubig.

RESISTENZEN

Sicher haben Sie schon einmal von multiresistenten Keimen gehört, die im Krankenhaus ihr Unwesen treiben und gegen die kein Antibiotikum mehr wirkt. In diesem Kapitel wollen wir Ihnen erklären, um was genau es sich handelt und wie diese Superbakterien entstehen. Der Schlüssel zum Verständnis, wie es zur Entwicklung von Resistenzen kommt, ist die Dauer der einzelnen Bakteriengenerationen. Während man beim Menschen eine Zeitspanne von 25 Jahren als Generation bezeichnet, dauert sie bei Bakterien unwesentlich kürzer, nämlich im Schnitt ganze 20 Minuten. Das bedeutet: Im Verlauf einer Menschengeneration sind 657.000 Bakteriengenerationen gekommen und wieder gegangen. Auf Menschen umgerechnet, entspräche dies einem Zeitraum von 16,43 Millionen Jahren. Seit der Entdeckung des Antibiotikums sind für die Bakterien also knapp 60 Millionen Jahre vergangen. Während die neuere Zeitrechnung für uns mit der Geburt von Jesus vor ungefähr 2.000 Jahren erst beginnt – eine unvorstellbar lange Zeit –, sind für Bakterien seither 1,3 Milliarden Jahre vergangen. Bedenkt man nun, wie lange unsere biologische Menschwerdung gedauert hat, nämlich viele Millionen Jahre, können Sie sich nun vielleicht vorstellen, dass die Bakterien, die Ihnen heute früh zu schaffen gemacht haben, nicht mehr die gleichen sind, die Sie des Nachts quälen. Denn für die sind innerhalb von zwölf Stunden 900 Jahre vergangen. Und weil jede einzelne Generation sich nicht nur einfach fortpflanzt, sondern auch anpasst (was auf verschiedenste Arten geschieht), sind Bakterienstämme ultraflexibel und können sich extrem gut an äußere Bedingungen anpassen.
Ein weiterer Resistenzen begünstigender Faktor ist die Anzahl an Bakterien in unserem Körper. Die übertrifft nämlich die der menschlichen Zellen bei Weitem. Dabei sind gar nicht alle dieser kleinen Menschenbewohner bösartig. Im Gegenteil – ein Großteil der Bakterien ist völlig

harmlos, viele sind sogar nützlich. So bietet unsere Haut beispielsweise Platz für eine unvorstellbare Menge Kleinstlebewesen. Und unser Darm beherbergt deutlich mehr Bakterien als Darmzellen – man nennt diese Kolonien auch *Mikrobiom des Darms*. Ohne die Symbiose zwischen Bakterium und Mensch könnten wir überhaupt nicht überleben. Unsere Nahrung könnte nicht vollständig gespalten werden, bestimmte Stoffwechselprozesse würden nicht stattfinden und jede kleinste Infektion mit anderen (Mikro-)Lebewesen würde uns sofort umbringen. Bakterien sind also eigentlich kleine Freunde. Nur leider gibt es auch unter denen ein paar unangenehme Gesellen, die ständig stänkern müssen und deren Hauptaufgabe es ist, uns das Leben schwer zu machen. Man nennt diese Burschen *pathogene Keime*. Diese Vertreter sind für den schlechten Ruf der Bakterien zuständig. Und das mit Recht. Denn unter ihnen tummeln sich große Namen wie *Streptokokken, Staphylokokken, Chlamydien, Yersinien* (die Erreger der Pest) und andere unkooperative kleine Biester. Und weil die Natur keine Gnade kennt, heißt es im Falle einer Infektion mit diesen Kollegen: entweder die oder wir. Und dann doch besser wir, oder? Genau für diese Fälle gibt es Antibiotika. Wenn die nur alle wirken würden …

Die ultimative Waffe

Kommen wir jetzt zurück zur Resistenzbildung. Nehmen wir dafür einfach mal an, Sie hätten eine eitrige Mandelentzündung und Ihr Hausarzt hätte Ihnen, in diesem Fall vielleicht sogar zu Recht, ein Antibiotikum verschrieben. Die Antibiotikagabe bei eitriger Mandelentzündung hängt nämlich von einigen klinischen Faktoren ab, die man im sogenannten McIsaac-Score zusammenfasst. Das Medikament hemmt entweder die Fortpflanzung der Schädlinge oder tötet sie direkt. Also alles wunderbar. Das in diesem Fall leitliniengerecht eingesetzte Penicillin begeht einen wahren Bakteriengenozid in Ihrem Hals.

Millionen Zellen gehen binnen kurzer Zeit vor die Hunde und Ihre Mandeln können schnell wieder aufatmen. Nun hat es ein Krieg aber so an sich, dass einige wenige ihn irgendwie immer überleben. Das ist bei Bakterien nicht anders. Wegen der schier unglaublich großen Anzahl gibt es fast immer ein paar Zellen, denen das Antibiotikum nichts anhaben kann.

Das liegt einfach an der genetischen Variabilität des bakteriellen Erbguts und der schieren Masse der vorhandenen Bakterien. Bei dieser unglaublich großen Anzahl an Zellen ist es unabdingbar, dass einige Bakterien ganz zufällig Genmutationen entwickeln, die ihnen helfen, sich gegen das Antibiotikum zu schützen. Bei Millionen und Abermillionen von Einzellern ist das mehr als irrelevant. Wenn das Antibiotikum allerdings alle anderen dahinrafft, dann bleiben eben nur noch

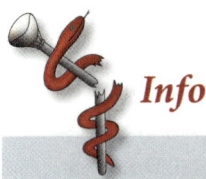

Info

GENETISCHE VARIABILITÄT

Unsere Gene sind nicht in Stein gemeißelt. Es handelt sich bei jedweder DNS (Desoxyribonukleinsäure, englisch DNA = deoxyribonucleic acid) nämlich um sehr komplexe Moleküle. Und die sind, bedingt durch innere und äußere Einflüsse, einer ständigen Beschädigung unterworfen. Sogenannte Reparaturmoleküle fahren den riesigen DNS-Strang zwar ständig ab, um die fehlerhaften Stellen zu finden und zu korrigieren, aber auch denen geht ab und an eine defekte Sequenz durch die Lappen. Die Folgen sind, je nach Spezies, meist harmlos, es kann aber auch zu Krebs oder eben der Ausbildung einer Antibiotikaresistenz kommen.

die resistenten Zellen übrig, die sich dann wiederum vermehren. Ein paar Generationen (also ungefähr eine Stunde) später ist ein neuer Stamm entstanden, dessen Hauptmerkmal nun die Resistenz gegenüber dem gewählten Antibiotikum ist. Neuere Forschungen zeigen im Übrigen, dass die erwähnte Mutation nicht einmal ganz zufällig ablaufen muss, sondern dass Bakterien sehr wohl in der Lage sind, ihre DNS an bestimmte äußere Kriterien anzupassen (man nennt das Selektionsdruck) – ein beängstigender Gedanke.

Eine schwerwiegende Studie

Und dieser Gedanke wird Realität, wenn man sich die Daten anschaut. Mithilfe einer groß angelegten Studie wollten Wissenschaftler 2018 herausfinden, wie viele Menschen jährlich an antibiotikaresistenten Keimen erkranken und wie viele davon versterben.

Dabei errechneten die Forscher einen Wert mit dem charmanten Namen *Disability Adjusted Life Years*, was die durch multiresistente Keime verlorenen Lebensjahre angibt. Ausgehend von diesem Wert lässt sich der Schaden für die gesamte Bevölkerung berechnen. Die Ergebnisse waren so aussagekräftig und erschreckend, dass eines der renommiertesten medizinischen Journale, *The Lancet Infectious Diseases*, den Artikel im Jahr 2018 druckte.

Die Analyse war bedrückend: Zwischen den Jahren 2007 und 2015 hat sich die Krankheitslast durch Infektionen mit antibiotikaresistenten Erregern in ganz Europa, aber auch speziell in Deutschland stark erhöht. So versechsfachte sich beispielsweise die Sterberate aufgrund von Infektionen mit sogenannten *Klebsiellen*, eine hochpathogene, also enorm krankmachende Bakterienform, die in diesem Fall nicht mehr auf Reserve-Antibiotika (siehe Kasten Seite 89) reagierten.

Fazit der Studie war, dass in der EU jährlich 670.000 Menschen an Infektionen erkranken, die durch antibiotikaresistente Erreger verursacht werden. Etwa 33.000 von ihnen sterben. Auch in Deutschland erkranken jährlich 54.000 Menschen, 2.400 davon überleben die Infektion nicht. Bei allem Verständnis für die vielen Maßnahmen im Rahmen einer großen Viruspandemie muss man sich trotzdem fragen, weshalb im Falle der multiresistenten Keime derartig wenig getan wird und das Thema in der Öffentlichkeit so gut wie überhaupt nicht diskutiert wird. Auch ist nicht nachvollziehbar, wieso in vielen Krankenhäusern hochpotente Antibiotika trotz fehlendem Keimnachweis, ja sogar bei klinischem Verdacht auf virale Infektionen eingesetzt werden.

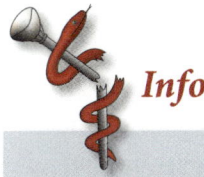

Info

MRSA, VRE, 3-MRGN

Was klingt wie die Namen der neuesten Kollegen von R2-D2, sind in Wahrheit hochgefährliche Bakterienstämme. In Krankenhäusern und Altenheimen trifft man vermehrt auf Patienten, deren Nasen- oder Rachenraum, Haut, Blase oder andere Organe mit einem dieser Burschen kolonisiert sind und die infolgedessen isoliert werden müssen, wie seinerzeit die Pestkranken oder heute jene mit einer aktiven Corona-Infektion. Denn bei MRSA (Methicillin-resistenter *Staphylococcus aureus*), VRE (Vancomycin-resistente Enterokokken) und 3-, manchmal sogar 4-MRGN-Keimen (multiresistente gramnegative Bakterien) handelt es sich um Bakterienstämme, gegen die fast kein oder gar kein Antibiotikum mehr hilft. Zwar müssen diese Bakterien beim Patienten nicht unbedingt Symptome einer Erkrankung auslösen, jedoch ist die Übertragung auf andere Menschen mit schwächerem Immunsystem eine ernstzunehmende Gefahr.

Unerwünschte Nebenwirkungen

Neben der Bildung von Resistenzen gegen besagte Antibiotika kann es bei deren Einsatz auch zu einer Reihe weiterer Nebenwirkungen kommen. Obwohl die Verträglichkeit der Substanzen prinzipiell sehr gut ist, beobachten wir doch immer wieder schwerwiegende und weniger schwerwiegende Komplikationen. Die bekannteste ist hier wohl der allergische Schock. Dabei handelt es sich um eine Fremdkörperreaktion des Körpers, die außer Kontrolle gerät. Normale Allergien kennen wir fast alle. Beim allergischen Schock kommt es nicht nur zu Rötungen und juckender Haut, sondern zum Blutdruckabfall, beschleunigtem Herzschlag und einem richtig schweren Krankheitsgefühl. Der allergische Schock kann unbehandelt tödlich ausgehen. Aber auch weniger dramatische Konsequenzen, wie Durchfall, Übelkeit und Erbrechen, sind häufig und durchaus nachvollziehbar, schließlich töten die Antibiotika nicht nur die bösen Buben, sondern setzen auch unserem Mikrobiom (siehe Seite 84) ordentlich zu, insbesondere jenen Milliarden von Darmbakterien, die ihre Arbeit dadurch nicht mehr zufriedenstellend erledigen können.

Weiterhin können Antibiotika unser zentrales und peripheres Nervensystem schädigen. So kommen Hörschäden genauso vor wie Nervenschädigungen und sogar Gehirnentzündungen. Auch hier scheint es ein Missverhältnis zu geben zwischen der großen Angst vor neurologischen Langzeitschäden aufgrund einer Infektion mit dem neuen Coronavirus auf der einen und den oft unterschätzten potenziellen Nebenwirkungen von vorschnell verschriebenen Antibiotika auf der anderen Seite. Zusätzlich treten Antibiotika gern in Wechselwirkung mit anderen Medikamenten und können dafür sorgen, dass diese oder auch sie selbst nicht mehr wirken. Sogar bestimmte Lebensmittel können die Effizienz von Antibiotika empfindlich stören. Grapefruitsaft ist beispielsweise ein Klassiker für eine derartige Interaktion.

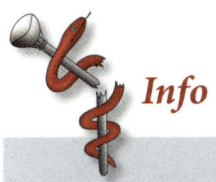

Info

FLUORCHINOLONE

Unter Fluorchinolone fallen Wirkstoffe wie das allseits bekannte und äußerst beliebte Ciprofloxacin. Aber auch das weniger populäre Levofloxacin oder das verhältnismäßig neue Moxifloxacin. Gedacht waren diese Medikamente ursprünglich als potente Waffen gegen schwere Lungenentzündungen, Gewebsinfektionen und andere, wirklich ernste Entzündungen, hervorgerufen durch spezielle Bakterien. Nicht gedacht waren sie für den leichtfertigen und unbedachten Einsatz gegen virale Erkrankungen. Vertreter dieser Antibiotikagruppe wurden aber über Jahre hinweg völlig sinnlos bei banalsten Infekten eingesetzt, die oft gerade nicht bakterieller Natur waren. Dabei handelt es sich um Reserve-Antibiotika, also solche Mittel, die eigentlich nur dann benutzt werden dürfen, wenn kein anderes Medikament mehr wirkt. Erst nach vielen Jahren des (sinnlosen) Gebrauchs fiel auf, dass diese Antibiotika ernsthafte und schwerwiegende Nebenwirkungen hervorrufen können. Das ist nicht erst seit Kurzem bekannt. Wegen diesen Komplikationen wurden in den letzten Jahren immer wieder Antibiotika dieser Gruppe vom Markt genommen. Das Bundesamt für Arzneimittel und Medizinprodukte hat schon vor einiger Zeit die Indikation für das Antibiotikum Levofloxacin eingeschränkt und empfiehlt es nur noch, wenn »andere Antibiotika, die für die (...) Behandlung der entsprechenden Infektionen üblicherweise empfohlen werden, als nicht indiziert erachtet werden«[1]. Nichtsdestotrotz werden Fluorchinolone auch heute noch in Massen verschrieben – und das auch bei banalen, oft viralen Infektionen der oberen Atemwege. Es gibt fast überhaupt keine Erkrankung mehr, wo derartige Medikamente ohne Einschränkungen eingesetzt werden sollten. Eine Ausnahme bietet die Entzündung der Prostata. Hier steht Ciprofloxacin noch in den Leitlinien.

EIN HAUSGEMACHTES PROBLEM

Die Gefahr von Resistenzen aufgrund der unbedachten Antibiotikagabe ist weltweit bekannt. Darüber wird an Universitäten diskutiert und kassenärztliche Vereinigungen, Ärztekammern und Fachgesellschaften weisen immer wieder auf diesen Missstand hin. Und trotzdem sieht die tägliche Praxis düster aus.

Um besser zu verstehen, in welchen Fällen die Medikamente von den Ärzten eingesetzt werden, haben Wissenschaftler bei fast 15.000 Patienten mit einem akuten Atemnotsyndrom (Acute Respiratory Distress Syndrome, ARDS) den Kontext der Antibiotikaverschreibungen untersucht.[2] Sie wollten den genauen Grund für die Entscheidung für das Antibiotikum nachvollziehen, um feststellen zu können, ob der Einsatz medizinisch sinnvoll war. Das Ergebnis ist erschütternd: 41 Prozent der verschriebenen Antibiotikadosen waren nicht indiziert, das heißt, sie wurden ohne jeden nachvollziehbaren Grund gegeben. Und es geht noch weiter: 29 Prozent der Patienten mit einer diagnostizierten viralen Infektion, einer Influenza, wurden trotzdem mit einem Antibiotikum behandelt. Diese Praxis kann manchmal sinnvoll sein, wenn eine sogenannte Sekundärinfektion vorliegt, also das durch das Virus geschwächte Organ zusätzlich von einem Bakterium infiziert wird, was im Falle der Influenza gar nicht so selten ist. Das war aber nur bei drei Prozent der Patienten der Fall. Das bedeutet, dass 26 Prozent der Studienteilnehmer mit eindeutig diagnostizierter viraler Infektion völlig falsch behandelt wurden – zum großen Nachteil des Einzelnen und der Allgemeinheit! Da jeder teilnehmende Arzt ein Medizinstudium abgeschlossen hatte und daher wusste, dass Viren nicht mit Antibiotika beizukommen ist, muss man die Ergebnisse der Studie eigentlich so interpretieren, dass vorsätzlich oder aus Trägheit falsch gehandelt wurde. An dieser Stelle sei noch mal an den Vergleich mit dem Bein erinnert, bei dem der Chirurg an der falschen Seite operiert. Und das – zumindest bei den Antibiotika – mit voller Absicht. Aber warum tun wir Ärzte das? Wieso verschreiben wir ein Medikament, von dem wir wissen, dass es im besten Fall keine, im schlimmsten Fall jedoch sehr ernste Nebenwirkungen hat? Sind wir nicht verpflichtet, Schaden vom Patienten fernzuhalten? Die Antwort ist nicht so leicht zu geben.

Im Jahr 2017 stellte sich eine Gruppe vorwiegend Schweizer Wissenschaftler genau diese Frage.[3] Sie konnten und wollten nicht akzeptieren, dass ihre Kollegen tatsächlich bewusst falsch behandelten. Um das zu widerlegen, suchten die Forscher aus nationalen Krankenkassendaten diejenigen 2.900 niedergelassenen Ärzte heraus, die in der Vergangenheit am meisten Antibiotika pro 100 Patientenkonsultationen verschrieben hatten, und teilten sie nach dem Zufallsprinzip in zwei Gruppen auf. Die eine Gruppe erhielt über einen Zeitraum von zwei Jahren alle drei Monate ein Feedback zu ihrer Verschreibungspraxis. Dieses Feedback war nicht etwa subjektiv geprägt, sondern zeigte einfach nur auf, wo sich der jeweilige Arzt im Vergleich mit dem Durchschnitt der Schweizer Kollegen befand. Die zweite Gruppe hörte 24 Monate nichts von den Forschern. Um den Fokus zu schärfen, hatte die Feedback-Gruppe Zugang zu einer Online-Plattform mit aktuellen Richtlinien zum Antibiotikagebrauch bei verschiedenen Krankheiten, also im Prinzip einen Online-Spickzettel. Die Wissenschaftler wollten sichergehen, dass sich kein Arzt mit dem Argument des Nichtwissens herausreden konnte.

Und was denken Sie, wie das Ganze ausging? Alle Maßnahmen; das regelmäßige Feedback, das Online-Tool, ja allein die Tatsache, dass man »überwacht« wurde, änderten nicht das Geringste an der Verschreibungspraxis der Ärzte. Die Kollegen wussten, dass sie etwas falsch machten, bekamen regelmäßig Feedback dazu, konnten genau sehen, wo und wann sie Patienten klar und ohne Zweifel falsch behandelten – und taten es trotzdem!

Wie kann das alles eigentlich sein?

Hier stellt sich natürlich die Frage nach dem Warum. Die Antwort ist komplex und aus wissenschaftlicher Sicht nicht vollends zu geben. Die eigene Erfahrung sowie Gespräche mit Kollegen legen aber folgende Gründe als Ursache nahe:

- »Ich habe es schon immer so gemacht.«
- »Irgendwas muss man doch verschreiben.«
- »Ich behandle die Sekundärinfektion.«
- »Der Patient möchte es so.«
- Und, der absolute Klassiker, einer der inhaltsleersten und gefähr-lichsten Sprüche der Medizin: »Wer heilt, hat recht!«

Wenn wir uns diese Argumente genauer anschauen, dann repräsentie-ren sie doch genau die Sackgasse, in der sich die Medizin im frü-hen 21. Jahrhundert befindet. Wir bewegen uns vom aussterbenden Konzept der Erfahrungsmedizin hin zum sinnvollen Konzept der evi-denzbasierten Medizin (siehe Seite 60). Nur wollen diesen Weg nicht alle mitgehen, wahrscheinlich aus Angst, abgehängt zu werden oder sich in einem argumentativen Diskurs nicht mehr auf die ach so lange Erfahrung beziehen zu können. Jeder (junge) Kollege kennt wohl die-sen einen Arzt, der immer mit den gleichen Argumenten kommt und einfach nicht einsehen möchte, dass sich die Dinge entwickeln und dass Behandlungen, die vor 20 Jahren durchgeführt wurden, heute nicht mehr *state of the art* sind.

Bezogen auf die Antibiotikatherapie, hat das ganz klare und teils fatale Konsequenzen. Denn es kommt hier zu einem gefährlichen Missver-ständnis, einem sogenannten Bias, wie wir ihn schon im vorigen Kapi-tel (siehe Seite 41 f.) besprochen haben. Eine Erkrankung, die von selbst binnen drei bis fünf Tagen verschwunden wäre, wird mit einem äußerst potenten Antibiotikum behandelt und der maßgebliche Erfolg des Mittels eben genau dieser Therapie zugeschrieben, auch wenn diese keinerlei Effekt auf die ursprüngliche Erkrankung hatte – aber oft Nebenwirkungen hervorruft. Die häufige, völlig bizarre Erklärung, Nebenwirkungen seien ein Beleg für die Wirksamkeit des Medikaments, wird dann als weiterer Erfolgsindikator dargestellt. Und auf Kritik wird mit dem Totschlagargument überhaupt reagiert: *Wer heilt, hat recht!* Dabei hat nicht der Arzt den Patienten geheilt, sondern dieser sich selbst – wie es bei jeder Erkältung der Fall sein sollte.

Wer heilt, hat recht! Ein populistischeres Argument gibt es nicht. Es zeugt mit all seiner Inhaltslosigkeit vom grundsätzlichen Unverständnis der Wissenschaft im Allgemeinen und der Medizin im Speziellen. Und dann wäre da natürlich noch der Wunsch des Patienten nach einem Antibiotikum. Oft bekommt er es vom Arzt verschrieben, nur damit er Ruhe gibt. Hand in Hand geht hier oft das Gefühl des Arztes, irgendetwas tun zu müssen, sprich den Patienten nicht ohne ein Rezept in der Hand aus der Praxis zu schicken.

Natürlich kann man nicht den Ärzten pauschal den Schwarzen Peter zuschieben. Das System an sich krankt. Wenn der Haus- oder aber der niedergelassene Facharzt lediglich sechs Minuten[4] zur Sichtung, Behandlung und Besprechung hat, dann wird es schwer, die Unzahl an Menschen, die ein Antibiotikum geradezu einfordern, vom Gegenteil zu überzeugen. Ein Teil des Problems ist also auch die Aufklärung der Allgemeinheit. Sätze wie: »Beim letzten Mal hat das auch super geholfen!« oder »Bei mir ist das etwas anderes!« hört man zuhauf. Viel zu oft glauben Patienten nämlich, sie wüssten ohnehin genau, was gut für sie ist, und betrachten den Doktor nur als eine Art formale Anlaufstelle, die verantwortlich dafür ist, die Rezepte zu unterschreiben, die sich der mündige Absolvent der Wikipedia-Universität schon lange selbst zusammengeschustert hat. Um sich selbst juristisch und moralisch abzusichern, messen manche Mediziner dann zumindest noch die Menge eines Proteins im Blut, das auf den Namen CRP (C-Reaktives Protein) hört. Sie glauben, dass ein erhöhter CRP-Wert für eine bakterielle

Infektion spricht, und begründen ihre Behandlungsentscheidung dann mit diesem Wert. Leider liegen sie auch hier falsch, denn ein erhöhtes CRP ist nicht immer ein Indikator für eine bakterielle Infektion, sondern kann auf verschiedene Akuterkrankungen hinweisen, von denen die bakterielle Infektion nur eine ist. Verlässt man sich auf den CRP-Wert zur Abklärung der Ursache eines Infekts, ist das wie ein Münzwurf.

Lieber eine unnötige als gar keine Therapie

Eine EU-Umfrage unter Ärzten zeigt, wie ernst das Problem schon jetzt genommen werden sollte. Die 2019 vorgestellte Erhebung der Europäischen Behörde zur Kontrolle von Infektionskrankheiten (ECDC) kommt zu dem Schluss, dass sich Ärzte im Zweifelsfall häufig dafür entscheiden, Antibiotika zu verschreiben, auch wenn sie glauben, dass es eigentlich nicht nötig ist.[5] Neben fehlendem Wissen und Ignoranz kommt hier also noch ein anderes Problem hinzu: Angst. Und zwar zum einen die vor einer Fehlbehandlung als auch die vor einer Konfrontation mit dem Patienten.

Die Ursache hierfür ist leicht zu verstehen, denn die Konsequenzen einer falschen Entscheidung sind für den Arzt unmittelbar wahrzunehmen – nämlich wenn der Patient immer kränker wird. Natürlicherweise kommen bei einer solchen Entwicklung Gefühle des Scheiterns beim Arzt auf. Außerdem leidet das Vertrauensverhältnis zwischen Arzt und Patient. Dahingegen sind die Folgen der übermäßigen Verschreibung nicht unmittelbar und für die meisten Ärzte überhaupt nicht direkt erfahrbar. Selbiges gilt für den Patienten, der, wie alle Menschen, eher dazu tendiert, dort keine Risiken einzugehen, wo es ihn direkt betrifft. Sowohl Arzt als auch Patient entscheiden sich also tendenziell eher für eine unnötige Behandlung, als zu akzeptieren, dass überhaupt keine Therapie nötig ist. Die Allgemeinheit, die bei übermäßiger Antibiotikaeinnahme durchaus langfristig leidet, nämlich dann, wenn immer weniger Antibiotika ihren gewünschten Zweck erfüllen, spielt in den Überlegungen keine große Rolle. Und dann ist da natürlich noch die Unfähigkeit der meisten Menschen, auf ihren Kopf zu hören und Statistiken zur Grundlage ihrer Entscheidungen zu nehmen. Sowohl Ärzte als auch Patienten hören oft lieber auf »ihr Gefühl« oder »ihre Erfahrung« und damit liegen sie grundsätzlich falsch. Mehr als 30 Prozent der befragten Ärzte gaben an, schon einmal ein Antibiotikum verschrieben zu haben, obwohl sie davon überzeugt waren, dass es sich nicht um einen bakteriellen Infekt handelte – einfach aus Angst, etwas zu unterlassen. Und die ist größer als die Furcht davor, zu viel zu tun – was in diesem Fall bedeutet, das Falsche zu tun. Das bestätigten auch die über 18.000 teilnehmenden Ärzte der Studie, die man aus 30 europäischen Ländern rekrutiert hat. Außerdem räumten sie ein, die Medikamente aus Zeitmangel oder auf Drängen des Patienten zu verschreiben. Was allerdings noch viel beängstigender ist: Insgesamt 25 Prozent der Studienteilnehmer war es nicht klar, dass der übermäßige Einsatz von Antibiotika zu einer Resistenzentwicklung und damit zu hochgefährlichen Bakterienstämmen führen kann. Jeder vierte, wohlgemerkt: Arzt (!), konnte gar nicht korrekt entscheiden, weil ihm grundlegende Kenntnisse der Mikrobiologie fehlten.

Grenzüberschreitende Epidemie

In Europa ist die Situation noch viel dramatischer. Legt man die aktuellen Zahlen zugrunde, dann – so schätzen Experten – sterben jährlich 35.000 Menschen durch multiresistente Erreger! Der größte Teil der resistenten Keime kommt aus China, Afrika und Brasilien. Die existierenden Antibiotika helfen kaum noch, neue werden nicht entwickelt. Experten sprechen vom »Post-Antibiotika-Zeitalter«.

EINE **TIERISCHE** SAUEREI?

Das Thema der verantwortungslosen Antibiotikatherapie betrifft nicht nur den Menschen. Fast noch schlimmer ist die Situation im Tierreich, wo die Medikamente dem normalen Futter ohne Sinn und Verstand beigemischt werden. Das möchte man zumindest denken. Die Erkenntnisse, die wir hierzu im Rahmen unserer Recherche gewonnen haben, sprechen allerdings eine andere Sprache. Fakt ist: Das Antibiotikahühnchen hat seinen Ruf nicht wirklich verdient. Gerechtfertigter wäre es da schon eher, vom Antibiotikamenschen zu sprechen.

Strenge Reglementierung

Für alle Medikamente, die in der landwirtschaftlichen Nutztierhaltung zum Einsatz kommen, werden staatlich kontrollierte Rückstandshöchstmengen festgelegt, die nicht überschritten werden dürfen. Diese Werte orientieren sich an wissenschaftlich eruierten Wirkstoffkonzentrationen, in denen ein bestimmter Stoff keinerlei Wirkung auf den Menschen hat. Man spricht vom *Acceptable Daily Intake*. Auch existieren gesetzlich vorgeschriebene Wartezeiten zwischen der Verabreichung der Antibiotika beziehungsweise anderer Arzneimittel und der Verarbeitung des Tieres zu Lebensmitteln.

Die Datenlage in Bezug auf Antibiotikarückstände im Nutztierfleisch ist überraschend eindeutig und wird auf Grundlage des nationalen Rückstandskontrollplanes (ja, sowas gibt es wirklich) erhoben. Im Jahr 2017 wurden beispielsweise 58.382 Proben von Tieren oder anderen tierischen Erzeugnissen, wie beispielsweise Milch, untersucht.[6] Lediglich bei 385 Proben wurden erhöhte Rückstandswerte gemessen, was 0,66 Prozent entspricht. Wenn sich irgendwo auch nur kleinste Abweichungen vom Maximalwert einer Arznei finden, muss die gesamte Charge vernichtet werden – ein wirtschaftliches Desaster.

Insgesamt sind diese Ergebnisse doch eher überraschend. Insbesondere den bei der Tierhaltung im Gegensatz zum Menschen nahezu gemäßigten Antibiotikaeinsatz hatten wir so nicht erwartet. Das liegt auch daran, dass in der Veterinärmedizin – im Gegensatz zur Humanmedizin – ganz klare Voraussetzungen für die Gabe von Antibiotika erfüllt sein müssen. Die wiederum muss durch einen Tierarzt angeordnet werden. Die allgemein verbreitete Vorstellung, Bauern mischten dem Tierfutter die Antibiotika selbst bei, ist also ein Ammenmärchen. Verstöße gegen jedwede Regeln im Umgang mit Antibiotika in der Tierhaltung werden vom Veterinäramt verfolgt und sanktioniert. Basierend auf diesen Erkenntnissen, stellt sich natürlich die Frage, wie es zu den vielen Vorurteilen über den Umgang mit Antibiotika in der Massentierhaltung kommt. Tatsächlich ist es so, dass die Medikamente prophylaktisch (metaphylaktisch) nur dann gegeben werden dürfen, wenn aufgrund mehrerer erkrankter Tiere eine Gefahr für den gesamten Bestand anzunehmen ist. Auch diese Entscheidung muss ein Veterinär treffen. Es ist also nachvollziehbar, dass die Verbrauchsmengen von Antibiotika in der landwirtschaftlichen Tierhaltung stark sinken.[7]

Der Haken an der Sache

Ein paar »Aber …« gibt es dann allerdings doch. Zum einen wurden allein im Jahr 2017 über 730 Tonnen Antibiotika in der deutschen landwirtschaftlichen Tierhaltung eingesetzt. Das entspricht ziemlich genau dem, was auch die Humanmedizin verbraucht. Allerdings gibt es in Deutschland deutlich weniger Menschen als Nutztiere. Alarmierend ist zum anderen, dass zwar der Einsatz von Antibiotika an sich sinkt, der Einsatz von Reserve-Antibiotika aber deutlich gestiegen ist, was zeigt, dass wir langsam am Ende des Antibiotika-Zeitalters ankommen. Wenn wir jetzt schon immer mehr Reserve-Antibiotika verfüttern, dann helfen die irgendwann auch nicht mehr.

BEÄNGSTIGENDE AUSSICHTEN

Um zu verstehen, wie groß das Problem der Antibiotika-Resistenzen wirklich ist, hilft ein Blick in die Daten:

Ganz besonders beängstigend ist das Problem in Nordamerika, insbesondere in den USA. Ursachen lassen sich hier nur vermuten, können aber möglicherweise auf ein völlig absurdes Rechtssystem zurückgeführt werden, bei dem der Patient den Arzt auch dann verklagen kann, wenn er überhaupt nicht geschädigt wurde. Insofern ist das amerikanische Gesundheitssystem darauf ausgelegt, dass die Ärzte manchmal mehr machen und intensiver therapieren, als es eigentlich notwendig wäre, um ja nicht Gefahr zu laufen, verklagt zu werden. Dementsprechend häufig werden Antibiotika verschrieben und dementsprechend stark sind antibiotikaresistente Keime auf dem Vormarsch. Jährlich sterben in den USA 35.000 Menschen an Krankheiten, die durch antibiotikaresistente Keime verursacht wurden, 2,8 Millionen Patienten infizieren sich laut amerikanischer Gesundheitsbehörde jährlich.

Aber nicht nur die USA haben ein ernstes Problem. Auch in Deutschland ist die Lage kritisch. Im europaweiten Vergleich liegen wir auf Platz drei der Rangliste der Länder mit den meisten Todesopfern durch Infektionen mit antibiotikaresistenten Keimen. Während in Italien im Jahr 2015 10.762 Menschen antibiotikaresistenten Keimen erlagen, waren es in Frankreich 5.543, in Deutschland 2.400. Laut einer Studie von 2018[8] ist die Krankheitslast durch Infektionen mit antibiotikaresistenten Keimen in Europa vergleichbar mit der von Influenza (also der echten Grippe), Tuberkulose und HIV / AIDS zusammen! Lassen Sie sich das mal auf der Zunge zergehen! Das Problem ist nicht ein peripheres, eher kleines – es ist riesig! Und es wird immer schlimmer! Dabei könnten Infektionsprävention, Infektionskontrolle und leitliniengerechte Antibiotikatherapie die Krankheitslast nachweislich deutlich reduzieren. Und trotzdem – der Wunsch nach der Wunder-

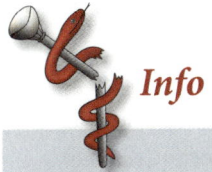

Info

CLOSTRIDIOIDES DIFFICILE

Hierbei handelt es sich um ein eigentlich relativ harmloses Darmbakterium. Dennoch ist es einer der häufigsten Krankenhauskeime. Gefahr droht nämlich dann, wenn eine Antibiotikatherapie andere Keime im Darm abgetötet hat und sich das kleine Stäbchen ungehindert ausbreiten und in Massen sein spezifisches Gift produzieren kann. Einen Clostridiendurchfall muss man mit Antibiotika behandeln, weil er sonst gefährlich bis tödlich enden kann, löst er doch eine Dehydrierung sowie eine spezielle Art der Darmentzündung aus. Helfen hier keine Medikamente mehr, dann sieht die Sache düster aus.

pille gegen eine simple Erkältung ist, auch in anderen Ländern, so groß, dass wir es nicht schaffen, dem Einhalt zu gebieten. Etwas besser ist die Situation nur in den skandinavischen Ländern.

Krebsmedikamente gegen Grippe?

Die Weltgesundheitsorganisation (WHO) warnt seit Jahren vor den Folgen des unsachgemäßen Antibiotikaeinsatzes und fordert, die Medikamente sinn- und maßvoll einzusetzen. Schließlich geben wir beispielsweise Chemotherapeutika auch nur, wenn es absolut nicht anders geht. Es wäre doch absurd, Krebsmedikamente gegen Grippe anzuwenden. Bei Antibiotika stört es anscheinend aber wenige. Die WHO geht seit 2016 davon aus, dass im Jahr 2050 zehn Millionen Menschen jährlich an multiresistenten Erregern sterben werden – über alle Ländergrenzen hinweg![9] Zehn Millionen – dagegen scheint die Corona-Pandemie doch wie ein laues Lüftchen daherzukommen.

Die alles entscheidende Frage ist natürlich, ob eine Verringerung der Anwendung von Antibiotika auch gleichzeitig die Bildung neuer Resistenzen verhindert oder ob schon alles zu spät ist. Dieser Frage gingen Wissenschaftler nach, die ihre Studie im Fachmagazin *Lancet Planetary Help* veröffentlichten.[10] Sie kommen zu dem Schluss, dass eine Reduzierung von Antibiotika im Tierfutter zu 10 bis 15 Prozent weniger antibiotikaresistenten Bakterien in den Ausscheidungen der Nutztiere führen würde. Allerdings ist diese Aussage nur für amerikanische Verhältnisse zutreffend. Für Deutschland fehlen diese Daten.

Krankenhausinfektionen

Überall existieren Bakterien – das wissen Sie mittlerweile. Sie leben in Ihrem Darm, sie machen es sich auf Türklinken gemütlich und manche existieren unter Bedingungen, die für uns Menschen tödlich wären. Forscher haben übrigens herausgefunden, dass der Alltagsort mit der größten Bakterienlast – wussten Sie es? – das Handydisplay ist ... Bakterien sind die wahren Überlebenskünstler, die wahren Herren der Welt. Nun kann man sich Bakterienpopulationen ein bisschen vorstellen wie einzelne Staaten, nur dass es Milliarden und Abermilliarden davon gibt. Das individuelle bakterielle Milieu ist überall ein bisschen anders und hängt von vielen Faktoren ab. Aus diesem Grund wirken etwa Antibiotika in Brandenburg gegen bestimmte Infektionen, in Bayern helfen diese Antibiotika aber nicht. Und aus diesem Grund gibt es spezielle Antibiotika bei Infektionen bestimmter Organe und Organsysteme. Das klingt alles etwas kompliziert – und das ist es auch. Die Lunge wird von anderen Bakterien krank gemacht als die Blase und die gängigen Bakterienpopulationen wiederum unterscheiden sich zeitlich und räumlich voneinander.

Eine spezielle Umgebung ist das Krankenhaus. Die Keimflora hier ist viel vielfältiger und hartnäckiger als beispielsweise bei Ihnen zu Hause oder im Supermarkt. Immer wieder kommen neue Bakterien hinzu, vermehren sich und werden selektiert, sodass ganz normale Antibiotika gegen viele Bakterien nicht mehr helfen. Bei Lungenentzündungen beispielsweise unterscheidet man bei der Antibiotikagabe schon von vornherein zwischen Infektionen, die sich der Patient im häuslichen Umfeld zugezogen hat, und solchen, mit denen er sich höchstwahrscheinlich im Krankenhaus angesteckt hat. Letztere müssen deutlich aggressiver behandelt werden.

Richtig gefährlich wird es dann, wenn diese sogenannten nosokomialen Keime, also Keime, mit denen der Patient erst im Krankenhaus in Kontakt kommt, weitere Resistenzen gegen die ohnehin schon eingesetzten Reserve-Antibiotika entwickeln. Das sind dann die gefürchteten multiresistenten Krankenhauskeime und hier hört der Spaß dann wirklich auf. Schaut man auf die Daten, dann sind unsere Krankenhäuser richtige Produktionsmaschinen für derartige Keime. Und das aus mehreren Gründen: Zum einen ist der Einsatz von Antibiotika na-

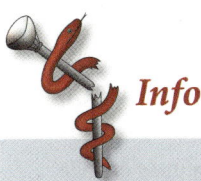

Info

DIE KRAWATTE DES CHEFARZTES

Speziell in britischen Kliniken war es jahrzehntelang selbstverständlich, dass der Chefarzt in Anzug und Krawatte zur Visite kam. Irgendwann kam ein findiger Wissenschaftler auf die Idee, den Übertragungsweg von Krankenhauskeimen nachzuvollziehen. Und siehe da: Eines der Hauptvehikel, mit dem die krankmachenden Bakterien von Patient zu Patient pilgerten, war die Krawatte des Chefarztes. Seither ist Schluss mit Anzügen im Krankenhaus.

turgemäß in Kliniken deutlich höher. Zum anderen sind die Medikamente, die dann eingesetzt werden, potenter und es gibt weniger Rückfallebenen, es bleiben also weniger alternative Antibiotika übrig, die jetzt noch versucht werden können.

Lax ausgelegte Desinfektionsregeln und eine hektische Arbeitsweise, bedingt durch den enormen Zeitdruck, sind sicher ebenso schuld an den steigenden Zahlen gefährlicher Krankenhausinfektionen wie schlampig arbeitendes oder schlecht geschultes Personal. Hier gilt nicht selten das Reinigungspersonal, welches durch Drittfirmen gestellt wird, als riesiges Problem, denn die strengen Hygienevorschriften werden oft nicht befolgt. Ein weiterer Grund für die Verschleppung von Infektionen zwischen den Patienten ist der immer noch oft praktizierte Handschlag. Was die ältere Generation als höfliche Geste empfindet, ist heute aus den meisten Kliniken und Praxen verbannt und das Coronavirus hat dieser sozialen Unart hoffentlich endgültig den Garaus gemacht. Der Handschlag zwischen Arzt und Patient gehört zu den gefährlichsten Gesten, insbesondere in einem Krankenhaus, weil der Mediziner durch ihn zum Vehikel für allerlei Infektionen wird, die zwar ihm nichts ausmachen, den Kranken und Immungeschwächten aber schon. Auch die Untersuchung eines Patienten ohne Handschuhe, ja das alleinige Berühren sind ein No-Go und erfordern eine umgehende Händedesinfektion. Für einige mag das alles übertrieben sein, einige, wenige Ärzte sehen das möglicherweise sogar genauso. Die Zahlen sprechen allerdings eine ganz klare Sprache. Im Rahmen einer wissenschaftlichen Studie[11] untersuchten deutsche Forscher die Häufigkeit von Krankenhausinfektionen und die Anzahl solcher Infektionen mit Todesfolge. Im Fokus standen multiresistente Keime, also Bakterien, gegen die kaum noch ein (oder gar kein) Antibiotikum wirkt. Die Forscher werteten die Daten hunderttausender Patienten aus. Ihre Ergebnisse sind alarmierend. In Deutschland entwickeln jährlich ungefähr 400.000 bis 600.000 Patienten eine Krankenhausinfektion. Die Zahl der dadurch bedingten Todesfälle kann nur geschätzt werden, rangiert aber irgendwo zwischen 6.000 und 15.000. Jedes Jahr entwickeln 30.000 bis 35.000 Patienten eine Infektion mit einem multiresistenten Keim. Und diesen geben sie oft weiter, der Keim mutiert und ist durch unsere heutige Medizin nicht mehr in den Griff zu bekommen. Die Situation ist hochbrisant und wir sind im Begriff, die Kurve nicht mehr zu kriegen.

»Nehmen Sie die Packung immer bis zum Ende, ...

... damit keine Bakterien überleben und es nicht zur Resistenzbildung kommt!« Diesen Satz sagen wir Ärzte tagein, tagaus zu unseren Patienten! »Sie müssen unbedingt den vollen Zyklus Medikamente nehmen, auch wenn es Ihnen schon vorher deutlich besser geht!«
Wir haben uns gefragt, ob es eigentlich Belege für die These gibt, dass ein Antibiotikum immer relativ lange eingenommen werden muss. Die Logik dahinter scheint eigentlich relativ klar zu sein: Man sollte alle krankheitsauslösenden Keime unschädlich machen, damit sich keine Resistenzen ausbilden. Bricht man die Therapie zu schnell ab, so läuft man Gefahr, dass vielleicht ein paar Bakterien überleben, die dann beim nächsten Mal nicht so einfach zu behandeln sind. So weit, so gut. Leider hat diese These einen eklatanten Logikfehler und es kann nur als Rätsel (oder als clevere Masche der Industrie) bezeichnet werden, dass den kaum jemand findet. Bakterien werden immun (oder resistent) gegen Antibiotika, wenn sie mit dem Therapeutikum in Verbindung kommen. Einige Bakterien können entweder durch zufällige Mutation oder aber durch die gezielte Änderung der eigenen Erbsubstanz Proteine entwickeln, die das Antibiotikum sozusagen neutralisieren. So gibt es beispielsweise Mikroorganismen, die gegen sogenannte Beta-Laktam-Antibiotika ein Enzym entwickelt haben, die

Betalaktamase, das die Antibiotika in unschädliche Fragmente zerlegt. Geht man davon aus, dass diese Mutationen durch den durch das Antibiotikum hervorgerufenen Selektionsdruck (siehe Seite 86) ausgelöst werden, dann stellt sich die Frage, wieso dieser Kontakt so lange aufrechterhalten werden soll – kann doch das Antibiotikum gegen resistente Erreger ohnehin nichts ausrichten. Im Gegenteil – durch die Tötung der nicht-resistenten Bakterien haben die anderen mehr Platz und mehr Nahrung und können sich umso besser ausbreiten.

Um das extrem weit verbreitete, aber offenkundig äußerst unlogische Ammenmärchen über die Dauer der Antibiotikaeinnahme zu überprüfen, untersuchte ein Forscherteam 2014 die Konsequenzen dieser übermäßig langen Therapie.[12] Das Ergebnis war verblüffend: Sowohl die Zahl möglicher Resistenzen als auch die Nebenwirkungen der eingenommenen Medikamente steigen mit einer unnütz langen Einnahmedauer. Ausgehend von diesen revolutionären Erkenntnissen hat 2016 der kalifornische Forscher Brad Spellberg das sogenannte *New Antibiotic Mantra*, das neue Antibiotika-Mantra, publiziert, nach dem eine kürzere Einnahmezeit bei gleich bleibendem Behandlungserfolg mit einer deutlich reduzierten Rate an Nebenwirkungen und vermutlich auch Resistenzbildungen einhergeht. Eine Revolution der Inneren Medizin, die trotz Internet und Informationsgesellschaft leider noch nicht bei uns angekommen ist. Schließlich kann ja nicht falsch sein, was wir schon immer so machen …

Legt man diese neuesten medizinischen Forschungen zugrunde, so sollte die Dauer einer Antibiotikatherapie bei nachgewiesener bakterieller Infektion im Falle einer Lungenentzündung drei bis fünf (statt sieben bis zehn) Tage, bei Bauchinfektionen vier (statt zehn) Tage, bei Nasennebenhöhlenentzündungen fünf (statt zehn) Tage und bei chronischer Knochenmarksentzündung 42 (statt 84) Tage dauern. Bei uns in Deutschland werden Antibiotika prinzipiell eher länger verschrieben – damit sich keine Resistenzen bilden!

LETZTE HOFFNUNG – KÜNSTLICHE INTELLIGENZ

In einigen Punkten sind wir Menschen gar nicht so unclever. Wenn wir bemerken, dass unser Gehirn nicht weiterkommt, dann bauen wir einfach ein neues, besseres und beauftragen das dann mit Dingen, die wir nicht lösen können. So tatsächlich geschehen bei der Entwicklung bisher unbekannter Antibiotika. Was Sie hier lesen, ist kein Scherz, sondern Ergebnis neuester Forschungsarbeiten aus dem Jahr 2020.[13] Wissenschaftler trainierten ein neuronales Netzwerk darauf, Moleküle mit antibakterieller Aktivität vorherzusagen. Der Supercomputer sollte Moleküle berechnen, die bisher keine klassischen Antibiotika sind, aber womöglich antibakterielle Eigenschaften haben. Das Netzwerk simulierte sozusagen Versuche, die nie stattfanden, und erforschte die Aktivität bestimmter Moleküle rein virtuell.

So identifizierte das Supernetzwerk beispielsweise ein Molekül mit dem Namen *Halicin*. Auf die Idee, diesem Stoff antibiotische Eigenschaften zuzuordnen, wären wir Menschen wahrscheinlich nie gekommen, denn seine Struktur unterscheidet sich deutlich von derjenigen herkömmlicher Antibiotika. Halicin ist ein bemerkenswerter Stoff, der gegen eine Menge hochgradig resistenter Erreger wunderbar hilft, darunter Tuberkulosebakterien oder hochresistente Durchfallkeime. Das Netzwerk identifizierte noch acht weitere antibakterielle Verbindungen aus einem Datensatz von mehr als 107 Millionen Molekülen. Allen gemein war, dass wir Menschen aufgrund der großen strukturellen Unterschiede zu klassischen Antibiotika vermutlich niemals darauf gekommen wären, welche Schätze wir da in Händen halten.

Diese Arbeit, die im Magazin *Cell* veröffentlicht wurde, lässt doch sehr hoffen. Möglicherweise kann das Modell ja nicht nur Antibiotika, sondern noch ganz andere Substanzen identifizieren. Gegen Krebs oder möglicherweise auch gegen gefährliche Virenstämme …

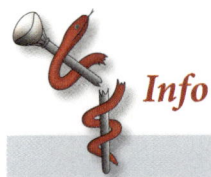 *Info*

MYTHOS 4: DIE FARBE DES AUSWURFS GIBT BEI EINEM INFEKT AN, UM WELCHEN MIKROORGANISMUS ES SICH HANDELT

Bei grippalen Symptomen mit Fieber und Husten gehört es zum Standardrepertoire des praktischen Mediziners, den Patienten nach der farblichen Qualität des Auswurfs zu fragen. Davon machen viele Ärzte (fälschlicherweise) ihre Entscheidung, ein Antibiotikum zu geben, abhängig.

Beim Auswurf, in der Fachsprache auch Sputum genannt, handelt es sich um Sekret aus den Bronchien und der Luftröhre. Es kann ganz unterschiedlich zusammengesetzt sein, was von einer Vielzahl an unterschiedlichen Faktoren abhängt, wie der Qualität der inhalierten Luft, der Frage, ob es sich um einen Raucher oder einen Nichtraucher handelt, oder aber auch, welche Immunzellen bei der Abwehr des Infekts aktiv sind. Allerdings gibt das Sputum keine Antwort auf die Frage, ob es sich überhaupt um einen Infekt handelt, denn Husten mit Auswurf kommt auch bei anderen, nicht infektiologischen Reizen vor, etwa wenn man größeren Mengen an Staub oder Rauch ausgesetzt ist.

Antibiotikabehandlung aufgrund der Farbe?

Die Vorstellung, gelber Schleim bedeutet Eiter, also das Vorhandensein von Bakterien, die umgehend antibiotisch behandelt werden müssen, ist ein absurder Gedanke. Die klassisch gelbliche Farbe des Eiters rührt vom Vorhandensein sogenannter neutrophiler Granulozyten her. Das sind ganz spezielle weiße Blutkörperchen, deren Aufgabe es ist, Mikroorganismen abzutöten. Um das zu beweisen, haben bereits in den Jahren 2009 und 2011 zwei Forschergruppen völlig unabhängig voneinander den Zusammenhang zwischen der Farbe des Sputums von über 4.000 Patienten und der sich anschließenden Antibiotikatherapie rückwirkend analysiert. Es zeigte sich, dass Patienten, die aufgrund der Farbe ihres Sputums eine Antibiotikatherapie bekommen hatten, keinen klinischen Vorteil daraus zogen.[14]

Trotz allem gibt die Farbe des Sputums zumindest Hinweise auf den Erreger. So spricht rotes Sputum für das Vorhandensein von Blut, gelbes für das von neutrophilen Granulozyten, jenen speziellen weißen Blutkörperchen, die bevorzugt (aber eben nicht nur) bei Infektionen mit dem sogenannten *Staphylococcus-aureus*-Bakterium auftreten, und bläuliches Sputum kann ein Hinweis auf einen Infekt mit einem Bakterium namens *Pseudomonas aeroginosa* sein. Allerdings sind diese Anhaltspunkte so vage, dass es sich verbietet, eine Therapieentscheidung ausschließlich auf Basis der Farbe des Sputums abzuleiten.

Bei schweren Erkrankungen kann der Arzt durchaus Schlüsse daraus ziehen, wenn sich die Farbe ändert. Insbesondere bei schweren Vorerkrankungen der Lunge, die mit häufigem Auswurf und Husten einhergehen, ist eine Veränderung der Sputumfarbe durchaus relevant. So gibt eine plötzliche Gelbfärbung des Auswurfs bei Patienten mit der Lungenkrankheit COPD zumindest Hinweise auf eine bakterielle Besiedelung und infolgedessen akute Verschlechterung der Situation. Dass die Farbe des Auswurfs keinen Hinweis auf einen Infekt gibt, gilt also eher bei gesunden, nicht vorerkrankten Patienten. Wie bei allen medizinischen Diagnosen sollte die Gesamtsituation immer im Blick behalten werden!

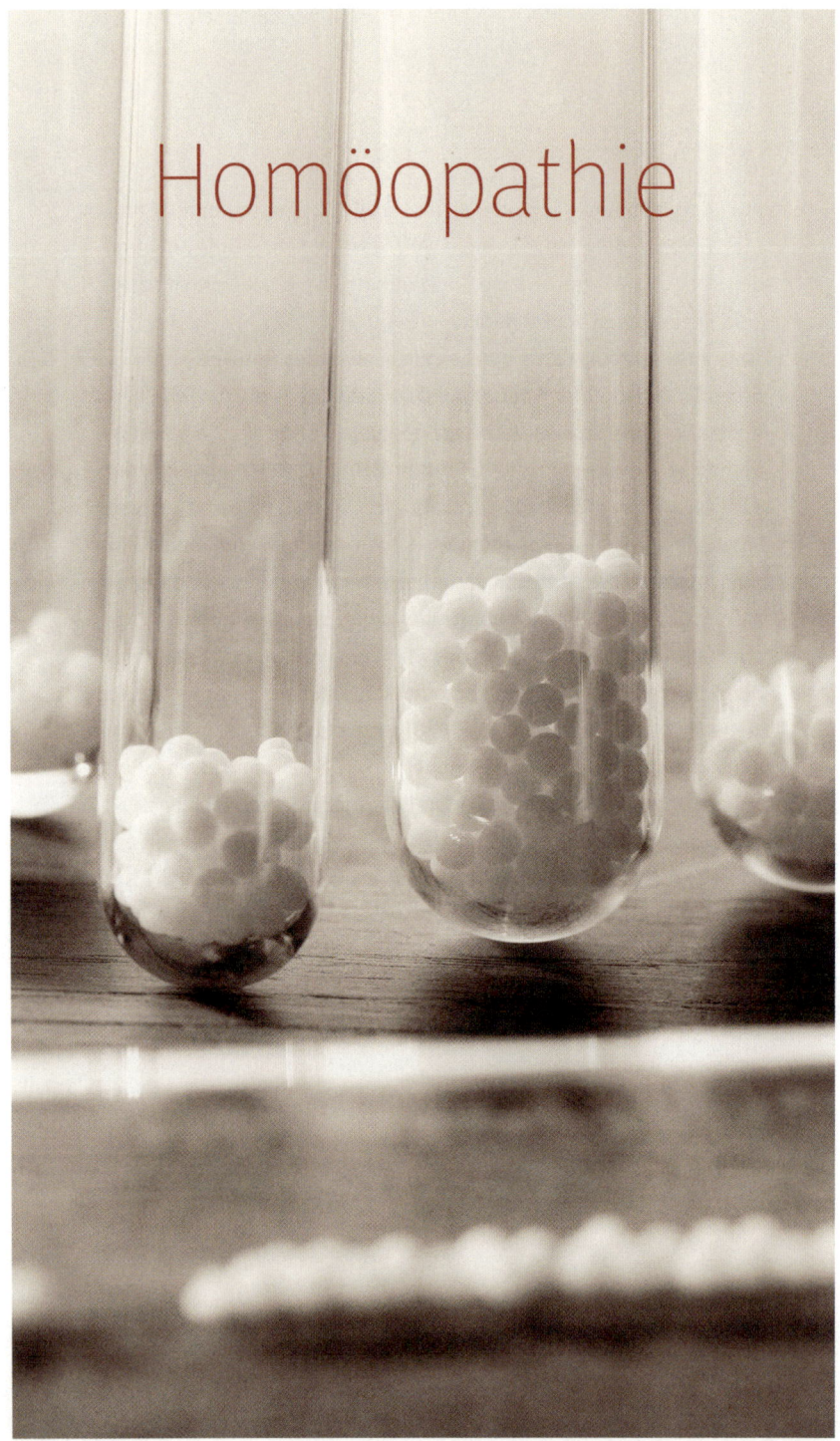

Homöopathie

Nichts wirkt auch nicht!

Seit Jahren wird die Diskussion über die Wirksamkeit von homöopathischen »Medikamenten« erbittert geführt und erinnert in ihrer Intensität, aber auch in ihrer Argumentationsführung eher an einen Glaubenskrieg als einen akademischen Diskurs. Das ist im Übrigen ganz einfach zu erklären, weil die meisten Diskutanten gar keine Akademiker sind. Richtige, gut ausgebildete Mediziner diskutieren nicht über eine völlig klare und mittlerweile bewiesene Erkenntnis, nämlich die: Homöopathie wirkt nicht über den Placeboeffekt hinaus.

Dass die Akzeptanz wirrer Theorien in Deutschland leider sehr hoch ist, konnte man auch während der Demos gegen die Corona-Maßnahmen beobachten. Insofern ist es nicht überraschend, welch großen Zulauf homöopathisch tätige Ärzte haben, was nicht nur ärgerlich ist, sondern sogar hochgefährlich werden kann.

Wem das zu dogmatisch ist, dem sei gesagt, dass in Deutschland jedes Jahr 670 Millionen Euro für Homöopathie ausgegeben werden. Ein nicht unerheblicher Teil davon belastet sogar das öffentliche Gesundheitssystem[1] – ein System, das chronisch unterfinanziert ist.

Sie alle finanzieren mit Ihren Krankenkassenbeiträgen Medikamente, deren Einkaufswert bei 0,5 Cent pro zehn Gramm liegt, die aber für ein Vielfaches ihres Einkaufswertes weiterverkauft werden. Dieses Geld fehlt unserem System natürlich an anderer Stelle, etwa in Krankenhäusern. Ein sofortiger Stopp der Homöopathie-Subvention würde innerhalb kürzester Zeit dazu führen, dass Krankenhäuser einen größeren finanziellen Spielraum hätten und weniger stark zwischen lukrativen und weniger lukrativen Patienten unterscheiden müssten.

HAHNEMANN UND DIE SCHÜTTELEI

Um in Ansätzen zu verstehen, was Homöopathie ist und wie es zu einem derartigen religionsähnlichen Medizinverständnis überhaupt kommen konnte, muss man sich in die Zeit von vor über 200 Jahren zurückversetzen. Eine Zeit, in der die konventionelle Medizin keine oder nur brachial-brutale Lösungen parat hatte. Zähne wurden nicht behandelt, sondern gezogen. Für die entsprechende »Narkose« nutzte man ein Fläschchen Rum. Wunden wurden einfach ausgebrannt. Die Konzepte der modernen Medizin waren schlicht unbekannt. Das Sezieren von Leichen und das Studium der Anatomie und Physiologie des menschlichen Körpers waren eine Seltenheit. Entsprechend hatten die Mediziner natürlich auch keine logischen oder gar beweisbaren Antworten parat. Man muss bedenken, dass die moderne Medizin, wie wir sie heute kennen, noch nicht sehr lange existiert. Noch vor 100 Jahren gab es kaum die Möglichkeit, wirklich effektiv in den menschlichen Organismus einzugreifen. Früher war oft vom »Wissen der alten Naturvölker« oder von »Omas Hausmittelchen« die Rede (und ist es auch heute noch), was beides natürlich nichts mit Homöopathie zu tun hat. Diese traditionellen medizinischen Ansätze hätten die Menschen früher geheilt und würden nun von den Vertretern der modernen, kostenorientierten Medizin unter den Teppich gekehrt, so die weit verbreitete Meinung vieler Anhänger der alternativen Medizin. Das könnte alles stimmen – tut es aber nicht. Denn die Menschen wurden früher eben nur maximal 35 bis 40 Jahre alt.

Warum kompliziert, wenn es auch einfach geht?

Die Sehnsucht nach einer sanften und milden Medizin, die keine Kenntnisse über hochkomplexe Zusammenhänge auf zellulärer oder sogar molekularer Ebene voraussetzt, ist immens. Denn dem Menschen ist eine Eigenart seines Wesens die allerliebste: Er sucht nach einfachen Antworten, die weder Vorwissen noch die Fähigkeit zum komplexen Denken voraussetzen – sicher ein Grund dafür, dass es noch heute so viele Anhänger einer längst widerlegten Methode gibt. Und das ist gefährlich. Denn eines ist ganz klar und in Hunderten von Studien bewiesen worden: Homöopathie hat keine Wirkung, die über den Placeboeffekt hinausgeht. Und auch wenn der Wunsch nach einer sanften und vermeintlich natürlichen Heilmethode immer groß war

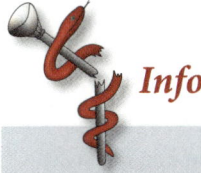 *Info*

SAMUEL HAHNEMANN

Er gilt gemeinhin als der »Erfinder« der Homöopathie. Sein Studium absolviert der in Meißen geborene Arzt in Leipzig und Erlangen, wo er an der Friedrich-Alexander-Universität 1779 seinen Abschluss macht und von da an als Arzt arbeitet. Die ersten zehn Jahre seiner Laufbahn praktiziert Hahnemann als ganz normaler Arzt und Chemiker. Erst 1789 wendet sich sein Interesse zunehmend der Paramedizin und Pseudowissenschaft zu. 1805 schwört Hahnemann den Prinzipien der wissenschaftlichen Medizin (soweit diese zur damaligen Zeit existierten) ab und propagiert eine sogenannte »Heilkunde der Erfahrung«, die im Wesentlichen auf Annahmen und wilden Theorien beruht. Je weiter Hahnemann in den Strudel aus Abstrusem und Okkultem gerät, desto intensiver leugnet er den klassischen wissenschaftlichen Ansatz der Aufklärung. Bis zu seinem Tod im Juli 1843 hielt Hahnemann an seiner Heilkunde fest.

und es heute noch ist – eine Substanz ohne *Wirk*stoff kann nicht *wir-ken*. Nichtsdestotrotz scheint das Prinzip der Homöopathie viele An-hänger zu finden und bildet seit Jahrhunderten eine Art Parallelmedi-zin, was wohl auch darin begründet liegt, dass der Mensch dazu tendiert, denen zu glauben, die Lösungen (auch wenn es gar keine echten Lösungen sind) anbieten, und nicht denen, die zugeben, keine Lösungen zu haben, oder noch schlimmer: sich hinter Arztkittel und unverständlicher Fachsprache verstecken. Denn der Homöopath hat einen wesentlichen Vorteil gegenüber dem Arzt – er hört zu und nimmt sich Zeit.

Auch Hahnemann musste im Laufe der Jahre feststellen, dass das, was er da propagierte, keinerlei Effekt hatte. Weil er sein Lebenswerk aber nicht einfach aufgeben konnte, postulierte er, es gäbe Erkrankungen, die unheilbar seien, weil ein sogenanntes Psora, ein Ur-Übel, den Menschen zusetze. Natürlich wusste man zur damaligen Zeit nur we-nig von krankmachenden Bakterien, Viren oder Erbkrankheiten und so bildete sich ein Glaubenskonstrukt aus, welches derartige Erkran-kungen und das unweigerliche Versterben an denselben irgendwie zu erklären versuchte, was ja nur zu verständlich ist. Als Robert Koch im Jahr 1884 den Erreger der Cholera entdeckte und damit ein neues Ka-pitel in der Geschichte der Medizin aufschlug, widerrief Hahnemann seine Heilkunde nicht, sondern hielt streng an den Dogmen seiner »Gesundheitsreligion« fest.

Ungefähr seit dem Jahr 1820 trat die Homöopathie dann einen welt-weiten Feldzug gegen die Vernunft an, der in den verschiedenen Regi-onen Deutschlands und der ganzen Welt unterschiedlich aufgenom-men wurde.

Besonders grotesk ist und bleibt bis heute, dass sich viele Menschen überhaupt nicht an den wissenschaftlichen Widersprüchen der Me-thode stören, obwohl doch gerade hier eine breite Ablehnung Konsens sein sollte.

Homöopathie im Wandel der Zeit

Wie alle gesamtgesellschaftlichen Entwicklungen lässt sich auch die
Entstehung und Etablierung der Homöopathie nicht losgelöst von der
deutschen Geschichte betrachten. Viele gutgläubige Anhänger des homöopathischen Irrglaubens verdrängen gern die Rolle, die die Homöopathie in den dunklen Jahren des Dritten Reichs gespielt hat.
Denn so gut wie alle deutschen homöopathischen Vereine bekannten
sich zu den Ideologien des Nationalsozialismus. Schon 1933 gründete
sich der »Deutsche Zentralverein homöopathischer Ärzte«. Im Nationalsozialismus spielten die Theorien von Rassenhygiene und Okkultis-
mus eine besonders große Rolle. Daher ist es nur allzu verständlich,
dass eine Ideologie, die irrwitzige und haltlose Vorstellungen vom
Menschen propagiert, und der Nationalsozialismus Gefallen aneinander fanden. Zur Wahrheit gehört aber auch, dass – im Gegensatz zur
konventionellen Medizin – keine gefährlichen und verstümmelnden
Experimente im Namen der Homöopathie durchgeführt wurden, weil
Homöopathie schlicht nicht funktioniert.
Selbstverständlich distanzieren sich die heute homöopathisch tätigen
Menschen und Vereine komplett und ausnahmslos von der national-
sozialistischen Ideologie. Trotzdem spricht man nur äußerst ungern
über die eigene Geschichte.
Nach dem Zweiten Weltkrieg und der Teilung Deutschlands florierte
die Homöopathie eher in den westlichen Bundesländern. In der DDR
wurde sie ab 1961 geächtet und als Aberglaube und Kurpfuscherei be-
titelt. Zwar existierte kein Behandlungsverbot, was sich einfach daraus
ableitet, dass man bei der Gabe von wirkungslosen Zuckerkügelchen
nicht von Behandlung sprechen kann, aber ein Fortbildungsverbot.
Für Ärzte war es ein absolutes Tabu, die Homöopathie überhaupt nur
zu erwähnen. Insofern scheint die Haltung der Regierungen unseres
Landes zu diesem Thema ziemlich unverständlich.

DIE VERMEINTLICHE THEORIE

Auch oder gerade weil sie so wirkungslos ist, steht hinter dem Aberglauben Homöopathie ein ziemlich klares Denkkonstrukt, was aber, auch mit viel gutem Willen, ausschließlich als Ideologie bezeichnet werden kann und mit Naturwissenschaft oder gar Medizin nicht das Geringste zu tun hat.

Der vermeintliche Erfolg der Methode liegt eben auch darin begründet, dass den meisten Menschen keine andere Wahl bleibt, als an das zu glauben, was der Arzt ihnen sagt. Sie können die Auswirkungen einer Therapie überhaupt nicht abschätzen. Insofern ist es zumindest erklärbar, weshalb die Homöopathie bei medizinischen Laien so viel Anklang findet. Von zwei Erklärungsansätzen bevorzugen die meisten Menschen denjenigen, der leichte Lösungen bietet und so gut wie keine Fragen offenlässt. Diesem Anspruch kann die Medizin nicht gerecht werden, weil wir Ärzte leider nicht immer alles über die Krankheiten wissen, die wir behandeln, und oft sehr komplexe Antworten geben. Das baut kein Vertrauensverhältnis zum Patienten auf. Hier kann der Homöopath punkten, weshalb der Zulauf zur Homöopathie ganz gut erklärbar ist. Wieso aber wissenschaftlich ausgebildete Ärzte einen derartigen Unfug propagieren, kann man sich kaum erklären. Die einzigen veritablen Gründe können eigentlich nur die Gier nach Geld (und damit die Abzocke des Patienten) oder unglaubliche biochemische, physiologische und medizinische Inkompetenz sein.

Interessant sind dabei die Argumente der homöopathisch tätigen »Mediziner«. Im Gespräch hat man oft das Gefühl, man stünde einem Medienprofi gegenüber, der genau weiß, welche Antwort er auf welche Frage geben muss, weil er weiß, welche Fragen oder auch Kritikpunkte vorgebracht werden. Und natürlich gehört das Erlernen dieser Fertigkeit auch zu den tatsächlich vermittelten Kompetenzen in der »Ausbildung« zum Homöopathen. Aus eigener Erfahrung wissen wir, welch skurrile Gespräche mit einem rhetorisch geschulten Vertreter der Zuckerkügelchen verschreibenden Zunft entstehen können. Da werden Studien, die den Beweis für die Wirksamkeit der Homöopathie erbringen sollen, einfach erfunden oder Ergebnisse umgedeutet und das auf eine so plumpe Art und Weise, indem man nämlich klare Belege gegen die Methode einfach als Belege dafür deklariert, dass der vernunftbegabte Zuhörer Gefahr läuft, emotional zu werden. Tut er das, so ist jede Diskussion verloren, weil derjenige, der emotional reagiert, seine

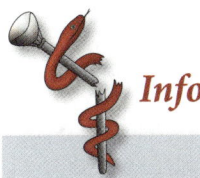

Info

DIE »AUSBILDUNG« ZUM HOMÖOPATHEN

Um der ganzen Sache einen Anstrich von Seriosität zu geben, kann man sich zum Homöopathen tatsächlich »ausbilden« lassen. Allerdings – einen staatlich anerkannten Abschluss in Homöopathie gibt es nicht. Trotzdem werben zahlreiche Institute und seriös klingende Einrichtungen mit derartigen Zertifikaten. Das Blöde an Zertifikaten ist nur, dass sie jeder ausstellen kann. Seinerzeit gab es sogar Zertifikate einer Harry-Potter-online-Schule, was ungefähr den gleichen Grad an Seriosität hatte. Grundsätzlich geht es bei all diesen »Fortbildungsangeboten« aber doch nur um eins: Geld. Ein entsprechender Kurs kostet zwischen 1.000 und 5.000 Euro. Ein teures Vergnügen für ein wertloses Stück Papier, das man sich selbst aus dem Drucker lassen kann. Die meisten Internet- oder Fernschulen bieten für das Geld ein ungefähr einjähriges »Fernstudium« an, in dessen Verlauf es für die Teilnehmer nicht verpflichtend ist, jemals einen Patienten zu sehen. Auch im Rahmen der »Ausbildung« zum Heilpraktiker werden in der Regel Homöopathie-»Kenntnisse« vermittelt.

Glaubwürdigkeit verliert. Und genau das ist die Technik, mit der Homöopathen ihren Widersachern entgegnen sollen und die mit einem tatsächlichen Austausch von Fakten rein gar nichts zu tun hat.

»Ähnliches möge durch Ähnliches geheilt werden«

Die grundlegende Idee Hahnemanns ist der Leitsatz, dass Ähnliches mit Ähnlichem zu behandeln ist. Schon hier wird jeder naturwissenschaftlich halbwegs Bewanderte innehalten und den Irrtum erkennen, aber lassen wir uns doch mal darauf ein. Nur so können wir verstehen, wie Millionen Menschen weltweit, hauptsächlich aber in den deutschsprachigen Ländern, getäuscht und abgezockt werden. Ähnliches wirkt also gegen Ähnliches. Wenn Sie an einer Vergiftung leiden, sagen wir zu viele Fliegenpilze gegessen haben, dann wird Sie ein weiterer Fliegenpilz also heilen können? Ganz so einfach ist es natürlich nicht, weil jeder Mensch nachvollziehen kann, dass das Unfug ist. Nimmt man nun aber die Essenz des Fliegenpilzes, also dessen Gift, und verdünnt es so weit, dass es dem Patienten nicht mehr schaden kann, dann heilt es – so Hahnemann – die ursprüngliche Vergiftung. Hahnemann postulierte nun, dass die Wirkung des Homöopathikums umso intensiver ausfällt, je stärker es verdünnt wurde. Den Grad der Verdünnung gibt man in der Homöopathie mit einer Potenz an. Verdünnt man einen bereits tausendfach verdünnten Wirkstoff, der als Ursubstanz bezeichnet wird, 24-mal um den Faktor 10, so spricht man von einer D24-Potenz. Auf 10.000.000.000.000.000.000.000 Wassermoleküle kommt also ein Teilchen Wirkstoff. Bizarr, oder? Das entspräche also der Lösung eines Tropfens Wirkstoff in sämtlichen Weltmeeren. Aus statistischer Perspektive existiert ein bestimmter Verdünnungsgrad, ab dem überhaupt kein Wirkstoff mehr vorhanden ist. Der liegt weit vor der D24-Potenz ... sehr weit davor.

Sogenannte Hochpotenzen gehen noch weiter. Da werden Verdünnungen erreicht, in denen sich theoretisch ein Molekül des Wirkstoffs in einer Kugel befindet, deren Durchmesser von der Erde bis zur Sonne reicht. Sogar ein Molekül pro bekanntem Universum ist keine Seltenheit.

Schon allein aus dieser Überlegung heraus kann Homöopathie gar nicht funktionieren. Die übliche Argumentation der Befürworter ist dann, man könne die Wirkweise eben nicht allein mit wissenschaftlichen Methoden erklären. Ja, wie denn dann?

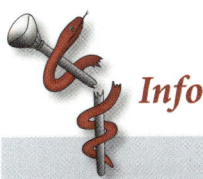 *Info*

DAS WELTMEER-PARADOXON

Die Homöopathie widerspricht sich in vielen Punkten selbst. Wir kommen gleich noch darauf zurück. Das größte aller Paradoxa ist aber das der Weltmeere. Wenn denn die Wirkung proportional zur Verdünnung steigt, dann müsste Leitungswasser oder eben ein Tässchen aus den Weltmeeren oder aus dem Ganges oder aus der weißen Elster doch jede Krankheit heilen können. Oder etwa nicht? Aber auch hierfür haben sich die Homöopathen ein Gegenargument zurechtgelegt: Es geht nämlich nicht nur um die Verdünnung, sondern auch noch um die sogenannte Verschüttelung. Dabei muss besagte Lösung nach jedem Verdünnungsvorgang zehnmal auf einer federnden Unterlage »verschüttelt« werden. Nichtsdestotrotz wären die Weltmeere ein geeigneter Kandidat für ein leckeres homöopathisches Medikament. Schließlich schlagen Strömungen das Wasser ständig gegen Gestein, Sand und anderes. Absurd, das Ganze!

Auch die anderen Prinzipien dieser Irrlehre sind alle in sich unlogisch. Grundsätzlich funktioniert in den Augen der Homöopathen jede beliebige Substanz als Ausgangsstoff, den man in bestimmter Verdünnung dann eben als Urtinktur bezeichnet. Diese Tinktur kann pflanzlicher oder tierischer, aber auch unbelebter Natur sein. Den fertigen Verdünnungen werden dann ihrerseits wieder Fantasienamen gegeben. So bezeichnet man ein Gramm Kochsalz, verdünnt in tausenden Litern Wasser, als *Natrium chloratum*. Besprüht man Zuckerkügelchen mit der Lösung, die keine ist, und verdünnt sie damit noch mal, so soll das gegen alle möglichen Probleme, wie beispielsweise Kopfschmerzen, helfen. Wichtig beim Verdünnen, die Homöopathen sprechen von Potenzieren, ist das sogenannte Dynamisieren. Dabei schüttelt oder verreibt der »Heiler« den Stoff innerhalb der Lösungssubstanz (meist Wasser) auf ganz bestimmte Weise, sodass die immateriellen »Informationen«, man spricht auch von feinstofflichen Informationen, auf das Lösungsmittel übertragen werden. Wenn Sie sich jetzt fragen, wer im 21. Jahrhundert an solchen Blödsinn glaubt, dann schauen Sie mal auf das Angebot der Apotheken oder fragen Sie unseren Gesundheitsminister, der sich weigert, die Millionen, die die Homöopathie unser System jährlich kostet, in sinnvolle Projekte zu investieren.

Recherche vor Ort

Wir betonen, dass es sich bei allen beschriebenen Herangehensweisen ausdrücklich nicht um einen Witz oder um Satire handelt. Für die Recherche zu diesem Buch haben wir uns selbst in ein Labor begeben, um Homöopathika herzustellen. Und obwohl wir schon vorher zumindest theoretisch wussten, dass es sich bei der Homöopathie um Scharlatanerie handelt, waren wir doch schockiert, wie absurd die Herstellungsschritte sind, und können bis jetzt nicht glauben, dass es Menschen gibt, die davon überzeugt sind, dass es sich um einen hilfreichen oder gar wirkungsvollen Ansatz handelt.

WAHNWITZIGE LOGIKFEHLER

Neben der schier überwältigenden Anzahl wissenschaftlicher Belege der Wirkungslosigkeit der Homöopathie fallen auch immer wieder intrinsische Logikfehler auf, also in sich nicht schlüssige Argumente, die vom Homöopathen dann meist dadurch erklärt werden, dass man eben nicht alles mit Logik begreifen könne. Eine besonders findige Homöopathin versuchte uns im Laufe der Recherche für unser Buch mit dem Argument von der Wirksamkeit der Homöopathie zu überzeugen, dass man ja auch die Schwerkraft nicht erklären könne. Allein diese Aussage zeigt doch schon ein für eine Ärztin gefährliches Defizit an Grundlagenwissen. Schließlich existiert so etwas wie Schwerkraft nicht – Gravitation hingegen schon. Und die kann man mittlerweile auch ganz passabel erklären.

Die oft ins Feld geführte Argumentation, aus monetären Gründen wäre niemand am Wirknachweis der Homöopathie interessiert, ist ebenso absurd. Würde man den nämlich erbringen, dann hätte man einfach mal so die geltenden Naturgesetze widerlegt und wäre damit der heiße Favorit auf den Nobelpreis.

Logikfehler 1

Homöopathische Mittelchen werden in einer Lösung hergestellt, die dann auf Zuckerkügelchen aufgebracht oder direkt zum Verzehr feilgeboten wird. Die Tinktur mit dem nahezu unendlich verdünnten Wirkstoff muss nach jedem Verdünnungsschritt ordentlich geschüttelt werden, um die »Metainformationen« auf die Lösungssubstanz, also das Wasser, zu übertragen. Nun besitzt diese Lösung aber, bei entsprechender Verdünnung, gar keine ursprüngliche Substanz mehr. Es sind maximal ein paar Moleküle vorhanden, wenn überhaupt. Die Chance, dass ein Molekül auf einem Kügelchen landet, beträgt ab dem achten

Verdünnungsschritt null Prozent. Nun ist Wasser aber nicht gleich Wasser. In 100 Millilitern Wasser befinden sich tausende gelöste Stoffe, die in minimaler Konzentration vorliegen – Elektrolyte, organische Moleküle, ja sogar Hormone sind in Wasser zu finden. Selbst destilliertes, also hochgradig gereinigtes Wasser ist nicht vollständig frei von »Verunreinigungen«. Wieso also wird beim Schütteln, also beim Vorgang der Informationsübertragung der Urtinktur auf das Wasser, nur die Information des gewünschten Stoffes übertragen und nicht gleichzeitig auch die aller anderen Substanzen, die sich ebenfalls in der Lösung befinden? Aus rein logischen Gesichtspunkten, die man selbst als Anhänger der Homöopathie nicht leugnen kann, kann es doch überhaupt kein reines Homöopathikum geben. Es läge immer ein Mischmedikament vor, selbst wenn man davon ausgehen würde, dass Informationen tatsächlich von einer Urtinktur auf Wasser übertragen werden könnten, was natürlich völliger Humbug ist.

Logikfehler 2

Von den Anhängern der Homöopathie wird häufig das »Gedächtnis« von Wasser oder eines andersartigen Lösungsmittels als Argument ins Feld geführt. Grundlage dieser Argumentation sind Arbeiten eines japanischen Forschers, der die Tatsache, dass sich Wassermoleküle in Abhängigkeit von verschiedenen externen Einflüssen unterschiedlich ausrichten, als Argument für ein sogenanntes »Gedächtnis« von Wasser heranzieht. Diese Herangehensweise, bei der wissenschaftliche Fakten mit obskuren Schlüssen kombiniert werden, ist typisch für Homöopathen und Pseudomediziner. Man nehme eine Studie, reiße sie aus dem Zusammenhang und befülle sie mit eigenen ideologischen Grundsätzen. Und voilà – fertig sind medizinische Fake News vom Feinsten. Aber gehen wir den Gedankengang doch kurz mit und nehmen an, Wasser hätte tatsächlich eine Art Erinnerungsvermögen (noch mal, das ist völliger Unsinn, aber wir versuchen es einfach mal anzunehmen). In diesem Fall wäre Wasser eine Art Informationsträger. Wo aber würde man im geschlossenen System »Erde« informationsfreies Wasser herbekommen, um daraus eine Medizin zu basteln? Wasser besteht aus einer unvorstellbaren Anzahl an Molekülen, die immer wieder im Austausch und in Kontakt mit anderen Molekülen sind. Informationsfreies Wasser zu bekommen wäre, selbst wenn ein einfaches Molekül, bestehend aus nur zwei Wasserstoffatomen und einem Sauerstoffatom, als Informationsträger fungieren könnte, unmöglich. Schade eigentlich … Wasser als Informationsträger wäre schon super. Bleibt der erste Supercomputer auf Wasserbasis abzuwarten.

Logikfehler 3

Abgesehen von der fehlenden Nachweisbarkeit durch seriöse Studien setzt die Homöopathie mal eben gültige Naturgesetze außer Kraft. Naturkonstanten, das Gesetz von Ursache und Wirkung sowie das Gesetz von Wirkstoff und Wirkung – all diese unabänderlichen Regeln werden von den Anhängern der Homöopathie geleugnet und ignoriert. Stattdessen postuliert man, dass Informationen geisterhaft von einer auf eine andere Substanz übertragen werden können. Wenn man bedenkt, wie laut der politische Aufschrei im Rahmen der Corona-Pandemie war, doch unbedingt die geltenden Regeln zu beachten und auf jeden Fall auf die Wissenschaft zu hören, denn nur die Wissenschaft allein könne uns aus dem Tal der Tränen befreien (was sicherlich nicht ganz falsch war), dann mutet es schier unglaublich an, dass ein derartiger Unfug wie die Homöopathie nicht nur nicht verboten ist, sondern sogar noch von den Krankenkassen und damit der Allgemeinheit bezahlt wird. Auch auf anderen Feldern unseres Miteinanders stoßen wüste Verschwörungserzählungen und Wissenschaft immer wieder aneinander.

DIE ARZNEIMITTELLÜGE

Weil homöopathische »Arzneimittel« eben nicht zu 100 Prozent dem Arzneimittelgesetz unterliegen, weil sie eben keine Arzneimittel sind, müssen sie auch nicht, wie richtige Medikamente, durch ein ausführliches, kompliziertes und vor allen Dingen kostenintensives Zulassungsverfahren gehen. Wenn dem so wäre, dann existierte diese Pseudomedizin überhaupt nicht, denn kein einziges Homöopathikum würde es durch den anspruchsvollen Zulassungsprozess schaffen, in dem für jedes normale Medikament unter anderem ein Zusatznutzen gegenüber einem bereits existierenden Medikament sowie ein Wirknachweis erbracht werden müssen. Nichtsdestotrotz werden die Produkte den ahnungslosen und vor allen Dingen hoffnungsvollen Patienten als wirksame Arznei verkauft. Das liegt auch daran, dass die Zuckerkügelchen apothekenpflichtig sind, was wiederum den Apothekern Millionen in die Kassen spült. Das System Homöopathie ist eine gut geölte Maschine und jeder, der daran verdient, achtet darauf, dass sie gut läuft. Der absolute »Knaller« ist aber, dass homöopathische »Arzneimittel« tatsächlich eine Art Prüfung durchlaufen müssen. Allerdings reicht es völlig aus, wenn ein Proband durch subjektive Selbstwahrnehmung Symptome oder Wirkungen des Mittels dokumentiert. Wer dieser Proband ist und welche Voraussetzungen er genau erbringen muss, ist genauso unklar wie die Notwendigkeit des subjektiv ermittelten Ergebnisses. Kurzum: Klingt gut, hält aber keinerlei wissenschaftlichen Qualitätskriterien stand, ist also lediglich ein billiger Taschenspielertrick.

Befreiung von der Apothekenpflicht

Homöopathika ähnlich wie Vitamine und Spurenelemente von der Apothekenpflicht zu befreien wäre sicher ein erster Schritt in die richtige Richtung. Wer unbedingt will, könnte die Mittelchen dann immer noch beim Drogeriemarkt seiner Wahl beziehen. Dagegen laufen Interessenverbände und Lobbyisten natürlich Sturm, weil das schöne Geld dann plötzlich weg wäre.

Die Apothekenpflicht und die damit einhergehende Lüge, es handele sich bei homöopathischen Präparaten um Arzneimittel, ist das reine Produkt von hocheffektiver Lobbyarbeit vonseiten der Zuckerumetikettierungsindustrie. Eigentlich könnte man dem ganzen Schwindel mit einem entspannten Lächeln begegnen und diejenigen, die ihr hart verdientes Geld für den Unsinn ausgeben, müde belächeln. Leider ergeben sich aber durch die Apothekenpflicht drei grundlegende Probleme:

- **Das erste Problem** haben wir bereits besprochen, nämlich die Erstattung durch die Krankenkassen und damit die Belastung der Allgemeinheit.

- **Das zweite Problem** ist der völlig ungerechtfertigte Seriositätsgewinn, eine schier unglaubliche Aufwertung, die den Homöopathika dadurch zuteil wird, dass man sie als Arzneimittel bezeichnet. Das Vertrauen medizinischer Laien in die Irrlehre der Homöopathie wird so auf gefährliche Art und Weise aufgebaut und der Industriezucker bekommt einen echten medikamentenähnlichen Stellenwert.

- **Das dritte Problem** ist, dass Apotheken verpflichtet sind, Homöopathika anzubieten. Und alle Pharmazeuten – bis auf eine standhafte Apothekerin aus Südbayern (siehe Interview auf Seite 124 f.) – halten sich auch mit Freude daran. Das liegt darin begründet, dass mit dem Unfug eine Menge Geld verdient werden kann. Insofern wird Homöopathie von den Apothekern nicht nur verkauft, sondern auch beworben, was einem Verrat der wissenschaftlichen Basis der Pharmakologie und einer enormen Abwertung des Faches gleichkommt.

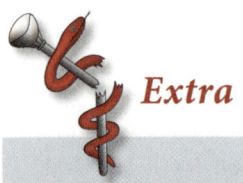

Extra

INTERVIEW MIT DER APOTHEKERIN IRIS HUNDERTMARK

Frau Iris Hundertmark ist Apothekerin in Weilheim in Bayern. Bekannt wurde sie durch ihre Weigerung, homöopathische Mittel in ihrer Apotheke vorzuhalten, und durch den Protest gegen deren Apothekenpflicht.

Falk Stirkat: Frau Hundertmark, Sie beanstanden, dass Apotheker homöopathische Mittel verkaufen müssen. Warum müssen sie das, wo es sich doch um wirkstofffreie Präparate handelt?
Iris Hundertmark: Das ist gesetzlich vorgeschrieben. Homöopathika sind nach deutschem Gesetz Arzneimittel und Apotheken sind dazu verpflichtet, Arzneimittel abzugeben.

Falk Stirkat: Sie sind deutschlandweit dafür bekannt geworden, dass Sie sich dieser Praxis entgegenstellen. Wie machen Sie das?
Iris Hundertmark: Der Unterschied zu anderen Apotheken ist, dass wir aktuell die einzige Apotheke in Deutschland sind, die keine Homöopathika auf Lager hat, weil ich mich und mein Team aus der Not befreien wollte, etwas verkaufen zu müssen, was ich da habe. Möchte ein Kunde homöopathische Mittel bestellen, dann bin ich zur Beratung verpflichtet und kläre vorher darüber auf, dass es sich um wirkstofffreie Präparate handelt. In den allermeisten Fällen sind die Kunden interessiert und lassen sich dann von mir ein wirkstofftragendes Präparat empfehlen.

Falk Stirkat: Welche finanziellen Anreize ergeben sich für Apotheker aus dem Verkauf von Homöopathika?

Iris Hundertmark: Der Verkauf von homöopathischen Mitteln ist ein tolles Zusatzgeschäft, ganz ohne Risiko. Weil kein Wirkstoff enthalten ist, kommt es auch nicht zu Nebenwirkungen, und der Apotheker läuft nicht Gefahr, etwas beachten zu müssen. Kommt ein Kunde in die Apotheke und möchte ein Rezept einlösen, dann kann immer auch irgendein Homöopathikum dazu verkauft werden – ohne jedes Risiko.

Falk Stirkat: Hand aufs Herz: Verraten Apotheker nicht ihre wissenschaftliche Grundausbildung, wenn sie Patienten wirkstofffreie Zuckerkügelchen empfehlen und verkaufen?
Iris Hundertmark: Absolut. Die Homöopathie steht in absolutem Gegensatz zu dem, was wir im Studium gelernt haben, und ist völlig unwissenschaftlich. Es handelt sich um Tradition und ein überarbeitungswürdiges Gesetz, das vermutlich aufgrund von Lobbyinteressen nicht überarbeitet wird.

Falk Stirkat: Wie reagieren Ihre Kunden?
Iris Hundertmark: Meine Kunden sind im ersten Moment erschrocken, weil sie meine Entscheidung nicht einordnen können. Jetzt nach zwei Jahren finden sie das aber gut, weil sie sich ehrlich beraten fühlen. Unterm Strich habe ich Kunden dazugewonnen. Natürlich sind die Homöopathiegläubigen weg, aber das liegt ja in der Natur der Sache.

Falk Stirkat: Sollte Homöopathie verboten werden?
Iris Hundertmark: Verboten ist hart. Ich finde, es gehört nicht in die Apotheke, sondern in Esoterikläden oder zum Heilpraktiker. Ganz sicher aber nicht in die Apotheke.

Falk Stirkat: Frau Hundertmark, vielen Dank für das Gespräch!

GETEILTES LEID IST HALBES LEID

Es existieren unzählige Studien, meist durchgeführt von Menschen, deren Interesse es war, Belege für die Wirksamkeit der Homöopathie zu finden, die aber genau das nicht tun. Exemplarisch ist hier sicher die hochaktuelle Arbeit einer französischen Forschergruppe vom Mai 2019 zu nennen.[2] Die Forscher wollten herausfinden, welchen Effekt Homöopathika bei der Therapie von Nebenwirkungen eines bestimmten Krebsmedikaments haben. Studienteilnehmerinnen waren Frauen, bei denen man Brustkrebs festgestellt hatte und deren Krebszellen einen ganz bestimmten Marker, einen sogenannten Rezeptor, auf der Oberfläche auswiesen. Dieser Marker bietet einen speziellen Angriffspunkt für Hormone, die für das Krebswachstum mitverantwortlich gemacht werden. Die betroffenen Frauen können sich speziellen Hormontherapien unterziehen, die eben jene Rezeptoren blockieren, sodass das schädliche Wachstumssignal nicht mehr in den Zellen ankommt. Wie es aber in der Medizin so ist, gibt es eben keine Wirkung ohne Nebenwirkung. Und die ist im Falle dieser biologischen Therapie relativ unangenehm. Da besagte Rezeptoren nämlich nicht nur auf der Oberfläche der Krebszelle, sondern auch an den weiblichen Geschlechtszellen vorkommen, werden die durch die Tumortherapie ebenfalls blockiert, was zu einem mehr oder weniger plötzlichen Auftreten menopausaler Symptome führt. Man katapultiert die Patienten also medikamentös in die Wechseljahre. Dass diese Erfahrung für die Betroffenen äußerst unangenehm werden kann, sollte nachvollziehbar sein. Insbesondere fürchterliche Hitzewallungen machen den Frauen zu schaffen und verkomplizieren so die ohnehin schon belastende Krebstherapie.

Die französischen Forscher wollten nun wissen, ob man die Beschwerden der vorzeitig einsetzenden Wechseljahre mithilfe von homöopathischen Produkten lindern kann. Dabei teilten sie knapp 300 Brustkrebspatientinnen, die zum Zeitpunkt der Diagnose noch keine Metastasen hatten, zufällig in zwei Gruppen ein. Eine Gruppe wurde mit einem Placebo behandelt, die andere bekam das Homöopathikum (was ja chemisch und physikalisch auch nichts anderes als ein Placebo ist). Weder Ärzte noch Probanden wussten, wer welche Substanz bekommt. Daher werden solche Studien Doppelblindstudien genannt. Und das Ergebnis? Das war wenig überraschend, offenbarte aber trotzdem eine hochinteressante Wahrheit. Wie zu erwarten, konnten nach zehn Wochen keine Unterschiede im Befinden beider Gruppen festgestellt werden. Aber – und ja, es gibt ein großes Aber – beide Gruppen gaben in gleichem Maße an, dass sich die Behandlung positiv auf die Hitzewallungen ausgewirkt hatte. Allein der Gedanke, etwas zu tun, reicht also aus, um Kranke weniger krank zu machen. Was sich da zwischen Gehirn und dem Rest des Körpers abspielt, ist noch völlig unerforscht und wird sicher in den nächsten Jahren und Jahrzehnten zu bahnbrechenden Erkenntnissen führen. Es scheint sich der alte Spruch zu bewahrheiten: Geteiltes Leid ist halbes Leid!

Findige Homöopathen mögen hier nun ihre Argumente für die Methode bestätigt sehen. Denn schließlich hatte das homöopathische Mittel ja einen klar positiven Effekt auf die Probanden. Und tatsächlich: Im Gespräch mit einer homöopathisch tätigen Ärztin kam genau diese französische Studie zur Sprache, die die Wunderheilerin als eindeutigen, wissenschaftlichen Beleg für ihren Irrglauben ansah. Aber genau das ist sie eben nicht! Die Studie zeigt nämlich nicht, dass Homöopathie funktioniert, sondern dass der Placeboeffekt existiert und man ihn bei schwer kranken Patienten erfolgreich anwenden kann. Den Effekt des Homöopathikums widerlegt das Experiment klar. Die Diskrepanz zwischen dem Ausgang des Experiments und der Interpretation der Ergebnisse zeigt auf, wie wichtig es ist, in der Lage zu sein, Studien nicht nur zu lesen, sondern sie auch korrekt zu interpretieren. Mathematische Grundkenntnisse sind hierfür unabdingbar.

DIE IRREN KOSTEN DES WAHNSINNS

Viele Befürworter der Homöopathie stellen immer wieder die Frage, wieso um alles in der Welt die »Schulmedizin« (ein, wie wir finden zutiefst beleidigender Ausdruck für die Wahrheit) so auf der Homöopathie herumhackt. Befürchten wir Ärzte etwa die Übernahme der Deutungshoheit? Haben wir Angst, die Heilpraktiker würden früher oder später unsere Aufgabe als Gesundheitsfürsorger übernehmen? Die Antwort ist einfach: Nein. Die entsprechende Berufsgruppe besetzt eine derart kleine Nische, dass uns diese Gedanken gar nicht in den Kopf kommen. Ursachen für die vehemente Ablehnung der Homöopathie durch die Schulmedizin gibt es eigentlich zwei:

- **Erstens**: Es handelt sich schlicht um eine Irrlehre, um erfundenen Hokuspokus, der keiner wissenschaftlichen Prüfung standhält.
- **Und zweitens**: Homöopathie ist Abzocke! Und zwar Abzocke von uns allen, egal ob wir Anhänger sind oder nicht. Denn trotz immer lauter werdender Kritik werden die Kosten für homöopathische (Nicht-)Wirkstoffe immer noch von den meisten Kassen (zumindest teilweise) übernommen. Schaut man auf die nackten Zahlen, dann grenzt das an einen Skandal, eine staatlich unterstützte Betrugsmaschinerie, die mit der Leichtgläubigkeit von Menschen Millionen verdient.

Um die finanzielle Belastung zu kalkulieren, wurde im Jahr 2015 eine riesige Studie[3] durchgeführt und ausgewertet. Eingeschlossen wurden 44.000 Patienten mit dem Ziel zu prüfen, ob verordnete Homöopathie zu Kosteneinsparungen im Gesundheitswesen führen kann. Das Ergebnis: Die Erstattung von Homöopathie durch die gesetzlichen Krankenkassen führt zu einer signifikanten Zunahme der Behandlungskosten! Verglichen wurden zwei Patientengruppen. Die Patienten der einen Gruppe wurden »nur« schulmedizinisch behandelt, während man die der anderen zusätzlich homöopathisch betreute. In

Deutschland werden auf diesem Weg über 670 Millionen Euro verschwendet. Geld, das man für gute Zwecke, wie etwa die Erforschung neuer, echter Behandlungskonzepte, verwenden könnte.

Genauer betrachtet, ist diese Erkenntnis empörend. Wir geben Unsummen für Unsinn aus, obwohl wir die Mittel hätten, deutlich mehr Menschenleben zu retten. Diese Herangehensweise ist an Heuchelei eigentlich nicht mehr zu überbieten und ein Schlag ins Gesicht all jener, die auf neue Therapiemethoden angewiesen wären und die sterben, weil Menschen lieber wirkungs- und wirkstofflosen Zucker zu sich nehmen. Aus dieser Sicht betrachtet ist Homöopathie nicht nur wirkungslos, sondern kostet sogar Leben!

Aber wie kann das sein?

Wie setzen sich die Kosten der Homöopathie zusammen?

Zum einen kosten natürlich die Mittelchen selbst eine Menge Geld. Hier werden so irre Profite gemacht, dass es schon anstößig ist, allein darüber zu schreiben. Bedenken Sie, wie hoch die Rohstoff- und Herstellungskosten für ein Mittel sind, das lediglich aus Zucker oder manchmal sogar aus schlichtem Wasser besteht. Das kostet praktisch gar nichts und wird dann zum Teil für hunderte von Euro pro Packung verkauft. Und die Allgemeinheit zahlt. Auch der verordnende Arzt verdient richtig gut mit. Bekommt man für die Behandlung eines nicht privat versicherten Patienten als niedergelassener Allgemeinarzt pro Quartal ungefähr 50 Euro – egal wie sehr man sich für den Erkrankten einsetzt –, so kann man, legt man die Abrechnungsmodalitäten für homöopathische Mittel zugrunde, bis zu 200 Euro für denselben Patienten bekommen – pro Besuch, versteht sich. Mit diesem Wissen im Hinterkopf muss man den Hut vor sämtlichen Ärzten ziehen, die den Betrug, trotz hoher Gewinnspannen, nicht mitmachen!

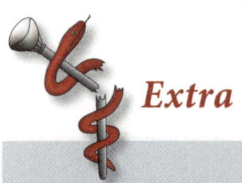

Extra

HOMÖOPATHIE UND DER PLACEBOEFFEKT

Überzeugte Homöopathen argumentieren oft, dass die Wirkung ihrer Mittel weit über den Placeboeffekt hinausreicht. Dabei wissen wohl die wenigsten, was es damit auf sich hat. Um dieser Frage nachzugehen, haben wir uns mit Prof. Ernil Hansen von der Universität Regensburg getroffen. Professor Hansen ist einer der führenden Wissenschaftler auf dem Gebiet der Placebo-Forschung und hat uns bis dato ungeannte Einblicke in ein noch relativ offenes Gebiet ermöglicht sowie den Hype um Homöopathie in ein vernünftiges Verhältnis gesetzt.

Falk Stirkat: Herr Professor Hansen, können Sie uns sagen, welchen Anteil der Placeboeffekt am vermeintlichen Erfolg der Homöopathie hat?

Prof. Hansen: 100 Prozent.

Falk Stirkat: Homöopathen argumentieren gern, es gäbe eine Unmenge an Studien, die belegen, dass ihre »Methode« über den Placeboeffekt hinaus wirkt. Was entgegnen Sie dem?

Prof. Hansen: Es gibt neben dem Placeboeffekt noch andere unspezifische Faktoren, wie Spontanheilung, regression to the mean etc., die den »Erfolg« begünstigen. Außerdem müssen selbst Meta-Analysen auf Qualität, Bias *(Wer hat die Studie beauftragt, gesponsert, gemacht?)*, enthaltene Patientenzahl und vieles mehr überprüft werden. Seriöse Analysen *(z. B. Cochrane)* haben bisher keine gesicherte Evidenz über den Placeboeffekt hinaus ergeben und das liegt in diesem Fall gewiss nicht an einem Mangel an Studien. Inzwischen sind allerdings eine erhebliche Lobby und Lobbyarbeit, d. h. finanzgetriebene Interessen feststellbar. Verständlich, denn das Herstellungskosten-Gewinn-Verhältnis ist genial.

Falk Stirkat: Finden Sie es ethisch vertretbar, dass die Homöopathie den Placeboeffekt für sich beansprucht und damit Geld verdient?

Prof. Hansen: Ethisch vertretbar ist jede Anwendung des Placeboeffekts, die finanzielle Belastung von Patienten und des Gesundheitssystems nicht. Ethisch nicht vertretbar ist die fehlende Risikoaufklärung. Zum einen gibt es keinen Placeboeffekt ohne seinen negativen Bruder, den Noceboeffekt. Zum anderen ist die gefährlichste Nebenwirkung das Versäumnis oder die Verzögerung einer wichtigen diagnostischen oder therapeutischen medizinischen Behandlung. Wer jetzt bei einem alten, vorerkrankten Menschen mit Fieber und Husten Globuli verschreibt und nicht zum Kontakt mit dem Hausarzt aufruft, der gegebenenfalls eine Testung auf COVID-19 oder nach Untersuchungen eine Krankenhauseinweisung veranlasst, sollte zur Rechenschaft gezogen werden!

Falk Stirkat: Sollte Homöopathie Ihrer Meinung nach verboten werden?

Prof. Hansen: Nein, aber nicht finanziert, vor allem nicht von Krankenkassen. Ich finde auch, dass sich Apotheker zunehmend disqualifizieren, weil sie nicht mehr die wissenschaftliche Basis ihres Faches vertreten und vermitteln. Was gut geht, wird verkauft und zum Teil sogar gefördert. *(Anmerkung der Autoren: Apotheken sind verpflichtet, Homöopathie anzubieten. Sie müssen sie aber nicht fördern!)*

Falk Stirkat: Der Placeboeffekt hat einen wesentlich größeren Anteil an der Wirkung von Medikamenten und sogar Operationen, als wir bisher dachten. Wie groß ist der und was bedeutet das für uns Ärzte?

Prof. Hansen: Ganz grob: Im Durchschnitt 50 Prozent. Das bedeutet, dass es nach heutigem Wissensstand einem ärztlichen Kunstfehler gleichkommt, ihn nicht zu kennen und bei jeder Form der Behandlung zu nutzen. Bezüglich Homöopathie heißt das: nicht igittigitt, sondern: Was kann ich aus diesem Phänomen und von diesen »Therapeuten« lernen?

SOLLTE HOMÖOPATHIE **VERBOTEN** WERDEN?

Eine wahrlich schwierige und sehr subjektive Frage. Um der nachzugehen, haben wir mit vielen auf diesem Gebiet tätigen Wissenschaftlern und Ärzten gesprochen. So antwortete beispielsweise Dr. Christian Lübbers, HNO-Arzt und Sprecher des *Informationsnetzwerkes Homöopathie*, der als einer der großen Homöopathiekritiker unseres Landes bekannt ist, er wäre dagegen. Für ihn, wie auch für Prof. Ernil Hansen, den Placebo-Forscher, sind Aufklärung und Warnung bessere Mittel als ein Verbot. Nichtsdestotrotz fordern alle von uns angesprochenen Experten einen Stopp der Subvention von homöopathischen Mitteln und der Homöopathie an sich. Außerdem einig ist man sich darin, dass homöopathische »Arzneimittel« zügig von der Apothekenpflicht befreit werden müssen, um ihnen zum einen den Anschein von Seriosität und zum anderen den Apotheken den finanziellen Anreiz zu nehmen.

Besonders wichtig sind aber ganz offensichtlich Aufklärung und Erklärung. Denn die meisten Menschen wissen gar nicht, worum es sich bei Homöopathie eigentlich handelt. Sie stellt viel zu oft eine Alternative zur klassischen »Schulmedizin« dar und warum sollte man es denn dann nicht einfach probieren. Auch der Einsatz der Homöopathie als Teil der Komplementärmedizin wird häufig befürwortet, mancherorts sogar gefördert. Es existieren universitäre Lehrstühle, die diesen Weg gehen. Als Komplementärmedizin bezeichnet man in diesem Zusammenhang Methoden, deren Nutzen nicht wissenschaftlich belegt ist, die aber beispielsweise bei der Behandlung von Komplikationen oder Nebenwirkungen von klassischen medizinischen Behandlungen zum Einsatz kommen. Überlegen Sie mal, wie viele Homöopathika für Schwangere und (arme wehrlose) Säuglinge feilgeboten werden! Das muss ein Ende haben!

Wenn die Homöopathie also schon nicht verboten werden sollte, dann müssten zumindest deutliche Warnungen auf den Verpackungen der Mittel zu lesen sein: »Achtung! Enthält keinen medizinischen Wirkstoff und hilft nicht gegen Krankheiten oder Symptome derselben!« Die Menschen müssen, ähnlich wie beim Konsum von Tabak, klar darauf hingewiesen werden, dass das, was sie da unter dem Deckmantel der Gesundheitsvorsorge kaufen, nicht mehr ist als Lug und Trug. Oder aber man denkt den Gedanken konsequent zu Ende und beschließt, den Hokuspokus endgültig zu beenden, indem man ihn schlicht verbietet. Diesen Weg versuchen die Kollegen in Großbritannien zu beschreiten – Ausgang ungewiss. Dabei scheint das Verbot der Methode eigentlich folgerichtig, spätestens seit der Warnung der WHO im Jahr 2009. Doch in den letzten elf Jahren ist wenig passiert. Zu mächtig sind die Lobbyverbände, zu groß die Gewinnmargen, die durch den großangelegten Betrug erreicht werden können. Ein Verbot würde all jenen endlich einen Riegel vorschieben, die sich aufs Übelste am Leid anderer bereichern und dabei anscheinend nicht einmal ein schlechtes Gewissen haben. Die Methoden dieser Leute sind zum Teil nur noch mit denen der Mafia zu vergleichen. So versucht beispielsweise ein großer Konzern, der sich auf die Umetikettierung von Zucker zu Arzneimitteln spezialisiert hat, eine Ärztin zu verklagen, weil die öffentlich behauptet, Homöopathie wirke nicht über den Placeboeffekt hinaus. Natürlich wird der Multimillionen-Riese vor Gericht keinerlei Chancen haben – logisch. Und gerade deshalb kann man das Verhalten der Lobbyisten nur als Einschüchterungstaktik verstehen, die dazu führen soll, dass echte Wissenschaftler mundtot gemacht werden, geht man doch davon aus, dass deren Kriegskasse nicht so prall gefüllt ist und ein derartiger Rechtsstreit zur Zerstörung ganzer Existenzen führen kann. Da überlegt man sich als Privatperson schon zweimal, ob man nicht einfach die Unterlassungserklärung der Industrie unterschreibt! Das würde in Konsequenz natürlich zu einer entsprechend aufgeregten Presse führen und den Eindruck hinterlassen, die entsprechende Ärztin habe ihre Meinung geändert.

Ein Verbot der Homöopathie würde all diesen Machenschaften einen Riegel vorschieben und die Verbreiter der offiziell als Irrlehre deklarierten Homöopathie dazu zwingen, sich mit echter Medizin zu beschäftigen.

Der Blick über den Tellerrand

Übrigens: Nicht überall ist man so faktenresistent wie bei uns in Deutschland. Obwohl beispielsweise der Fachbereich Humanmedizin der Universität Marburg Homöopathie schon 1992 im Rahmen der sogenannten »Marburger Erklärung zur Homöopathie«[4] als Irrlehre deklariert hat, werden in Deutschland immer noch fleißig Globuli geschluckt, als würden diese irgendetwas bewirken. In Großbritannien hingegen dürfen homöopathische Behandlungen schon seit 2010 nicht mehr mit öffentlichen Geldern bezahlt werden, weil ein wissenschaftliches Konsortium der Methode die Wirksamkeit abgesprochen hat. Auch kochte die Diskussion in Frankreich hoch, als im Juni 2019 beschlossen wurde, Homöopathie nicht mehr als Therapieform anzuerkennen. Basis dieser Entscheidung war eine umfangreiche Analyse von über 1.000 wissenschaftlichen Publikationen. Sogar in den USA ist man mittlerweile zur Vernunft gekommen. Homöopathika müssen dort gut leserlich mit Sicherheitshinweisen gekennzeichnet sein, die klar und deutlich besagen, dass sie keinerlei Wirkung besitzen. Die Russische Akademie der Wissenschaften deklarierte Homöopathie schon 2017 offiziell als Pseudowissenschaft. Die Liste ist noch lange nicht zu Ende und sie zeigt, wie klar die Daten und die damit einhergehende Lehrmeinung zum Thema sind. Umso erschreckender ist die Tatsache, dass wir in Deutschland diese Diskussion immer noch führen müssen.

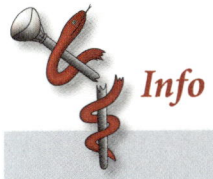

Info

MYTHOS 5: COLA UND SALZSTANGEN HELFEN BEI DURCHFALLERKRANKUNGEN

An diesem Mythos sieht man, dass die alten Hausmittelchen unserer Großeltern doch nicht immer halten, was sie versprechen. Cola und Salzstangen werden seit Generationen bei Durchfallerkrankungen empfohlen, können aber sogar schädlich sein. Die grundsätzliche Überlegung hinter dieser etwas skurrilen Nahrungsmittelempfehlung ist gar nicht so dumm, schließlich fehlen dem Patienten bei einer akuten Gastroenteritis, sprich beim klassischen Brechdurchfall, Blutsalze, sogenannte Elektrolyte, und Nährstoffe. Was läge da näher, als es mit Salzstangen und einem der zuckerhaltigsten Getränke überhaupt zu versuchen. Dumm nur, dass insbesondere Coffein, aber auch Zucker die Verdauung anregen und den Durchfall damit verschlimmern können. Und auch Salzstangen enthalten nur für den medizinischen Laien Salz. Es gibt nämlich einen ganz klaren Unterschied zwischen dem reinen Kochsalz (Natriumchlorid) und den Blutsalzen. Zwar gehören Natrium und Chlor, die beiden Inhaltsstoffe des Kochsalzes, dazu, es gibt aber eben noch viele mehr. Die ausschließliche Zufuhr von Kochsalz führt zum Verlust von Wasser und verschlimmert den Durchfall. Wenn Sie also fragen, was Sie bei »Magen-Darm« auf keinen Fall zu sich nehmen sollten, so lautet die Antwort: Salzstangen und Cola.

Wirklich sinnvoll bei Durchfallerkrankungen sind Elektrolytlösungen. Die bekommt man in so gut wie jeder Apotheke. Wer die aber gerade nicht parat hat, der kann auch Folgendes tun: Lösen Sie in einem Liter abgekochtem Leitungswasser (alternativ tut's stilles Mineralwasser auch) je einen viertel Teelöffel Kochsalz und Backpulver auf. Dazu kommen zwei Esslöffel Zucker oder Honig und eine halbe Tasse Orangensaft. Dieses Elixier dann in kleinen Schlückchen genießen!

Vom Lebenselixier

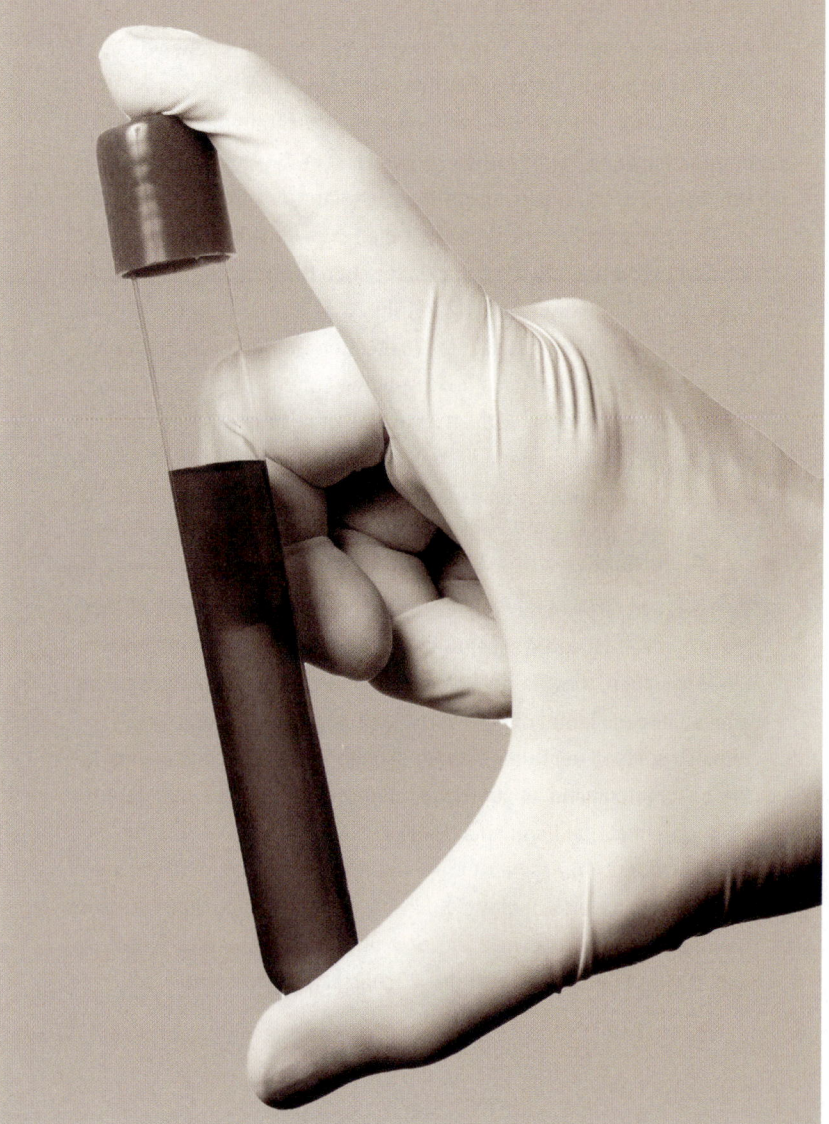

Organ oder Transportflüssigkeit?

Wenn man sich schneidet, dann blutet es – so viel ist wohl jedem Menschen klar. Auch weiß ein jeder, dass Blut durch das Herz in den Körper gepumpt wird. Warum genau das wichtig ist, dürften aber nicht so viele Menschen auf dem Schirm haben. Ohne Blut wäre menschliches Leben nicht denkbar. Obwohl lediglich fünf bis sechs Liter der roten Flüssigkeit im menschlichen Körper vorhanden sind, was gerade einmal ungefähr sieben bis acht Prozent des Körpergewichts eines durchschnittlichen Mannes entspricht, ist sie doch so gut wie überall präsent – und das zu jedem Zeitpunkt. Es existieren nur ganz wenige Organe, die über keine eigene Blutversorgung verfügen, hierunter beispielsweise die Hornhaut des Auges, die so dünn ist, dass Blutgefäße sie bei ihrer eigentlichen Aufgabe, nämlich der Brechung des Lichts, stören würden. Fast alle anderen Organe werden über Arterien mit »frischem« Blut versorgt, während »verbrauchtes« Blut mit all seinen Stoffwechsel- und Gasaustausch-Abfällen über Venen abtransportiert wird (das gilt so nicht für die Lunge, hier ist es genau andersherum). Trotz oder gerade wegen der enormen Vielfältigkeit seiner Aufgaben ist auch das Medium Blut in puncto Diagnostik und »Heilkunst« vielfältigen Missinterpretationen und Irrtümern ausgesetzt. Was genau unser Blut so essenziell macht, wieso es uns vor Krankheiten schützen kann und warum die Interpretation von Blutwerten komplizierter ist als gedacht – all das besprechen wir auf den nächsten Seiten.

BLUT – WAS IST DAS EIGENTLICH?

Um was also handelt es sich bei dieser essenziellen Flüssigkeit, manchmal lyrisch als *Saft des Lebens* bezeichnet, genau? Oftmals hört man, Blut sei ein eigenes Organ, nur eben in flüssiger Form. Das stimmt so nicht. Es handelt sich vielmehr um eine Suspension von Zellen in einer proteinhaltigen Salzlösung (Elektrolytlösung). Dabei nehmen besagte Blutzellen (landläufig als rote und weiße Blutkörperchen sowie Blutplättchen bezeichnet) lediglich 44 Prozent des Gesamtvolumens ein. Der Rest wird von Wasser, gelösten Gasen, Blutsalzen (sogenannten Elektrolyten) und anderen stoffwechselrelevanten Stoffen eingenommen. Die Zusammensetzung des Blutes wird vom Körper in extrem engen Grenzen stabil gehalten, weil es sonst zu schwerwiegenden Störungen aller möglichen Stoffwechselprozesse kommen kann.

Eine essenzielle Mixtur

Neben den roten Blutkörperchen (auch Erythrozyten genannt), die der Flüssigkeit ihre Farbe verleihen, gehören die Blutplättchen (Thrombozyten) und die weißen Blutkörperchen (Leukozyten) zu den zellulären Bestandteilen, also jenen 44 Prozent. Letztere nutzen das Blut allerdings lediglich als Transportmedium. Sie werden im Knochenmark gebildet und verrichten ihre Aufgaben, nämlich die Abwehr von Fremdkörpern, Infektionen und Tumorzellen, in den jeweiligen Geweben, in denen sie bis zum Ende ihres Lebens verbleiben. Erythrozyten und Thrombozyten hingegen zirkulieren so lange im Blut, bis sie entweder aufgebraucht werden oder auch ihre Lebensspanne endet. Ursächlich hierfür ist deren Funktion. So ist es Aufgabe der roten Blutkörperchen, unter anderem Sauerstoff aus der Lunge zu den Geweben zu transportieren und Kohlendioxid, das Abfallprodukt der sogenannten Zellatmung, zurück zur Lunge, die es dann ausatmet.

Für diese Aufgabe müssen die kleinen Zellen ständig in Bewegung sein. Und das ein Leben lang. Allerdings dauert das Erythrozytenleben nur ungefähr 120 Tage, dann werden die Helferlein abgebaut. Aus diesem Grunde müssen immer wieder neue Zellen produziert werden. Zuständig hierfür ist das Knochenmark. Dort findet auch die »Beladung« der Zellen mit Hämoglobin statt, einem Molekül, mit dessen Hilfe die kleine Zelle zu einer hochspezialisierten Sauerstofftransportmaschine wird. Und weil diese Aufgabe so unendlich wichtig ist, gehen die Erythrozyten auch fast nur dieser einen Tätigkeit nach. Sie transportieren Sauerstoff zu den Organen und Kohlendioxid von den Organen zur Lunge. (Außerdem zählt der Transport von Zuckermolekülen zu den Aufgaben der Erythrozyten.) Verständlich also, dass Erkrankungen der roten Blutzellen (Anämien) schwerwiegende und zum Teil auch lebensbeendende Konsequenzen für den Patienten haben können. Glücklicherweise handelt es sich bei den meisten Formen dieser Erkrankung aber um »banale« Eisenmangelanämien (häufigste Ursache ist die Menstruation). Das Hämoglobinmolekül benötigt nämlich Eisen, um den Transport des Sauerstoffs zu gewährleisten.

Während die Erythrozyten also dafür sorgen, dass jedes Organ mit den lebenswichtigen Stoffwechselkomponenten versorgt wird, kümmern sich die Thrombozyten um unser Gefäßsystem. Man könnte sie als Bauarbeiter der Blutgefäße bezeichnen. Dabei geht es gar nicht nur um große Verletzungen. Auf mikroskopischer Ebene, also da, wo sich unsere Gefäße in immer kleinere, winzige Äste verzweigen, entstehen täglich kleinste Verletzungen. Damit aus diesen kein Blut austritt, arbeiten die Blutplättchen mit anderen Gerinnungsbestandteilen zusammen und konstruieren ein Netz, das den Defekt verschließt. Bildet sich ein solches Netz auf der Körperoberfläche, so spricht man von Grind. Im inneren der Gefäße müssen sich Tausende derartige Strukturen bilden. Ist die Zahl der Thrombozyten reduziert oder ihre Funktion gestört, so kommt es zu vielen winzigen Einblutungen (Petechien).

DIE BEDEUTUNG DER BLUTGRUPPEN

Obwohl gegenwärtig 34 anerkannte menschliche Blutgruppen existieren, bezieht sich der Arzt bei diesem Thema grundsätzlich auf das sogenannte AB0-System und das Rhesus-System. Dabei handelt es sich um Eigenschaften der Oberflächen von roten Blutzellen. Die können entweder mit einer A-Struktur (einem sogenannten Antigen), einer B-Struktur, einer AB-Struktur oder gar keiner Struktur belegt sein. Gleiches gilt für das Rhesus-Antigen. Zu jedem Antigen existiert ein Antikörper, der das Antigen inaktiviert. Da dies nicht geschehen soll, verfügen Patienten der Blutgruppe A über Antikörper gegen die Blutgruppe B und andersherum. Menschen mit der Blutgruppe 0 weisen Antikörper gegen die A- und B-Struktur auf, während bei AB-Patienten gar keine Antikörper vorkommen.

Corona und das AB0-System

Relativ früh im Verlauf der Corona-Pandemie wurde klar, dass Patienten bestimmter Blutgruppen eher anfällig für das Virus sind als andere. Der Befund wurde als kleine Revolution gefeiert. Dabei kam diese Entdeckung gar nicht so unerwartet. Eine Gruppe chinesischer Forscher konnte bereits 2005 beim »ersten« Corona-Virus (SARS-CoV1) feststellen, dass Patienten mit der Blutgruppe 0 deutlich seltener einen schweren Krankheitsverlauf erlitten als andere.[1] Basierend auf den damaligen Erkenntnissen konnte nun eine andere Forschergruppe aus China ähnliche Beobachtungen zum neuen Corona-Virus (SARS-CoV2) machen.[2] Sie verglichen schon früh die Blutgruppen von 2.173 COVID-19-Patienten aus drei Krankenhäusern in der Region Wuhan. Bei allen war die Blutgruppe A mit einem deutlich erhöhten Risiko im Vergleich zu den anderen Gruppen vergesellschaftet, während sich Blutgruppe 0 als günstig für den Patienten erwies. Und diese Entdeckung galt nicht nur für die Wahrscheinlichkeit, sich zu infizieren. Selbst das Sterberisiko war bei Patienten der Blutgruppe A erhöht und bei Blutgruppe 0 deutlich verringert. Zu vergleichbaren Ergebnissen mit 1.559 Patienten kam zwischenzeitlich auch eine amerikanische Arbeitsgruppe.[3]

Ein bekanntes Phänomen

Dass Infektionen mit bestimmten Mikroorganismen und die Blutgruppe des potenziell Infizierten in engem Zusammenhang stehen können, kennen wir von anderen Krankheitserregern. So konnte etwa gezeigt werden, dass bestimmte Durchfallerkrankungen bei Patienten der Blutgruppe B- oder AB deutlich häufiger vorkommen oder klinisch bedeutsam werden. Die Vermutung, dass dies auf die Abwesenheit des B-Antikörpers zurückzuführen ist, liegt auf der Hand.

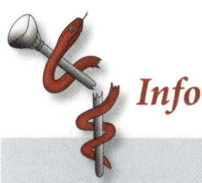

Info

ERKLÄRUNGSANSÄTZE ...

... gibt es einige. So könnten beispielsweise die bei Patienten der Blutgruppe 0 vorhandenen Antikörper mit dem Spike-Protein des Virus interagieren und so dessen Wechselwirkung mit der Wirtszelle stören, für die das Protein essenziell ist. Interessant ist auch der Umstand, dass die Oberflächenproteine, also A oder B oder beide, im Rahmen der Vermehrung des Virus in der Zelle auf die Struktur des Virus übergehen. Auf diese Weise könnten Ansteckungen zwischen Menschen verschiedener Blutgruppen deutlich erschwert werden.

ABNORMALE NORMWERTE

Kaum ein anderes diagnostisches Verfahren wird so häufig angewendet wie die Untersuchung des Blutes. So ist es heute üblich, bereits zu Vorsorgezwecken ein Blutbild (Analyse der Zellbestandteile) zu machen und weitere Marker zu bestimmen. Oft stehen am Ende nicht weniger als 20 Zahlen, die es nun zu interpretieren gilt. Das ist aber überhaupt nicht so einfach. Manche Blutwerte unterliegen tageszeitlichen Schwankungen, manche sagen kaum etwas über den Zustand des Patienten aus. Was Blutwerte aber immer sind: eine Momentaufnahme, die, vergleichbar mit einem Foto, nur einen Bruchteil der Realität widerspiegelt. Den nachvollziehbaren Wunsch vieler Ärzte und Patienten nach Blutwerten, die eine klare Aussage über bestimmte Körperfunktionen treffen, kann die Blutanalyse kaum befriedigen. Sie gibt dem Arzt lediglich Hinweise, wo er genauer hinschauen muss ...

Die Crux mit dem Referenzbereich

Wann ist ein Blutwert »normal«? Und was bedeutet »normal« eigentlich? Bekommt der Arzt einen Ausdruck über die Ergebnisse der angeforderten Laborwerte, so steht hinter dem gemessenen Wert immer noch der sogenannte Referenzwert. Dabei handelt es sich um jenen Bereich, in dem 95 Prozent der gesunden erwachsenen Patienten zu verorten sind. Das bedeutet aber auch, dass fünf Prozent der Gesunden ganz sicher pathologische Werte aufweisen, obwohl sie völlig gesund sind ... Ein oder zwei erhöhte oder erniedrigte Werte bedeuten also noch lange nichts!

Eine echte Gefahr?

Ganz grundsätzlich ist aus dem Wissen um unklar definierte Referenzbereiche eigentlich nur der Schluss zu ziehen, dass der Arzt immer im

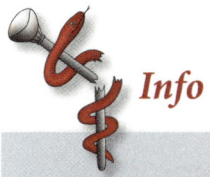

Info

DIE ORGANWERTE

Umgangssprachlich wird nicht selten von Leber- oder Nierenwerten geredet. Doch was verbirgt sich dahinter? Welche Messwerte werden routinemäßig im Labor erhoben?

Bei einer klassischen Blutuntersuchung werden neben der Analyse der zellulären Blutbestandteile, also Erythrozyten, Thrombozyten und Leukozyten, sowie speziellen, mit diesen Zellen verbundenen Werten, Stoffwechselprodukte oder Enzyme bestimmt, deren Veränderung typisch für Erkrankungen eines speziellen Organs sein kann – aber nicht muss. So handelt es sich bei Leberwerten um Enzyme, die in besonders hoher Konzentration in Leberzellen vorkommen, deren Erhöhung aber auch die Folge einer Herzschwäche sein kann. Nierenwerte zeigen nicht den Zustand der Nieren selbst an, sondern deren Fähigkeit, das Blut zu filtern. Die Interpretation von Laborwerten bedarf also immer eines kundigen Spezialisten und darf nie durch Laien oder gar im Internet erfolgen!

Hinterkopf behalten muss, dass ein bestimmter Laborwert weder eine Krankheit bestätigt noch sie ausschließt. Manchmal stellt sich die Sachlage aber auch etwas anders dar.

Ein Beispiel ist hier der Magnesiumspiegel im Blutserum. Ein Mangel des Blutsalzes kann zu schwerwiegenden Herzrhythmusstörungen führen. Die gemessenen Blutwerte geben aber die Konzentration des Magnesiums in der einzelnen Zelle nicht wieder, sondern nur die außerhalb. Ein Magnesiummangel wird daher in den allermeisten Fällen viel zu spät oder gar nicht erkannt. Dieser sogenannte subklinische Mangel erhöht nachweislich das kardiovaskuläre Risiko.

Ein ähnliches Problem ergibt sich beim Serum-Kaliumspiegel, bei Schilddrüsen- und bei Cholesterinwerten, außerdem bei Vitamin D, Vitamin B$_{12}$ und Eisen. Der reine Laborwert sagt hier, auch aufgrund seiner Anfälligkeit in Bezug auf äußere Umstände, kaum etwas aus. Insbesondere die Schilddrüse ist, wie Sie in dem entsprechenden Kapitel (siehe Seite 166) erfahren werden, in ihrer hormonproduzierenden Aufgabe außerordentlichen tageszeitlichen Schwankungen unterworfen. Die Ergebnisse der Blutuntersuchung können im Falle des kleinen Halsorganes nur im Kontext mit vielen anderen Werten und einer Ultraschalluntersuchung der Drüse bewertet werden.

Neue Definition dringend erforderlich

In Anbetracht dieser Erkenntnisse fordern viele Fachgesellschaften die dringende Anpassung der Referenzwerte an aktuelle wissenschaftliche Erkenntnisse. Diese Entwicklung ist allerdings nicht einfach, denn die medizinische Wissenschaft ist schnelllebig und so kommt es vor, dass selbst in aktuellen Lehrbüchern der Biochemie Zahlen und Zusammenhänge beschrieben sind, die lange widerlegt wurden. Und auch die Leitlinien der Fachgesellschaften lassen sich nicht von heute auf morgen umschreiben. Zahlreiche wissenschaftliche Studien zeigen, dass die Referenzwerte für unzählige Blutwerte nicht im entferntesten an die aktuellen wissenschaftlichen Erkenntnisse angepasst sind.

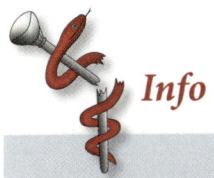

Info

MYTHOS 6: MEDIKAMENTE WIRKEN NACH DEM VERFALLSDATUM NICHT MEHR

Was glauben Sie, wie das Verfallsdatum bei Medikamenten definiert ist? Es bezeichnet den Tag, an dem der Hersteller noch immer eine 90-prozentige Wirksamkeit garantiert. Insofern kann unser Mythos 6 per se schon gar nicht stimmen. Möglicherweise können Sie sich auch vorstellen, welche Motivation große Pharmafirmen haben, das Verfallsdatum ihrer Medikamente zu verlängern. Genau: gar keine! Eine vom *Journal of Pharmaceutical Science* veröffentlichte Studie[4] ergab, dass 88 Prozent von 122 Medikamenten aus 3.005 Chargen ein Jahr nach dem Verfallsdatum noch 90 Prozent oder mehr der ursprünglichen pharmakologischen Potenz aufwiesen. Ebenso interessant ist eine selbst durchgeführte Studie[5], die die Haltbarkeit eines sehr teuren Medikaments zur Behandlung einer schwerwiegenden Augenerkrankung untersucht hat. Anstatt der vom Hersteller angegebenen wenigen Stunden ist das Präparat mehrere Tage wirksam.

Eine andere Untersuchung[6] bewertete Medikamente, die in Schachteln versiegelt waren und deren Verfalldatum 28 bis 40 Jahre zurücklag. Bei 12 von 14 Präparaten konnte eine Wirksamkeit von über 90 Prozent nachgewiesen werden! Die große Ausnahme bildete hier ASS (zum Beispiel Aspirin®), was nach einiger Zeit in seine chemischen Bestandteile zerfällt und damit weder wirksam noch giftig ist.

Obwohl Gesundheitsdienstleister verpflichtet sind, Medikamente nach Ablauf des Verfalldatums zu vernichten, ist die wissenschaftliche Grundlage hinter diesem Vorgehen mehr als fragwürdig. Stattdessen sollte aber gefragt werden, wer von der Vernichtung einwandfreier Medikamente profitiert und was es über eine Gesellschaft aussagt, die lebensrettende Medikamente einfach wegwirft.

Impfen Sie nur ...

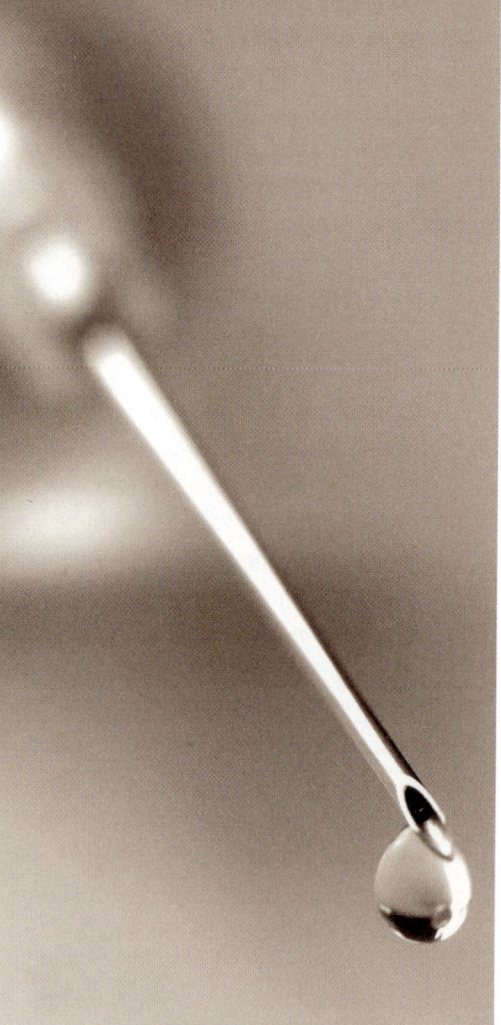

... die Kinder, die Sie lieben!

Als Anfang 2020 die Corona-Pandemie langsam in Fahrt kam, kursierten Sprüche im Internet, die aufzeigten, wie wichtig ein gutes Impfsystem eigentlich ist. Zahlreiche Kommentatoren waren davon überzeugt, dass die seit Jahren bestehende Impfmüdigkeit der Deutschen nun endlich ein Ende haben würde. Im Angesicht einer globalen Gesundheitskatastrophe war es schlicht nicht vorstellbar, dass es noch Menschen gibt, die sich dem segensreichen Nadelstich entziehen wollen. Oh, welch Irrtum!

Die Radikalität, mit der Impfgegner versuchen, ihre Interessen durchzusetzen, und der damit einhergehende unglaubliche Egoismus, dem die Bedürfnisse anderer Menschen völlig egal sind, war verblüffend. Da demonstrierten plötzlich Menschen gegen einen Impfstoff, den es noch überhaupt nicht gab. Kurzum – der Gedanke, durch eine präventive Maßnahme gesund zu bleiben, scheint bei einigen wenigen Menschen mit einer derart großen Ablehnung behaftet zu sein, dass selbst eine Pandemie das nicht ändern kann. Das wäre alles gar nicht so schlimm, wenn derartige Mitbürger mit ihrer gestörten Geisteshaltung nicht konsequent andere Menschen gefährden würden.

Wir sind uns bewusst, dass wir mit dem folgenden Kapitel harte Impfgegner nicht umstimmen werden. Die nächsten Seiten enthalten reine Fakten zum Thema Impfen und sind für Zweifler geschrieben, die sich mit dem Thema beschäftigen wollen. Unser Ziel ist nicht, ihnen vorzuschreiben, was sie zu tun oder zu lassen haben. Wir möchten lediglich versuchen klar zu machen, dass Impfgegner zu sein keine Einstellung zum Leben, sondern ausnahmslos falsch ist.

GEFÄHRLICHE DUMMHEIT

Unter all denjenigen, die versuchen, ihre Ideologien zu verbreiten oder viel Geld mit dem Unwissen anderer zu verdienen, sind diejenigen, die eine der größten Errungenschaften der Medizin infrage stellen, die schlimmsten: Impfgegner – eine Gruppe, die von der Weltgesundheitsorganisation zu einer der größten Gefahren für die weltweite Gesundheit eingestuft wurde.[1]

Wir haben uns intensiv mit der Studienlage beschäftigt und kritisch die Vor-, aber auch die Nachteile des Impfens geprüft. Das Ergebnis war überraschend eindeutig: Es gibt keine Nachteile! Alle von Impfgegnern ins Feld geführten Argumente gegen eine der wichtigsten, wenn nicht *die* wichtigste Maßnahme der präventiven Medizin sind ausgedachte Fake News, eine bewusste Täuschung mit dem hinterhältigen Ziel, ahnungslose Eltern, die nur das Beste für ihr Kind wollen, zu verwirren und deren Kinder durch Unterlassung zu schädigen. Glauben Sie nicht? Die Geschichte einer der größten Lügenkampagnen der Medizin beginnt im Jahr 1998: Der britische Arzt Andrew Wakefield veröffentlicht einen Artikel mit dem komplizierten Namen »Ileal-lymphoid-nodular hyperplasia, non-specific colitis, and pervasive developmental disorder in children« in einer der angesehensten medizinischen Fachzeitschriften, dem *Lancet*.[2]

Trotz des etwas sperrigen Namens hat es diese Veröffentlichung in sich, denn sie stellt einen klaren Zusammenhang zwischen dem Impfstoff gegen Mumps, Masern, Röteln und Autismus her. Die Nachricht schlägt ein wie eine Bombe, was zur Folge hat, dass die Impfzahlen in Großbritannien und infolgedessen auch in Kontinentaleuropa und Nordamerika drastisch zurückgehen. Schon relativ früh wird allerdings klar, dass Wakefields Arbeit Schwachstellen aufweist. So schloss der Arzt lediglich zwölf Kinder in die Beobachtungen ein, was für wissenschaftliche Studien eine viel zu geringe Zahl ist. Nach dem Ausgleich der methodischen Mängel versuchten andere Forscher, die Ergebnisse zu reproduzieren – ohne Erfolg.

Verwerfliche Machenschaften

Nach intensiven Recherchen wurde 2004 bekannt, dass Wakefield 435.643 Pfund von Anwälten autistischer Kinder bekommen hatte, um seine Studie zu finanzieren. Ziel war es, den Herstellern von Impfstoffen eine Mitschuld am Leid der Kinder zu geben und sie auf Schadensersatz zu verklagen. Als Wakefields verwerfliche Machenschaften bekannt wurden, traten 10 der 13 Mitautoren der Studie von ihrem Standpunkt zurück und die Zeitschrift distanzierte sich in allen Punkten von dem Artikel. 2010 verlor Wakefield als Folge seines Verhaltens die Zulassung als Arzt in Großbritannien. Der Schaden, den dieser Scharlatan der Allgemeinheit wegen des Geldes zugefügt hat, ist kaum zu beziffern, denn allerhand Verschwörungstheoretiker verbreiteten Wakefields Thesen im Internet. Dass die Studie manipuliert war, interessiert in diesen Kreisen niemanden – auch wenn im Nachgang viele Wissenschaftler, unter anderem der japanische Arzt Hideo Honda[3], unzählige Studien publizierten, die Wakefields Theorie klar widerlegen konnten. Manche Menschen glauben leider nur, was ihnen in den Kram passt. Dabei geht es doch um das Wertvollste, was wir haben – unsere Kinder. Und Impfungen sind ein wahrer Segen – und ungefährlich dazu. Die Logik hinter einer Entscheidung gegen die Impfung ist also bestechend – bestechend dämlich!

Zum Vergleich: Welcher Elternteil würde seinem furchtbarerweise an Leukämie erkrankten Kind die Chemotherapie versagen, weil es sich ja um ein furchtbares Gift handelt? Im Falle der Chemotherapie stimmt das sogar, schließlich ist das ein Zellgift, das Tumorzellen schneller tötet als den Körper. (Ungefähr 90 Prozent der Kinder überleben die Krankheit heute zum Glück dank der Chemotherapie.)

EINE KLEINE GESCHICHTE DES IMPFENS

Ein bisschen Fieber und Husten am frühen Morgen, im Laufe des Tages rote Punkte am Körper und zwei Tage später halten die Eltern einen leblosen, kalten Kinderkörper in den Armen – so ungefähr muss man sich die Situation am Ende des vorletzten Jahrhunderts vorstellen, als die Kindersterblichkeit in Europa extrem hoch war. Heute rennen Eltern wegen jeder Temperaturerhöhung – und sei sie noch so minimal oder schlicht gar nicht vorhanden – zum Arzt (verständlich, wir sind auch stolze Papas und handeln genauso), um sich von diesem beruhigen zu lassen und die Versicherung zu holen, dass alles wieder gut wird. Ernste kindliche Infektionen sind glücklicherweise sehr selten geworden.

Noch im 19. Jahrhundert starben über 30 Prozent der Infizierten an Pocken, was die Krankheit zu einer der gefürchtetsten Infektionskrankheiten überhaupt machte. Die Überlebenden waren entstellt und auf ewig durch unförmige Narben gekennzeichnet – aber sie erkrankten nie wieder an Pocken. Diese Erkenntnis blieb auch dem britischen Arzt Edward Jenner (1749–1823) nicht verborgen, der 1796 in einem heute ethisch nicht mehr vertretbaren Experiment einen Jungen mit Kuhpocken infizierte. Und tatsächlich: Der arme Bursche überlebte das Experiment und erwies sich als immun gegen Pocken. Der Fachbegriff für die Impfung, »Vaccination«, trägt dieser Geschichte Rechnung, denn Jenner nannte seinen Wirkstoff »Vaccine«, was so viel wie »von Kühen stammend« bedeutet. Der deutsche Arzt Georg Friedrich Ballhorn (1770–1805) griff die Arbeiten Jenners auf und kam zu ähnlichen Ergebnissen. Interessant ist hierbei, dass der Grund für die Pockenkrankheit, nämlich die entsprechenden Viren, damals noch gar nicht bekannt war. Die Mediziner wussten nichts von Kleinstlebewesen (wobei Viren keine vollständigen Lebewesen sind). Man entwickelte also präventive Maßnahmen gegen Infektionskrankheiten, noch bevor man dieselben als durch Bakterien oder Viren verursacht erkannte.

Der Siegeszug der Impfstoffe

Als Louis Pasteur 1864 und Robert Koch 1876 die ersten Nachweise für Mikroorganismen erbrachten, führte das zu einem deutlich tieferen Verständnis der Mechanismen des Impfens. Ab 1890 nutzten die Ärzte und Wissenschaftler Paul Ehrlich (1854–1915), Emil von Behring (1854–1917) und Shibasaburo Kitasato (1853–1931) das neu entdeckte Wissen zur Entwicklung erster Passivimpfstoffe gegen Diphtherie und Tetanus, was den Beginn der Entwicklung einer ganzen Reihe von Impfstoffen einläutete und viele verheerende Erkrankungen ausrottete. Der Siegeszug dieser kongenialen Methode, das Immunsystem zu beeinflussen, hält bis heute an. Mittlerweile existieren Impfstoffe gegen mehr als 30 Infektionskrankheiten. Sogar bestimmte Krebsformen kann man mithilfe der Immunisierung behandeln oder am Entstehen hindern. Und wir sprechen hier nicht von banalen Infekten, die problemlos ausheilen. Es geht um schwerwiegende Infektionskrankheiten mit dem Potenzial, Menschen, insbesondere Kinder, zu töten und ganze Populationen auszurotten. Bedenkt man den Luxus und den Wohlstand, in dem wir alle heute leben, so ist gut vorstellbar, dass der unsagbare Egoismus der Impfverweigerer einfach daher rührt, dass es uns allen so gut geht wie nie zuvor. Wir werden gleich darauf zurückkommen.

Übrigens: Die erste Impfpflicht wurde schon im Jahr 1807 vom Königreich Bayern eingeführt. Das erste Impfgesetz in Deutschland trat am 8. April 1874 (drei Jahre nach der großen Pockenepidemie) in Kraft. Dem leidigen Gejammer der Impfverweigerer von heute sollte man das vielleicht entgegensetzen.

WIE **DAS IMMUNSYSTEM** FUNKTIONIERT

Um den komplizierten Vorgang des Impfens zu verstehen, kommen wir um einen kurzen Ausflug in die menschliche Immunologie nicht herum. Das ist nicht ganz unproblematisch, weil zum einen noch lange nicht alles erforscht ist, und zum anderen das, was wir aktuell wissen, mehrere, teils tausendseitige Lehrbücher füllt.

Ganz allgemein lässt sich sagen, dass das Immunsystem unseren Körper vor von außen auf ihn eindringenden Krankheitserregern schützt, aber auch gegen körpereigene Störenfriede (wie beispielsweise Krebszellen) vorgeht und dafür sorgt, dass die bösen Buben so schnell wie möglich unschädlich gemacht werden – möglichst bevor es zu ernsten Schäden an Organen kommt. Insofern lässt sich das Immunsystem mit dem Militär eines Landes vergleichen, das manchmal auch im Landesinneren eingesetzt werden muss. Eines der Hauptmerkmale dieses komplexen Apparates ist, dass das Immunsystem körpereigene und körperfremde Zellen anhand ihrer Oberflächenstruktur voneinander unterscheiden kann. Manchmal läuft hier aber auch etwas schief, dann kommt es zu autoimmunen Erkrankungen, bei denen sich das Immunsystem gegen den eigenen Körper richtet, wie beispielsweise bei Rheuma oder Hashimoto, einer Erkrankung der Schilddrüse.

Die Bestandteile des Immunsystems sind komplex und extrem heterogen. So gehören unzählige Blutzellen, aber auch bestimmte Proteine und sogar ganze Organe, wie die Milz oder der Thymus, und das Blut beziehungsweise Knochenmark zu dieser verzweigten Maschinerie.

Ganz generell unterscheiden Ärzte zwischen einem angeborenen und einem adaptiven Immunsystem. Die frühere Bezeichnung des angeborenen Immunsystems als unspezifisch und des adaptiven Immunsystems als spezifisch ist seit Langem überholt, wird aber von älteren Quellen noch manchmal so verwendet. Heute weiß man nämlich, dass wir bereits mit einer Reihe von hochspezifischen Abwehrmechanismen gegen eine Vielzahl hochgradig aggressiver Erreger zur Welt kommen. Wäre dem nicht so, dann würden wir vermutlich kaum eine Woche überleben. Knapp 90 Prozent aller Erreger, mit denen wir im täglichen Leben konfrontiert werden, können durch das angeborene Immunsystem bereits unschädlich gemacht werden.

Die drei Hauptkomponenten

Unser Immunsystem besteht aus drei Hauptkomponenten:

- Als Erstes trifft ein potenziell schädlicher Erreger auf **mechanische Barrieren:** die Haut oder Schleimhäute. Ohne diesen Schutzwall wären wir den verschiedenen Einflüssen der Welt völlig wehrlos ausgesetzt.
- Die zweite Komponente des Immunsystems besteht aus einer Vielzahl hochkomplexer **Proteine.** Dies sind aus Aminosäuren zusammengebaute Moleküle. Obwohl es nur 21 Aminosäuren gibt, aus denen unser Körper wichtige Proteine bauen kann, ist deren Anzahl schier riesig! Man kann sich das vorstellen wie einen Legobaukasten, mit dessen Inhalt man die unterschiedlichsten Dinge zusammenstecken kann. Die Bauanleitung für die vielen Proteine, die nicht nur für die Infektabwehr, sondern für so gut wie alle anderen Prozesse im Körper zuständig sind, nennt sich Desoxyribonukleinsäure, abgekürzt DNS, oder, wie im englischen Sprachgebrauch: DNA – kurz: das menschliche Erbgut. Änderungen in der Erbsubstanz haben einen fehlerhaften Bauplan für Proteine zur Folge und damit katastrophale Konsequenzen, wie eine nicht mehr korrekt funktionierende Immunabwehr.
- Die dritte Komponente des Immunsystems wird aus **zellulären Strukturen und Blutbestandteilen** gebildet, wie Lymphozyten, Killerzellen und anderen.

Alle drei Teile des Immunsystems arbeiten zusammen. Ihre Aufgaben greifen ineinander wie ein gut geöltes, sehr komplexes Uhrwerk.

Antikörper

Man kann das Immunsystem und damit das Thema Impfen nur verstehen, wenn man weiß, was ein Antikörper ist. Bei Antikörpern handelt es sich um sehr große Eiweiße, sogenannte Globuline, die von speziellen weißen Blutkörperchen, den Plasmazellen, als Reaktion auf bestimmte Stoffe, die man Antigene nennt, gebildet werden. Antigen und Antikörper wirken hierbei wie ein Schlüssel und das dazugehörige Schloss. Für jedes Antigen existieren also spezielle Antikörper. Die Antikörper heften sich an bestimmte Regionen von Antigenen, sogenannte Epitope, sodass die Antigene für das Immunsystem als markiert gelten. Das ist ein bisschen so, wie wenn Gauner bestimmte Häuser mit geheimen Zeichen beschmieren, die sagen: »Hier ist was zu holen!« Markierte Zellen können dann von weiteren Helfern des Immunsystems unschädlich gemacht werden. Manche Antikörper wirken aber auch wie Pistolenkugeln und zerlegen den fremden Organismus direkt in seine Bestandteile. Bereits bei der Geburt verfügen wir über ein Set-up von vielen Millionen verschiedener Antikörper, gerichtet gegen die häufigsten potenziell bedrohlichen Umwelteinflüsse.

Um die Funktionsweise von Impfungen zu verstehen, muss man Folgendes wissen: Durchbricht ein Fremdkörper unsere natürlichen Barrieren, so werden gegen die Oberflächenstrukturen desselben Antikörper gebildet. Die heften sich nach dem Schlüssel-Schloss-Prinzip an den Eindringling und locken Immunzellen zum Ort des Geschehens, die den Fremdkörper unschädlich machen. Faszinierend ist, dass unser Immunsystem Informationen über bereits erledigte Feinde in bestimmten Zellen, zum Beispiel den T-Helferzellen, speichern kann. Versucht es derselbe Fiesling noch mal, so werden die Baupläne für die

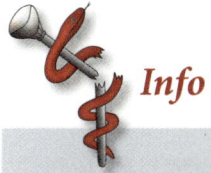

Info

STÄRKEN SIE IHRE ABWEHRKRÄFTE!

So heißt es oft in der Werbung für nutzlose, aber teure Mittelchen. Bis heute dürfen in Europa simple Milchprodukte oder auch andere, völlig unspektakuläre Nahrungs(ergänzungs)mittel wie Vitaminpräparate mit dem Hinweis, sie würden die Abwehrkräfte stärken, beworben werden. Aus wissenschaftlicher Sicht ist das unhaltbar. Schaut man sich die komplexen immunologischen Vorgänge im menschlichen Körper an, dann erscheint einem dieses Versprechen geradezu absurd.

benötigten Antikörper abgerufen und es kommt zu einer massiven Immunreaktion gegen besagten Eindringling. Daher sind wir gegen viele Krankheiten immun, wenn wir sie einmal durchgemacht haben.

Auf Blindflug

Das gesamte Abwehrsystem des menschlichen Körpers ist so genial, dass wir sogar gegen Erreger immun sein können, mit denen wir noch nie in Kontakt gekommen sind. Gegen das Coronavirus SARS-CoV-2 beispielsweise bildeten manche Menschen offenbar eine Hintergrundimmunität aus, die auch wirkte, obwohl die Krankheit nie ausgebrochen und die Infektion nie durchlaufen war. Die Ursachen hierfür gleichen vermutlich jenen, die dafür verantwortlich sind, dass die Testungen auf Antikörper gegen SARS-CoV-2 anfangs relativ ungenau waren, was zu einigen falsch positiven Befunden führte. Dabei waren im Blut der Betroffenen offenkundig Antikörper gegen andere Coronaviren vorhanden, die zwar nicht optimal, aber doch effektiv auch mit Rezeptoren des neuen Virus interagierten.

DIE WIRKWEISE VON IMPFUNGEN

Unser Wissen zur Funktionsweise des Immunsystems macht es uns relativ leicht zu verstehen, wie genau Impfungen wirken. Wenn es eines Antigens, also einer in molekularen Dimensionen sehr großen Struktur auf der Oberfläche einer Zelle bedarf, um eine Immunreaktion gegen die gesamte Zelle zu initiieren, dann sollte es doch reichen, den Abwehrzellen genau diese Struktur zu zeigen, sie praktisch darauf zu trainieren, spezielle Zellen anzugreifen.

Genau nach diesem Prinzip funktioniert die Impfung. Impfstoffe enthalten entweder Fragmente von pathogenen, also krankheitserregenden Zellen – dann spricht man von Totimpfstoff – oder geschwächte, sogenannte attenuierte ganze Zellen – dann spricht man von Lebendimpfstoff. Das Serum gegen Mumps, Masern und Röteln beispielsweise ist ein Lebendimpfstoff, während Diphtherie, Tetanus, Polio und Keuchhusten als Totimpfstoffe verabreicht werden. Einen Schutz gegen die geimpfte Erkrankung erhält der Impfling durch die Bildung von T-Helferzellen, die sich den Eindringling merken und beim nächsten Kontakt sofort eine massive Immunantwort einleiten, bevor die Krankheit ausbricht. Eine Impfung umgeht also die aktive Krankheitsphase und gaukelt dem Körper eine Infektion vor, die es gar nicht gibt. Genial, oder? Weil der echte Krankheitskeim nach einer erfolgreichen Impfung sofort getötet wird, kann der Infizierte selbst keine weiteren Menschen anstecken, was zu einer Unterbrechung der Verbreitungskette und in letzter Konsequenz zu einer Ausrottung der Krankheit führt. Dafür werden aber, je nach Erreger, meist Impfquoten von mehr als 95 Prozent benötigt. Sich impfen zu lassen hilft also nicht nur dem Impfling, es schützt auch die Gesellschaft.

Ganz neu sind seit Herbst 2020 die sogenannten mRNA-Impfungen, die nicht mehr abgeschwächte Erreger oder deren Fragmente, sondern lediglich die Baupläne für bestimmte Proteine enthalten.

Die aktive Impfung

Die aktive Impfung ist eigentlich die richtige, »echte« Impfung. Man spricht auch von aktiver Immunisierung. Aktiv deshalb, weil das Immunsystem selbst aktiv werden muss. Mithilfe eines Impfstoffes, der Zellbestandteile oder ganze, abgeschwächte Erreger enthält, bekommt der Körper eine Infektion vorgegaukelt, die so gar nicht stattfindet, also keine allgemeinen oder krankheitsspezifischen Symptome verursacht. Das Immunsystem bemerkt aber die Erreger und bekämpft sie, indem es Antikörper gegen deren Oberflächenstruktur herstellt. Der Bauplan dieser Antikörper bleibt, genauso wie eine bestimmte Subklasse, die sogenannten Immunglobuline G, erhalten und wird als immunologische Narbe bezeichnet. Kommt es erneut zu einem Kontakt mit dem geimpften Erreger (jetzt aber mit dem ganzen Mikroorganismus, nicht nur Bestandteilen davon), so erkennt das Immunsystem den bösen Buben und weiß sofort, mit welchen Mitteln es anzugreifen hat. Beispiele für die aktive Impfung sind alle gängigen Kinderimpfungen, wie Mumps, Masern, Röteln, Diphtherie, Tetanus, Keuchhusten und viele andere.

Die passive Impfung

Im Gegensatz dazu muss das Immunsystem bei der passiven Impfung nicht sonderlich viel tun. Die Infektion mit dem echten Erreger besteht entweder schon oder ist unmittelbar zu erwarten, weil der Patient beispielsweise vorhat, in ein Risikogebiet zu reisen. In diesem Fall verabreicht der Arzt ein Serum, das den spezifischen Antikörper gegen eine ganz bestimmte Erkrankung (zum Beispiel Tollwut) bereits enthält. Das Immunsystem muss so nicht lernen, dass ein bestimmter Erreger gefährlich ist und wie man ihn ausschaltet, sondern es feuert einfach drauflos. Die Immunität besteht also sofort, während es bei der aktiven Immunisierung ein paar Wochen dauert und fast immer mehrere Impfdosen benötigt werden, um einen sicheren Schutz zu gewährleisten. Der Nachteil der passiven Impfung liegt im fehlenden Immungedächtnis. Ebbt der Impfeffekt nach ein paar Wochen ab, dann besteht keinerlei Schutz mehr gegen besagten Erreger. Beispiele sind die Impfungen gegen Tollwut oder Tetanus. Gegen Letzteren existieren eine aktive und eine passive Impfung, die jeweils entsprechend der individuellen Situation des Patienten eingesetzt werden können.

Nebenwirkungen und Impfreaktionen

Impfen verursacht Nebenwirkungen! Etwas anderes zu behaupten wäre unseriös. Aber: Ibuprofentabletten verursachen auch Nebenwirkungen. Oder Antibiotika oder andere Therapeutika. Jede Medizin verursacht Nebenwirkungen. Das ist eines der Kernprinzipien der Arzneimitteltherapie – keine Wirkung ohne Nebenwirkung. Trotzdem nehmen wir zu uns, was der Arzt verschreibt, weil wir um die Vorteile der gewünschten Wirkung wissen und die Nachteile entsprechend in Kauf nehmen. In keiner anderen Sparte der Medizin werden leichte bis kaum vorhandene Nebenwirkungen so überhöht dargestellt wie beim Thema Impfen. Schaut man auf die Studien[4], dann zeichnet sich ein deutlich realistischeres Bild.

Die klassischen Nebenwirkungen des Impfens sind zwar relativ häufig, jedoch völlig harmlos. Rötung, Schwellung und manchmal etwas Gliederschmerzen, das war's im Grunde. Wenn es ganz »schlimm« kommt, dann tritt ein ein bis zwei Tage dauerndes Impffieber auf, mehr aber wirklich nicht. Eine weitere mögliche, jedoch seltene Komplikation stellt die allergische Reaktion dar. Fakt ist aber: Man kann auf fast alles allergisch reagieren. Es würde aber niemandem einfallen, ein Blutdruck- oder Herzmedikament zu verschmähen, nur weil es vielleicht zu einer Allergie kommen könnte. Weltweit kommen auf 25,2 Millionen verabreichte Impfdosen 33 schwere Nebenwirkungen, es ist kein einziger Todesfall dokumentiert. Dieser Wert liegt weit unter den zu erwartenden Nebenwirkungen anderer Therapien. Schaut man sich diese Zahlen ganz neutral an, dann wird klar, dass die klassische Argumentation von Impfgegnern, man kenne da jemanden, bei dem hätte das Impfen zu furchtbaren Konsequenzen geführt, überhaupt nicht wahr sein kann. Viele statistisch Unerfahrene glauben vermutlich tatsächlich daran, dass ihnen eine Impfung schwer zusetzt. Genau hier zeigt sich der klassische Korrelations-Kausalitäts-Konflikt, den wir am Anfang des Buches beschrieben haben (siehe Seite 65). Irgendjemand wird krank und weil der Mensch immer für alles eine Erklärung haben möchte, liegt die Ursache eben in der Impfung. Argumente? Sinnlos.

Ein Totschlagargument der Impfkritiker ist dann immer, die Ärzte würden Nebenwirkungen verschweigen, weil sie aus monetären und politischen Gründen daran interessiert sind, weiter zu impfen. Jeder Arzt ist in Deutschland gesetzlich verpflichtet, auch nur den Verdacht einer Impfnebenwirkung an das Gesundheitsamt zu melden. Diese Pflicht geht aus Paragraf 6 Abs. 1 des Infektionsschutzgesetzes hervor. Und auch die Gesundheitsämter sind infolgedessen verpflichtet, zu handeln. Es ist also gar nicht möglich, Impfreaktionen unter den Teppich zu kehren. Unter allen in Deutschland gemeldeten Verdachtsfällen von über das übliche Maß hinausgehenden Impfreaktionen konnte nur in 0,2 Prozent der Fälle überhaupt eine Beziehung zwischen Symptom und Impfung hergestellt werden. Das sind zwei von 1.000 Fällen. Bedenkt man, dass die Sterblichkeit aufgrund von Tetanus bei über 90 Prozent liegt, wenn man aber geimpft ist, bei null Prozent, dann wird schnell klar, wie leichtsinnig es ist, diese präventive Impfung abzulehnen. Dass es trotzdem so viele Menschen gibt, die an Impfschäden glauben, liegt unter anderem am bereits besprochenen Korrelations-Kausalitäts-Konflikt.

WARUM IMPFKRITIKER NICHT ERNST GENOMMEN WERDEN DÜRFEN

Die Corona-Geschehnisse des Jahres 2020 haben uns vor Augen geführt, was es bedeutet, eine Infektionserkrankung »mal eben durchzumachen«. Impfkritiker sind nicht nur eine Gefahr für die Gesundheit derer, die ihnen anvertraut sind, sie nehmen leichtfertig den Tod Schutzloser in Kauf und scheren sich nicht um das Allgemeinwohl. Es ist wohl nicht übertrieben, Impfgegner als eine große Bedrohung für die weltweite Gesundheit einzustufen, und entsprechend sollte man mit ihnen umgehen. Wem die Gesundheit anderer egal ist, der hat es nicht verdient, dass die Gesellschaft Toleranz gegenüber einer zutiefst antisozialen Meinung zeigt. Auch hier gilt, was wir auf Seite 34 f. bereits diskutiert haben: Die Presse trägt eine Mitschuld. Denn in der sicher gut gemeinten Intention, alle Seiten zu Wort kommen zu lassen, wird Impfgegnern ein Forum geboten, in dem sie ihre wirren Thesen verbreiten können. Geschieht das im öffentlich-rechtlichen Raum oder in privaten Medien, dann bekommen Impfgegner einen seriösen Anstrich, der zweifelnden Laien das Gefühl gibt, diese Menschen würden eine legitime Meinung vertreten. Es gibt Menschen, denen man keine Bühne bieten darf. Impfgegner gehören dazu.

Im Folgenden möchten wir die fünf häufigsten und hirnrissigsten Anti-impf-Argumente aufgreifen und entkräften:

Argument 1: Impfungen nützen nur der Pharma- und Ärztelobby.

Natürlich müssen Konzerne Geld verdienen. Das ist in einer kapitalistisch orientierten Marktwirtschaft so. Oder würden Sie morgens freiwillig aufstehen und zur Arbeit gehen, wenn Sie dafür nicht bezahlt würden? Tatsache ist: An Impfungen verdienen die Pharmaunternehmen nicht viel. Wirtschaftlich gesehen, wäre es für die Firmen viel lukrativer, Medikamente für die Therapie der Erkrankung zu verkaufen als Impfstoffe für deren Verhinderung. Von den knapp 194 Milliarden Euro, die im Jahr 2014 von der gesetzlichen Krankenversicherung (GKV) ausgegeben wurden, entfielen 33 Milliarden (17 Prozent) auf Arzneimittel und lediglich eine Milliarde (0,65 Prozent) auf Impfstoffe. Darüber hinaus ist die Herstellung von Impfstoffen äußerst aufwendig und kostenintensiv. Daher beteiligen sich immer weniger Unternehmen an deren Produktion. Auch für Ärzte bedeutet die Impfung einen gewissen Aufwand, der kaum vergütet wird. Impfen lohnt sich für niemanden wirklich – außer für den Geimpften und natürlich für diejenigen, die nicht geimpft werden können.

Argument 2: Es gibt keine Belege für die Wirksamkeit von Impfungen.

Diese Annahme führt unser gesamtes Rechtssystem ad absurdum. Ein Impfstoff erhält nämlich nur dann eine Zulassung, wenn nachgewiesen ist, dass er auch wirksam und gut verträglich ist. Diese Praxis gilt für alle Arzneimittel und wird so streng gehandhabt (außer im Falle der Homöopathie), dass sich die Unternehmen gut überlegen, ob sie die Entwicklung eines bestimmten Impfstoffes überhaupt beauftragen, weil die Kosten in die Milliarden gehen können, bevor überhaupt nur eine Charge verkauft ist. Über die Zulassung entscheidet in Deutschland das unabhängige Paul-Ehrlich-Institut.

Als gutes Beispiel für die Wirksamkeit lässt sich die Einführung der Schluckimpfung gegen Polio, also Kinderlähmung, anführen. Während in der Bundesrepublik Deutschland 1961 noch fast 4.700 Kinder erkrankten, waren es 1965, also lediglich vier Jahre nach Einführung der Schluckimpfung, weniger als 50. Seit 1990 liegt die Anzahl der an Polio Erkrankten in Deutschland konstant bei null.

Argument 3: Keiner der Erreger wurde bisher gesichtet – Masern gibt es nicht.

Diese Behauptung wird von vielen Impfkritikern vorgebracht. Dabei bestehen die meisten Impfungen ja aus abgeschwächten Erregern, durch deren Einbringen in den Körper eine Immunreaktion provoziert wird. Die Existenz von Impfungen beweist also die Existenz von Erregern. Außerdem wurden all diese Mikroben millionenfach unter dem Mikroskop untersucht und manche bis auf die molekulare Ebene erforscht. Die Behauptung, es gäbe sie nicht, ist absurd, und es ist schade, dass wir überhaupt darüber diskutieren müssen.

Argument 4: Impfen verursacht Autismus und Schlimmeres.

Das Thema Autismus haben wir ja bereits zu Beginn des Kapitels besprochen. Es handelt sich um eine bewusst in die Welt gesetzte Lüge, deren Zweck einzig und allein das Erstreiten größerer Mengen Schadensersatz war. Die Fachzeitschrift *Lancet* hat die entsprechende Publikation zurückgerufen und die Fachwelt ist sich einig, dass mit Impfungen kein erhöhtes Autismusrisiko einhergeht. Dennoch hält sich der Mythos immer noch felsenfest in der Welt der Verschwörer. Dabei liegen die Fakten auf dem Tisch. Auch keine anderen Erkrankungen werden durch Impfungen ausgelöst oder verstärkt, es gibt hierfür keinen einzigen Nachweis. Hier fallen viele wieder dem Korrelations-Kausalitäts-Irrtum zum Opfer. Stellen Sie sich vor, Sie gehen mit Ihrem Kind zur Impfung. Vielleicht stehen Sie dem Ganzen ohnehin etwas kritisch gegenüber, lassen sich aber dann doch vom gesunden Menschenverstand überzeugen. Ein paar Monate später zeigt Ihr Sprössling erste Auffälligkeiten, der Arzt diagnostiziert einen Autismus, Ihre Welt liegt in Trümmern. Daran muss doch die Impfung schuld sein! So entstehen die Gerüchte und Ängste vor Impfungen. Aus der zeitlichen Korrelation wird eine Kausalität abgeleitet. Warum? Weil wir Menschen für alles einen Grund suchen, alles muss einen Sinn haben. Hat es aber oft nicht.

Argument 5: Impfstoffe enthalten krank machende Zusatzstoffe.

Wer dieser Meinung ist, darf weder Wurst noch Käse noch irgendein anderes verarbeitetes Lebensmittel zu sich nehmen. Schluss mit Pasta, Pizza oder Leberkäsbrötchen. All diese Produkte enthalten weit mehr Zusatzstoffe als eine Impfdosis. Und trotzdem schaufeln wir sie unreflektiert in uns hinein – Hauptsache billig.

Hier die Fakten: In einigen wenigen Impfstoffen sind Formaldehyd, Aluminium, Phenol und Quecksilber (heute so gut wie überhaupt nicht mehr) enthalten. Die Konzentrationen sind aber unfassbar gering und liegen weit unter der toxischen Grenze, die wir für all diese Stoffe sehr gut kennen. Außerdem sind diese Zusatzstoffe notwendig, weil sie bestimmte äußerst wichtige Aufgaben übernehmen. So tötet Formaldehyd Impfviren ab, damit diese die Erkrankung, gegen die geimpft wird, nicht wirklich auslösen. Aluminiumhydroxid verstärkt die Immunreaktion und Phenol macht den Impfstoff haltbar. Dieser letzte Punkt (also ob ein Konservierungsmittel nötig ist) ist der einzig nachvollziehbare in der ganzen Impfdebatte. Schaut man sich allerdings die geringen Konzentrationen an, in denen die Stoffe vorliegen, dann relativiert sich auch hier die Sorge. Hinzu kommt, dass die meisten Kritiker wohl überhaupt nicht wissen, was genau Formaldehyd oder Phenol ist. Im Übrigen produziert der gesunde menschliche Körper täglich deutlich höhere Konzentrationen an Formaldehyd, als in einer Impfung enthalten sind. Wer also Impfungen abschaffen will, der muss sich erst mal mit der menschlichen Biochemie beschäftigen!

Korrelative Missverständnisse

Nach der Impfkampagne gegen die pandemische Grippe, ausgelöst durch das H1N1-Virus 2009, wurden in mehreren, insbesondere skandinavischen Ländern Vorwürfe laut, ein nach der Impfung beobachteter Anstieg der Häufigkeit der Schlafkrankheit (Narkolepsie) stünde in direktem Zusammenhang mit der Impfung. Diese Korrelation ist erst mal nicht von der Hand zu weisen. Eine Kausalität beweist sie aber noch lange nicht.

Und tatsächlich: Der Zusammenhang zwischen der Verimpfung eines speziellen Impfstoffes mit dem Namen Pandemrix® und dem Auftreten von Narkolepsie scheint nur auf den ersten Blick schlüssig. So liegt zum einen das Risiko des Auftretens bei 1 zu 18.400 verimpften Dosen, des Weiteren überwiegt der Nutzen der Impfung dieses Risiko um Längen.[5]

Interessant wird es, wenn man nach Fernost schaut. Aus China wurden nämlich im gleichen Zeitraum ebenfalls erhöhte Fallzahlen von Narkolepsie berichtet, obwohl Pandemrix® dort nie verabreicht wurde. Gleichzeitig wurden die Narkolepsiefälle mit einer bestimmten Variante der Oberflächenantigene der betroffenen Patienten in Verbindung gebracht, dem HLA Klasse II DQB1*06:02, was uns zu der Erkenntnis führt, dass wohl eher die Exposition mit dem Virus selbst bei bestimmten Menschen zur Narkolepsie führt – nicht die Impfung. Untermauert wird diese These durch eine Arbeit von Krister Melen et al.[6] Basierend auf der Annahme, die bei der Impfung gebildeten Antikörper griffen bestimmte, für Narkolepsie verantwortliche Strukturen im Hirn an, versuchte man, diese Antikörper im Labor nachzuweisen. Das Ergebnis widerlegt jede Impfschaden-Theorie: Nur 4,4 Prozent der mit Pandemrix® geimpften Probanden hatten entsprechende Antikörper. Bei Patienten, die die Infektion mit dem Virus-Wildtyp durchgemacht hatten, waren es 96 Prozent.

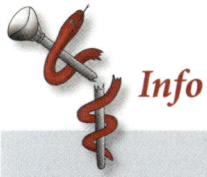

Info

MYTHOS 7: VON KALTEM WETTER BEKOMMT MAN EINE ERKÄLTUNG

So gut wie jeder Mensch ist davon überzeugt, dass kaltes Wetter krank macht. Schließlich reden wir ja auch von einer Erkältung. Aber obwohl so gut wie jeder davon ausgeht, dass Kälte zu Erkältungen führt, stimmt das schlicht nicht. Klassische Empfehlungen, wie die, man solle sich warm anziehen, einen Schal tragen oder nicht mit nassen Haaren an die Luft gehen, weil ansonsten dramatische Konsequenzen wie beispielsweise Husten, Schnupfen, Hals- und Gliederschmerzen drohen, entbehren jeglicher wissenschaftlichen Grundlage. Erkältungen werden nicht von Kälte, sondern von Viren verursacht.

Ursache für den Trugschluss, eine Erkältung entstehe auf Basis der niedrigen Außentemperatur, ist vermutlich der Umstand, dass wir im Rahmen eines sich anbahnenden Infekts tatsächlich frieren. Das rührt aber, wie Studien zeigen konnten, daher, dass Schüttelfrost – also das massive Gefühl der Kälte trotz normaler Umgebungstemperatur – ein typisches körperliches Zeichen für das Ansteigen der Körpertemperatur ist. Schwitzen zeigt übrigens an, dass das Fieber wieder fällt.

Neuere Studien zeigen zusätzlich, dass Patienten, die im Rahmen der Erholungszeit kalter Luft ausgesetzt werden, etwas schneller genesen. Möglicherweise (und das ist reine Spekulation) aktiviert die Kälte das Immunsystem sogar. Nichtsdestotrotz treten grippale Infekte unzweifelhaft eher in der kalten und nassen Jahreszeit auf (obwohl es auch die klassische Sommergrippe gibt). Forscher gehen davon aus, dass eine mögliche Erklärung für dieses Phänomen in dem Umstand liegen könnte, dass die Menschen in dieser Zeit eher in geschlossenen Räumen verbleiben, mehr untereinander interagieren und die Keime dadurch mehr Möglichkeiten haben, sich zu verbreiten.

Die Schilddrüse anstupsen

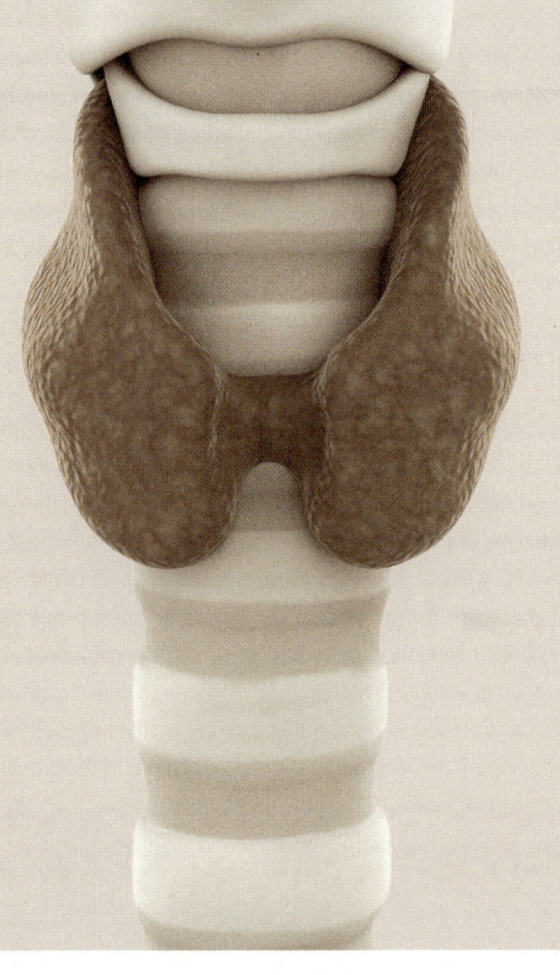

Millionen werden falsch behandelt

Kaum ein anderes Organ ist im Laufe der letzten Jahre so in den Fokus des Patienteninteresses geraten wie die Schilddrüse. Und das zu Recht, denn es handelt sich um ein wahrlich faszinierendes Gewebe, das mit seinen wenigen Millilitern Volumen doch essenzielle Aufgaben im menschlichen Stoffwechsel wahrnimmt, unser Verhalten und sogar unsere Sexualität auf ganz spezifische Weise steuert.

Umso schlimmer ist es, dass das Verständnis bezüglich ihrer Funktion und den potenziellen Störungen derselben wirklich eminente Lücken aufweist. Da werden Unterfunktionen behandelt, die überhaupt nicht existieren, oder es wird versucht mithilfe selbst hergeleiteter wissenschaftlicher Pseudologik Medikamente zu etablieren, die keinerlei Einfluss auf den Krankheitsverlauf bestimmter Schilddrüsenleiden haben, den Patienten aber glauben lassen, er heile jetzt das kleine Organ im Hals. Und auch in Sachen Operation sind wir Deutschen wahre Weltmeister. So schnell, wie wir beim Thema Schilddrüse zum Messer greifen, tun das Ärzte aus anderen Ländern und Regionen der Welt lange nicht. Die Schilddrüse scheint ein missverstandenes Organ zu sein. Und das ist seltsam, denn die Funktionsweise der kleinen Drüse nachzuvollziehen ist kein Hexenwerk. Möglicherweise ist aber genau das unser Problem. Weil es sich eben nur um ein kleines Organ handelt, will sich nicht jeder intensiv damit beschäftigen, was dazu führt, dass viele Patienten Hormone schlucken, die sie gar nicht brauchen, oder sich völlig abwegigen Operationen unterziehen.

Sie sehen – es wird Zeit, den kleinen Freund im Hals mal etwas genauer unter die Lupe zu nehmen ...

DIE MAGIE DES SCHMETTERLINGS

Die Schilddrüse ist ein unglaubliches Organ. Sie sitzt, geformt wie ein Schmetterling, direkt auf der Luftröhre und vollbringt täglich Höchstleistungen. Obwohl Millionen Deutsche an Schilddrüsenproblemen leiden, führt das kleine Organ doch ein Dasein im Schatten seiner großen Geschwister. Krankheiten der Haut, des Darms oder des Herzens, aber auch der Leber stehen oft wesentlich stärker im Fokus als die der kleinen Drüse, deren Volumen gerade einmal ein paar Milliliter fasst. Dabei reguliert sie unseren gesamten Stoffwechsel, steuert Antrieb, Verdauung, Libido, bestimmt, ob unsere Haut zu trocken oder unsere Laune zu schlecht ist. Kurzum – die Schilddrüse ist der Power-Generator des Menschen.

Wie es ein so kleines Organ schafft, eine so große Wirkung auf all diese Körperfunktionen auszuüben, wollen Sie wissen? Ganz einfach: Die Schilddrüse produziert Hormone, die ins Blut geschwemmt und im gesamten Körper verteilt werden. Docken diese Hormone, die nur in extrem geringer Konzentration vorkommen, an bestimmte Rezeptoren an, dann setzen diese, je nachdem, wo sich der Rezeptor befindet, eine ganze Kaskade chemischer Reaktionen in Gang, deren Ziel es – vereinfacht gesagt – ist, den Energiehaushalt unseres Körpers zu regulieren. Die Schilddrüse ist also eine Art Umspannwerk, das reguliert, welches Körperteil über wie viel Energie verfügen darf.

Führt man sich diese vielen wichtigen Aufgaben vor Augen, dann wird schnell klar, dass eine Störung in der Funktion des Organs schwerwiegende Folgen haben kann.

Die Schilddrüse auf Sparflamme

Unter den Funktionsstörungen der Schilddrüse ist die Unterfunktion mit Abstand die häufigste. Wo früher der Jodmangel ein begünstigender Faktor war, setzt den Patienten heute eher eine Autoimmunreaktion zu, bei der sich Antikörper gegen bestimmte Oberflächenproteine der Schilddrüsenzellen bilden. Infolgedessen greift das Immunsystem die Drüse an. Es kommt zu einem Abbau des Organs mit daraus folgender Verkleinerung und einer reduzierten Kapazität, Hormone zu produzieren. Letzteres kann zum Teil Jahre dauern, weil der gesamte Prozess sehr langsam vonstatten geht. Die autoimmune Schilddrüsenunterfunktion wird oft nach ihrem »Entdecker« Hashimoto-Krankheit genannt. Andere Ursachen für Schilddrüsenunterfunktionen kommen seltener vor. Manchmal ist die Schilddrüse einfach zu klein oder schafft es aus bisher ungeklärter Ursache nicht, genug Hormone zu bilden. Auch Patienten, denen die Drüse entfernt oder anderweitig zerstört wurde, wie es bei der sogenannten Radiojodtherapie passiert, entwickeln zwangsläufig eine Unterfunktion und sind auf Schilddrüsenhormone angewiesen. In den seltensten Fällen können auch Verletzungen oder Tumoren des Gehirns, von wo aus die Schilddrüse gesteuert wird, eine Unterfunktion hervorrufen.

Den Patienten geht es dann – wen wundert's – nicht gut, denn es fehlt ihnen Energie. Die Symptome sind anfangs eher diffus und weisen nicht direkt auf eine Fehlfunktion des kleinen Halsorgans hin. Abgeschlagenheit, Müdigkeit, Antriebslosigkeit, eine träge Verdauung, trockene Haut, depressive Verstimmungen und Libidoverlust sind nur einige der vielfältigen Erscheinungsformen einer Schilddrüsenunterfunktion. Die Patienten haben oft einen jahrelangen Leidensweg hinter sich, bis irgendwann ein Arzt auf die Idee kommt, gezielt nach Schilddrüsenschwierigkeiten zu suchen. Man muss allerdings hinzufügen, dass mittlerweile doch eine gewisse Sensibilität in der öffentlichen Wahrnehmung geschaffen wurde und viele Patienten den Arzt von sich aus nach der Schilddrüse fragen beziehungsweise die meisten Mediziner bereits routinemäßig die Überprüfung der Schilddrüsenwerte veranlassen.

Die hyperaktive Schilddrüse

Unsere kleine Schmetterlingsdrüse ist aber nicht immer nur träge und faul – sie kann auch anders. Schilddrüsenüberfunktionen sind gefährliche Krankheitsbilder und oft eine wahre Hölle für die Betroffenen. Im Gegensatz zur Unterfunktion, die für Patienten zwar sehr unangenehm ist, aber über Jahre still und unentdeckt bleiben kann, stellt die Überfunktion ein echtes medizinisches Problem dar und hat in Ausnahmefällen sogar den Tod des Betroffenen zur Folge. Bedingt durch eine Immunreaktion, bei der Abwehrzellen aus bisher leider unbekannten Gründen Antikörper produzieren, die die Schilddrüse zwar nicht zerstören, sie aber zu Höchstleistungen antreiben, kommt es zu einer völlig unkontrollierten Ausschüttung von Hormonen, die den gesamten Stoffwechsel quasi kurzschließen. Patienten kommen oft völlig verzweifelt in die Praxis, klagen über ungewollte Gewichtsabnahme, Schlafstörungen, Herzklopfen, Schweißausbrüche, Panikanfälle und vieles mehr. Schon beim (eigentlich aus hygienischen Gründen obsoleten) Handschlag merkt man, dass etwas nicht stimmt. Die Haut ist warm und schwitzig, fühlt man den Puls, so ist dieser erhöht. Die Schilddrüsenüberfunktion, oft auch als Morbus Basedow bezeichnet (was formell nicht ganz richtig ist, weil der Morbus Basedow nur eine mögliche Ursache für die Stoffwechselstörung ist – allerdings bei Weitem die häufigste), zehrt den Körper der Betroffenen aus. Die Fettreserven schwinden, was in dem Fall nichts Positives ist, und die Patienten beschreiben oft ein Gefühl, sich selbst in Auflösung zu befinden. Unbehandelt führt die Krankheit im schlimmsten Fall zum Tod.

Strukturelle Störungen

Neben funktionellen Problemen der Schilddrüse, also Über- und Unterfunktion, existieren auch noch Krankheiten, bei denen das Organ seiner Arbeit einwandfrei nachgeht, seine Struktur aber pathologisch verändert ist. Hierzu zählen natürlich Schilddrüsentumoren, also Krebs im weitesten Sinne. Glücklicherweise sind fast alle Krebsarten der Schilddrüse mit einer sehr guten Prognose vergesellschaftet, sodass die Lebenserwartung für Patienten mit Schilddrüsenkrebs nach erfolgreicher Therapie mit der von Gesunden vergleichbar ist. Zwei Ausnahmen gibt es allerdings. Sowohl das anaplastische als auch das medulläre Schilddrüsenkarzinom gehen mit einer sehr schlechten Prognose einher. Glücklicherweise sind beide äußerst selten.

Viel häufiger als bösartige Tumoren diagnostiziert der Arzt aber sogenannte Knoten. Diese nicht selten als Zufallsbefunde während des Ultraschalls beschriebenen Auffälligkeiten sind eine heterogene Gruppe unterschiedlicher Veränderungen, die allesamt gutartig sind und, so sie dem Patienten keine Beschwerden verursachen, keinen Krankheitswert besitzen. Dennoch klingt es erst mal ziemlich angsteinflößend, wenn der Arzt während der Untersuchung konzentriert auf den Bildschirm schaut und irgendwas von Veränderungen und Knoten erzählt. Glücklicherweise gibt es aber keinen Grund zur Panik. Je nachdem, welche Beschaffenheit der Knoten im Ultraschall hat, wird der Arzt regelmäßige Ultraschallkontrollen durchführen oder den Patienten zur Szintigrafie schicken. Bei dieser Untersuchung wird mithilfe einer ganz speziellen Kamera getestet, ob der Knoten Hormone produziert (man spricht in diesem Fall von einer Autonomie) oder nicht. Um den Krebsverdacht völlig auszuräumen, kann auch eine Biopsie in Erwägung gezogen werden.

Im Grunde genommen kennen Sie jetzt so gut wie alle Schilddrüsenkrankheiten. Klar, es gibt noch ein paar seltene, die hier aufzuführen den Rahmen sprengen würde. Alles in allem haben wir jetzt aber die häufigsten Störungen besprochen. Es stellt sich also die Frage, was bei deren Therapie eigentlich genau schiefgehen kann, wieso Millionen Deutsche falsch behandelt werden …

EIN KURZER AUSFLUG INS GEHIRN

In diesem Kapitel nehmen wir Sie mit zu einer spannenden Expedition ins Innere unseres Gehirns. Dort gibt es einen Bereich mit dem komplizierten Namen Hypothalamus, dessen Aufgabe unter anderem darin besteht, die Konzentration der Schilddrüsenhormone im Blut zu messen. Die Werte werden zunächst analysiert, und in der Folge wird ein Signal in Form eines Stoffes namens TRH an eine weitere Region im Gehirn, die Hypophyse, geschickt. Dieses auch als Hirnanhangsdrüse bezeichnete Gewebsareal ist für die Produktion und Ausschüttung von TSH zuständig. Menschen mit Schilddrüsenproblemen werden mit diesem Begriff vermutlich etwas anfangen können, handelt es sich doch um *den* Standardlaborwert, wenn es um die Beurteilung der Schilddrüsenfunktion geht.

TSH, die Abkürzung von *Thyroidea Stimulating Hormone,* was auf Deutsch so viel bedeutet wie »Hormon, das die Schilddrüse stimuliert«, spielt in der Regulation des Organstoffwechsels eine entscheidende Rolle. Das Molekül ist nämlich in der Lage, die Schilddrüse in Wallungen zu versetzen, sprich die Konzentration ihrer Hormone T3 und T4 im Blut zu erhöhen. Stellt also der Hypothalamus fest, dass sich zu wenig Schilddrüsenhormone im Blut befinden, dann teilt er das der Hypophyse mit, indem er TRH *(Thyrotropin Releasing Hormone)* ausschüttet, was wiederum dazu führt, dass der TSH-Spiegel im Blut steigt. Das bedeutet also: Eine Schilddrüsenunterfunktion (die gekennzeichnet ist durch eine geringe Hormonkonzentration) geht mit einem hohen TSH-Wert einher – zumindest meistens, denn wie fast überall gibt es auch hier Ausnahmen (aber die sind so selten, dass wir an dieser Stelle nicht darauf eingehen müssen).

Dieser doppelte Steuerungsmechanismus ist wichtig, um sicherzugehen, dass dem Körper immer genau so viele Hormone zur Verfügung stehen, wie er tatsächlich benötigt.

Die Sache mit dem Jod

Es ist allgemein bekannt, dass ein Jodmangel nicht besonders gut für die Schilddrüse ist. Daher wird heute Jod in viele Lebensmittel, wie beispielsweise Salz, zugemischt. Früher stellte der sogenannte Jodmangelkropf bei Weitem das häufigste Schilddrüsenproblem dar. Die Ursache hierfür liegt in der existenziellen Bedeutung von Jod für die Herstellung der Schilddrüsenhormone. Die werden nämlich erst zu biologisch aktiven Substanzen, wenn ihre Vorstufen mit Jod verbunden werden. Je nachdem, wie viele Jodatome im Hormon vorhanden sind, nennt man das dann T3 (3-mal Jod) oder T4 (4-mal Jod). Die Einbettung des Atoms ins Hormon wird über ein Enzym (also eine Art Biokatalysator) gesteuert, das man TPO (Thyreoperoxidase) nennt. Bei der Hashimoto-Krankheit greift der Körper dieses Enzym an, weshalb die Hormone nicht fertig zusammengebaut werden können. Um richtig zu funktionieren, benötigt TPO übrigens das Element Selen, ein Umstand, der oft zu sinnlosen, unnötigen und teils gefährlichen Therapieempfehlungen führt (siehe Seite 183).

Unterm Strich lässt sich sagen, dass eine Schilddrüsenunterfunktion entsteht, wenn nicht genügend Jod über die Nahrung aufgenommen wird. Das ist besonders bei Säuglingen und Schwangeren ein großes Problem, weil deren Organe, insbesondere das zentrale Nervensystem, Schilddrüsenhormone für die normale Entwicklung brauchen. Eine Jodunterversorgung von Mutter oder Kind kann zum Kretinismus, einer schweren Entwicklungsstörung, führen. Übrigens: Das abwertende Wort *Kretin* leitet sich von dieser verzögerten Entwicklung ab.

Wo das Zuführen von Jod bei bestimmten Patientengruppen essenziell ist, nützt es bei anderen reichlich wenig. Gerade Erwachsene sollten das Element nicht einfach so in Pillenform schlucken, sondern darauf achten, dass auch eine Indikation, also eine medizinische Rechtfertigung dafür, vorliegt. Und das ist seltener, als man annehmen möchte.

MILLIONEN DEUTSCHE ...

… werden falsch behandelt. Wie kann das sein? Tatsächlich offenbaren sich in der Therapie von Schilddrüsenerkrankungen teils grausige Wissenslücken, die für uns absolut nicht nachvollziehbar sind. Selbstredend werden viele Patienten auch richtig behandelt, aber es fallen doch bemerkenswert viele Menschen auf, deren medizinische Versorgung nicht in Ansätzen den aktuellen Leitlinien entspricht. Dabei sind die eigentlich sehr klar und gut verständlich. Es existieren sogar Entscheidungshilfen, die dem Anwender genau zeigen, wann was zu tun ist. Leider hält sich lange nicht jeder an diese Empfehlungen.

Die Rechtfertigungspille

Viele Patienten suchen einen Arzt auf, weil sie das Gefühl haben, die Dinge liefen aus dem Ruder. Sie fühlen sich antriebslos, haben Verdauungsprobleme, die Libido leidet und die Kalorienmännchen nähen nachts die Klamotten immer enger. Eine Pille dagegen wäre doch wunderbar, wenn man sagen könnte: »Ich habe Schilddrüse.« Leider ist das nicht so einfach, denn all die genannten Beschwerden können zwar mit dem kleinen Halsorgan zu tun haben, müssen es aber nicht. Für den Patienten ist es aber deutlich einfacher, die Probleme genau darauf zu schieben, und für den Arzt ist es oft leichter als eine aufwendige Ursachensuche, an deren Ende vermutlich die Erkenntnis steht, dass es da keine Diagnose gibt und die Beschwerden ein einziges, großes Symptom für die Lebensführung des Leidenden sind.

Die Schilddrüse anstupsen

Und dann kommt oft einer der fachlich und inhaltlich schlimmsten Sprüche, den ein Arzt einem Patienten um die Ohren hauen kann:

»Dann sollten wir die Schilddrüse mal ein wenig anstupsen!« Diese völlig unsachliche Aussage impliziert, das Organ würde irgendwie nicht richtig in Fahrt kommen und bräuchte nur ein paar Hormone, um die Bude so richtig zu rocken! Dabei ist das Gegenteil der Fall. Durch die Gabe von Schilddrüsenhormonen wird die Eigenleistung der Schilddrüse so weit unterdrückt, dass man aus einer etwas trägen eine völlig gehemmte Drüse macht.

Aber mal ganz von vorn: Wann kommt es eigentlich zu einer derartigen Situation? Gehen wir zurück zu unserem Beispielpatienten, den, der mit diffusen und unklaren Symptomen zum Arzt kommt und hören möchte, dass die Schilddrüse der Bösewicht ist. In diesem Fall muss der Arzt jetzt erst mal Blut abnehmen, um den Verdacht zu erhärten oder aber auszuräumen. Der Blutwert, auf den es ankommt, heißt TSH. Sie erinnern sich? TSH wird von der Hirnanhangsdrüse, der Hypophyse, ausgeschüttet, um die Schilddrüse anzuregen, ihrerseits Hormone zu produzieren. Ist dieser Wert zu hoch, dann bedeutet das, es befinden sich aktuell zu wenige Schilddrüsenhormone im Blut, ist er zu niedrig, sind es zu viele. Allerdings ist es, insbesondere im Falle der Unterfunktion, recht kompliziert, den TSH-Wert richtig zu interpretieren. Es kommt nämlich nicht nur auf ihn, sondern ebenso auf die sogenannten freien Hormone an (das sind diejenigen Hormone, die ungebunden im Blut herumschwimmen). Oft sind die noch im Normbereich, der TSH-Wert ist aber etwas erhöht. In einem solchen Fall reden wir von einer latenten Unterfunktion und die kann wiederum verschiedene Ursachen haben. Die mit Abstand häufigste Ursache ist die Hashimoto-Krankheit, also die autoimmun bedingte Form der Unterfunktion. Zur Erinnerung: Hier werden die Schilddrüsenzellen durch das körpereigene Immunsystem angegriffen und zerstört. Andere Ursachen, wie eine zu kleine Drüse, sind sehr selten. Auch Jodmangel kann zu einer Unterfunktion führen, aber auch diese Problematik ist heutzutage nicht sonderlich häufig anzutreffen.

Nun gibt es bei der latenten Schilddrüsenunterfunktion, also der Form, bei der die freien Hormone ausreichend vorhanden sind, der TSH-Wert aber erhöht ist, klare Handlungsempfehlungen. Und die besagen Folgendes: Befinden sich die frei umherschwimmenden Hormone im Normbereich und ist der TSH-Wert in einem bestimmten Bereich (unter 10 IU / ml) erhöht, dann sollte man erst mal abwarten und in einem halben Jahr noch mal kontrollieren. Das gilt allerdings nur, wenn eine Hashimoto-Krankheit durch spezielle Bluttests und eine Ultraschalluntersuchung ausgeschlossen werden konnte.

Unüberlegte Verschreibungspraxis

Die Realität ist aber eine andere. Oft werden, schon bei gering erhöhten TSH-Werten, ohne weitere Untersuchungen durchzuführen, umgehend Hormone verschrieben. Klare Vorgaben werden, oft einfach aus Unkenntnis, ignoriert. Dabei hat die Leitlinie hat ja schließlich ihren Sinn. Der TSH-Wert korreliert nämlich nicht ausschließlich mit der Funktionalität der Schilddrüse, sondern verändert sich auch durch andere Einflussfaktoren, ja er unterliegt sogar tageszeitlichen Schwankungen. Ein erhöhter Bedarf, die Pubertät, sportliche Aktivität – all das verändert den Wert und gaukelt, wenn man nicht genau schaut, eine Unterfunktion vor. Aus diesem Grund empfehlen die Leitlinien, sich genau mit dem Patienten zu befassen und einen TSH-Wert von bis zu 10 IU / ml (das ist mehr als das Doppelte des Normwertes) zu tolerieren, vorausgesetzt, die freien Hormone sind im Bereich der Norm. In der Praxis werden Schilddrüsenhormone aber leider sehr oft schon dann eingesetzt, wenn sie überhaupt noch nicht indiziert sind, weil der Ursache der TSH-Erhöhung nicht nachgegangen wurde. Während die auf wissenschaftlichen Studien basierenden Empfehlungen der Fachgesellschaften klar sagen, dass man bei Werten zwischen 4,5 und 10 IU / ml (der Normwert geht bis 4,5 IU / ml, je nach Labor) und normalen freien Hormonen erst mal sechs Monate abwarten soll, in jedem Fall aber neben einem Ultraschall die Schilddrüsen-Antikörper bestimmen sollte, ist die Antwort oft nur ein Rezept.

Und nun passiert Folgendes: Als Konsequenz der zugeführten Hormone denkt der Hypothalamus, es läge eine Schilddrüsenüberfunktion vor, und drosselt die Produktion der Hormone. Die Hypophyse schüttet weniger TSH aus und der behandelte Laborwert sinkt. Dem Patienten geht es keinen Deut besser, aber das Labor sieht wieder schön aus. Wer heilt, hat recht? Mitnichten!

Ausnahmezustand Pubertät

Ganz besonders schlimm ist die Situation bei »Patienten« in der Pubertät. Denn in diesem Lebensabschnitt fühlt sich schließlich jeder abgeschlagen und müde, hat also Symptome der Unterfunktion. Und leider schießt der TSH-Wert in der Pubertät auch ordentlich in die Höhe. Die Folgen sind klar: Es werden Schilddrüsenhormone en masse verschrieben für junge Menschen, die gar kein Problem mit dem Organ haben. Der Grund hierfür ist leider schlicht und ergreifend die Unkenntnis bezüglich der Physiologie der Schilddrüse sowie die Erwartungshaltung der Patienten, die vom Arzt ein Rezept wollen.

Medikamente langsam ausschleichen

Sollten Sie jetzt merken, dass womöglich auch Sie fälschlicherweise Schilddrüsenhormone schlucken, dann zögern Sie nicht, Ihren Arzt zu kontaktieren. Man kann die Medikamente auch wieder ausschleichen, sollte deren Einnahme auf einer falschen Diagnose beruhen. Das muss aber unter ärztlicher Aufsicht geschehen, denn die Dosis darf nur schrittweise reduziert werden. Aus der praktischen Erfahrung lässt sich sagen, dass Patienten, denen man fälschlicherweise Hormone verschrieben hatte, nach ungefähr einem halben Jahr wieder hormonfrei leben können. Gibt es einen zwingenden Grund für die Einnahme von Schilddrüsenhormonen, muss dies unbedingt regelmäßig geschehen.

Viele Patienten stellen sich die Frage, ob die jahrelange Hormongabe ihnen, statt zu nützen, vielleicht sogar geschadet hat. Hier können wir Entwarnung geben! Denn obgleich es natürlich nicht sonderlich sinnstiftend ist, völlig grundlos Medikamente zu schlucken, besteht der einzige Nachteil in der zeitweisen Unterdrückung der Schilddrüse, die aber nach (langsamem!) Ausschleichen der Hormontherapie so gut wie immer wieder normal arbeitet.

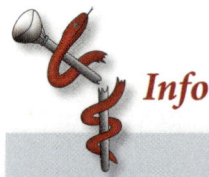

Info

WANN SOLLTEN SIE HORMONE NEHMEN?

Es gibt Erkrankungen, bei denen die Einnahme von Schilddrüsenhormonen essenziell ist. Patienten mit autoimmuner Unterfunktion (Hashimoto-Krankheit) oder Patienten, bei denen die Schilddrüse entfernt wurde, müssen die Hormone als Tabletten zu sich nehmen, um nicht in eine gefährliche Unterfunktion zu geraten. Diese Diagnosen können aber nur nach ausführlicher Testung gestellt werden. Trauen Sie dem Rezept mit den Hormonen dann, wenn:

❯ der Arzt nicht nur den TSH-Wert, sondern auch die Höhe der freien Hormone (fT3 und fT4) bestimmt hat,

❯ der Arzt einen Ultraschall von der Schilddrüse durchgeführt hat,

❯ der Arzt im Labor die Höhe der Autoantikörper gegen die Schilddrüse (das sind in der Regel 3) bestimmt hat oder

❯ Sie keine Schilddrüse mehr haben oder spezielle, zwingende Gründe für die Einnahme von Schilddrüsenhormonen vorliegen.

Diese Tipps sollen eine wegweisende Wirkung für Sie haben. Die konkrete Indikation zur Einnahme bleibt aber natürlich eine Einzelfallentscheidung, die Sie mit Ihrem Arzt zusammen treffen müssen!

AB UNTERS MESSER!

Gleich am Anfang mal ein paar harte Zahlen: In Deutschland werden mit 75.000 Operationen pro Jahr viermal so viele Patienten an der Schilddrüse operiert wie im europäischen Durchschnitt.[1] (2010 waren es übrigens noch über 200.000 pro Jahr.) Trotzdem ist die Sterblichkeit an Schilddrüsenkrebs bei uns nicht niedriger als im Rest der Union. Das bedeutet im Umkehrschluss, dass wir viel zu oft operieren.

Um das zu verstehen, müssen wir uns mit der Eigenschaft der Schilddrüse beschäftigen, Knötchen zu bilden. Diesen Drang teilt das Organ mit anderen endokrinen Drüsen, wie beispielsweise der Prostata oder der Brustdrüse, insbesondere der Frau. Auch die Bauchspeicheldrüse neigt zur Knötchenbildung. In der überwältigenden Mehrzahl der Fälle sind diese Knoten völlig gutartig und stören überhaupt nicht. Es ist anzunehmen, dass viele Menschen Knoten haben, von denen sie überhaupt nichts wissen und die auch nie ein Problem darstellen werden. Hat man sie per Ultraschall entdeckt, sieht die Sache aber anders aus. Jetzt weiß der Arzt, dass da etwas ist, und muss irgendwie damit umgehen. Anhand bestimmter Kriterien wird die Wahrscheinlichkeit eingeschätzt, ob es sich um etwas Bösartiges handelt. Auch wenn das fast nie der Fall ist – die große Kunst der Schilddrüsenmedizin besteht darin, diejenigen Patienten herauszufischen, die doch einen bösartigen Tumor haben. Früh erkannt, sind die nämlich so gut therapierbar, dass Patienten mit Schilddrüsenkrebs (es gibt verschiedene Subtypen und daher auch ein paar sehr seltene Ausnahmen) eine genauso hohe Lebenserwartung haben wie Gesunde.

Heißer oder kalter Knoten?

Entdeckt der Arzt also einen suspekten Knoten, dann wird als Erstes ein sogenanntes Szintigramm angefertigt. Bei dieser Untersuchung sehen die Mediziner, ob der Tumor (jeder Knoten kann auch als Tumor bezeichnet werden, das hat nichts damit zu tun, ob er bösartig ist oder nicht) Hormone produziert. Das ist wichtig, denn so weiß man, dass der Knoten gutartig ist (hormonproduzierende, sogenannte heiße Knoten sind nie bösartig). Und man weiß auch, dass man – wegen der Gefahr der massiven Hormonausschwemmung – den Knoten nicht biopsieren darf. Ergibt die Szintigrafie den Befund eines kalten Knotens, dann liegt die Krebsgefahr bei etwas unter zehn Prozent. Und hier beginnt spätestens die Unsicherheit. Was tun? Je nach Ultraschallbefund besteht natürlich die Möglichkeit, zu warten und zu beobachten. Anfänglich können vierteljährliche Kontrollen einen gewissen Trend aufzeigen. Trotzdem bleibt die Unsicherheit, insbesondere für den Patienten. Denn auch wenn man aus der rationalen Sicht vielleicht gut mit einer 90-prozentigen Chance auf Gutartigkeit leben kann, sieht die Angelegenheit doch ganz anders aus, wenn man der Betroffene ist.

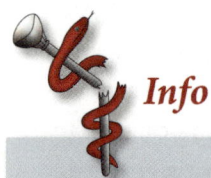

Info

GRÜNDE FÜR EINE OP ...

... an der Schilddrüse gibt es eigentlich nur drei. Entweder wird ein Knötchen als krebsverdächtig eingestuft, dann muss die Drüse raus. Auch ein Schilddrüsenknoten, der subjektive Beschwerden (wie ein Fremdkörpergefühl im Hals) verursacht, sollte operativ entfernt werden. Außerdem gibt es bestimmte, mit einer Schilddrüsenüberfunktion in Zusammenhang stehende Erkrankungen, wie beispielsweise die Basedow-Krankheit, bei denen zu einer Operation (oder zur sogenannten Radiojodtherapie) geraten wird.

In diesem Fall rücken die zehn Prozent plötzlich stark in den Fokus. Also möchte man eine definitive Klärung haben. Und die besteht nun einmal in der feingeweblichen Untersuchung des Knotens. Ein Pathologe muss unter dem Mikroskop nach bösartigen Zellen suchen.

Der goldene (Kragen-)Schnitt

In einem solchen Fall muss der Knoten eigentlich raus – zumindest nach der in Deutschland vorherrschenden Meinung. Dass die Leitlinien etwas ganz anderes sagen, verkommt da oft zur Nebensache. Allerdings muss man fairerweise feststellen, dass es auch bei uns langsam, aber sicher zu einem Umdenken kommt.

Bei unklaren Befunden, gerade wenn es sich um mehrere Knoten handelt, wird also meist der Chirurg konsultiert, der die halbe oder die ganze Drüse im Rahmen einer Operation entfernt. Und wie jede Operation kann auch die sogenannte Thyreoidektomie mit Komplikationen einhergehen. Zwar sind Blutungen, Infektionen oder gar Stimmbandlähmungen nicht sonderlich häufig, deren Risiko sollte aber trotzdem vermieden werden. Außerdem sind Patienten ohne Schilddrüse nach der OP lebenslang auf Medikamente angewiesen – ein Kompromiss, mit dem man ganz gut leben kann, wenn die Operation wirklich nötig war. Stellt sich aber heraus, dass es sich um völlig gutartige Wucherungen gehandelt hat, einen Zufallsbefund, der nie Probleme gemacht hätte, dann sieht das Ganze schon wieder anders aus. Zu dieser Fraktion gehören aber 90 Prozent der Patienten! Wie also umgehen mit den vielen unnötigen OPs?

Die Lösung ist so naheliegend

Die Schilddrüse bietet für medizinische Eingriffe einige Vorteile. Ihre oberflächliche Lage am Hals macht sie zum idealen Organ für Ultraschall- und nuklearmedizinische Untersuchungen. Außerdem kann man sie ganz gut operieren und ... na klar – biopsieren. Mit ein wenig Übung ist es ein Leichtes, ein Stück vom Knoten zu entfernen, um es dann unter dem Mikroskop untersuchen zu können. Der Pathologe ist damit in der Lage, relativ genau zu sagen, ob der Tumor gutartig ist. Eine Aussage über die Bösartigkeit ist ein wenig schwieriger, weil im Falle von Schilddrüsenknoten für die Untersuchung der gesamte Tumor benötigt wird. Der Patient bekommt allerdings eine klare Aussage in Bezug auf die Notwendigkeit, die Schilddrüse zu entfernen, was einen deutlichen Gewinn an Sicherheit für all diejenigen darstellt, die sonst über Monate und Jahre von der Ungewissheit über den Befund in ihrem Hals gequält worden wären. Die Biopsie stellt den Goldstandard in der Abklärung unklarer Schilddrüsentumoren dar, ihr Stellenwert ist durch Studien gesichert. Und trotzdem wird in Deutschland so gut wie gar nicht biopsiert, sondern sofort zum Messer gegriffen. Die Ursache hierfür ist einfach: Aufgrund unseres Abrechnungssystems ist es so gut wie unmöglich, eine Biopsie der Schilddrüse kostendeckend durchzuführen. Der technische Aufwand ist zwar gering, der personelle und materielle aber nicht, denn für diese Prozedur benötigen zwei Fachkräfte mindestens 15 bis 20 Minuten. Vergütet wird die Biopsie aber nur mit ein paar wenigen Euro.

Eine Schilddrüsenoperation hingegen wird nicht schlecht bezahlt. Die Patienten sind in der Regel gesund, die Zeit im Krankenhaus ist kurz und der Eingriff geht zügig über die Bühne.

Der Ärzteschaft per se ist hier sicher kein Vorwurf zu machen. Kein Mediziner ist gezwungen, eine Biopsie anzubieten, die ihm wirtschaftliche Probleme macht. Und wenn der Patient niemanden findet, der die Prozedur durchführt, dann muss eben zwangsläufig operiert werden, wozu sich mehr als genug Chirurgen zur Verfügung stellen. Der Markt bestimmt die Therapie, nicht die Wissenschaft. Das ist die harte Realität auf dem deutschen Gesundheitsmarkt.

DER »ALTERNATIVE« WUNDERHEILER

Nachdem wir uns jetzt mit zwei bedauerlichen, aber durchaus nach-vollziehbaren Schwierigkeiten in der Therapie von Schilddrüsener-krankungen beschäftigt haben, kommen wir nun zu einem immer stärker um sich greifenden Problem, nämlich dem, dass mittlerweile viele Pseudomediziner beginnen, die Erkenntnisse der Wissenschaft zu ignorieren und nach ihrem Gutdünken auszulegen. Auch im Kapi-tel über Homöopathie (siehe Seite 108) und Impfen (siehe Seite 146) begegnen sie uns: Heilpraktiker und Vertreter von alternativen, unwis-senschaftlichen Dogmen, die glauben, es gäbe einfache Antworten auf komplexe Fragen. Sie tauchen auf, wenn es um pandemische Erkran-kungen geht, und haben zu allem ihren unsachlichen Senf hinzuzufü-gen. Ein wahres Laster für die vielen seriös arbeitenden Ärzte! Und natürlich haben diese Burschen auch in der Schilddrüsenmedizin et-was gefunden, worüber es sich in ihren Augen zu schreiben lohnt. Es geht um die Gabe von Selen bei den Autoimmunerkrankungen der Schilddrüse, allen voran der Hashimoto-Krankheit. Die »Leidensge-schichte« des Spurenelements Selen (siehe auch Seite 271) ist lang. Be-reits vor Jahrzehnten haben Ärzte und Wissenschaftler immer wieder versucht, mithilfe von Selen Krankheiten zu lindern oder neue Thera-pien zu entwickeln. Die Logik dahinter ist zugegebenermaßen auch bestechend. Das Element Selen ist ein wichtiger Cofaktor bei unzähli-gen chemischen Reaktionen. Es fängt freie Radikale und schützt uns so vor Krebs. Selen ist für ein gesundes Leben absolut unentbehrlich. Allerdings gilt das für normale Mengen. Hier gilt leider nicht: Viel hilft viel. Ein Selenmangel ist in unseren Breiten sehr selten, weshalb eine ausgewogene Ernährung als Selenquelle völlig ausreicht. Aus die-sem Grund eignet sich das Spurenelement leider auch nicht für die Therapie von Krankheiten. Obwohl es also in normaler Menge essen-ziell ist, wirkt Selen in hohen Dosen nicht therapeutisch.

Hier könnte das Kapitel zu Ende sein. Aber leider gibt es sowohl im medizinischen als auch im pseudomedizinischen Bereich, in dem Heilpraktiker und Homöopathen einzuordnen sind, Scharlatane, die sich für harte Fakten überhaupt nicht interessieren. Und die preisen Selen als Wundermittel gegen so gut wie alles an: Haarausfall, Blutvergiftung, Infektionen und … na klar: Schilddrüsenerkrankungen.

Selen ist ein wichtiger Cofaktor für das Enzym TPO, dessen Aufgabe die Implementation der Jodatome in die Schilddrüsenhormone ist. So viel steht fest. Bei der Hashimoto-Krankheit bildet der Körper Autoantikörper gegen genau dieses Enzym, greift es also an und baut es ab. Auch das entspricht der Wahrheit. Und nun – willkommen im Reich der Spekulation – wird es abenteuerlich. Denn die medizinpopulistische Theorie besagt, dass durch die Gabe von hochkonzentriertem Selen der der Hashimoto-Krankheit zugrunde liegende Immunprozess verlangsamt, wenn nicht gestoppt werden kann. Die Studienlage sagt freilich etwas anderes, nämlich: Selen bringt überhaupt nichts. Patienten, die man mit den üblichen Dosen Selen behandelt hat, profitierten null. Wer allerdings profitierte, waren die Hersteller des Präparats. Denn die empfohlene Einnahme bei Schilddrüsenerkrankungen führt leicht zu Therapiekosten von mehreren hundert Euro im Jahr. Und da die Pillen nichts bringen, werden die Kosten auch nicht von der Kasse übernommen (eine nicht gerade bestechende Logik, wenn man bedenkt, dass die Kassen sogar Homöopathie bezahlen).

Für Arzt und Patient hat die völlig sinnfreie Verschreibung von (Nicht-)Wirkstoffen aber auch noch einen weiteren Vorteil – ihre Wirkung auf die Psyche. Während der Patient das Gefühl hat, proaktiv etwas gegen eine Krankheit zu tun, deren Verlauf nicht aufzuhalten ist, die sein Leben aber, wenn sie richtig therapiert wird, kaum oder gar nicht beeinflusst, profitiert der Doktor auf eine ganz andere Weise: Er hat seine Ruhe und einen dankbaren Patienten. Wer heilt, hat recht, auch wenn er gar nicht heilt und noch viel weniger recht hat!

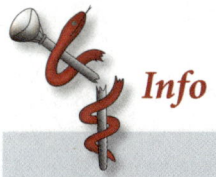

Info

MYTHOS 8: FISCHÖL MIT OMEGA-3 SCHÜTZT VOR HERZ-KREISLAUF-ERKRANKUNGEN

Dieser Satz, der auf eine Fehleinschätzung von Wissenschaftlern zurückgeht, nützt vor allem den Herstellern von Kapseln mit Omega-3-Fettsäuren. Denn weil diese speziellen ungesättigten Fette hauptsächlich in Fischöl zu finden sind und niemand gerne Fischöl trinkt, sind geschmacklose Kapseln zum Herunterschlucken wirklich praktisch – mit fraglicher Sinnhaftigkeit.

In einer großen Studie mit 12.513 Teilnehmern konnte gezeigt werden, dass die Einnahme sogar bei Patienten mit kardiovaskulären Risikofaktoren, die es wahrscheinlich machen, eine Erkrankung des Herz-Kreislauf-Systems zu entwickeln, nicht zu einer Senkung der Sterblichkeit führte.[2] 6.244 Patienten wurden zufällig mit Omega-3-Fettsäuren behandelt, 6.269 bekamen ein Placebo. Die Forscher beobachteten beide Gruppen über viele Jahre. Das Ergebnis: 1.478 Patienten entwickelten eine Erkrankung des Herz-Kreislauf-Systems. Davon waren 733 mit Fischöl-Kapseln behandelt worden, 745 hatten Placebos erhalten. Der Anteil ist also fast gleich. Eine statistische Signifikanz fehlt völlig.

Trotz dieser klaren Datenlage werden Omega-3-Fettsäuren noch immer als Heilsbringer angepriesen. Und hier liegt das Problem: Haben sich Dinge erst einmal in den Köpfen der Menschen eingenistet, dann bekommt man sie nur sehr schwer wieder dort heraus. Selbst unter Ärzten ist die Annahme weit verbreitet, Omega-3-Fettsäuren wären ein gutes Mittel im Kampf gegen die innere Verkalkung. Da die Pillen aber aller Wahrscheinlichkeit nach nicht schaden, ist es auch nicht weiter verwerflich, sie einzunehmen. Es schadet höchstens dem Geldbeutel.

Der Mann mit dem Messer

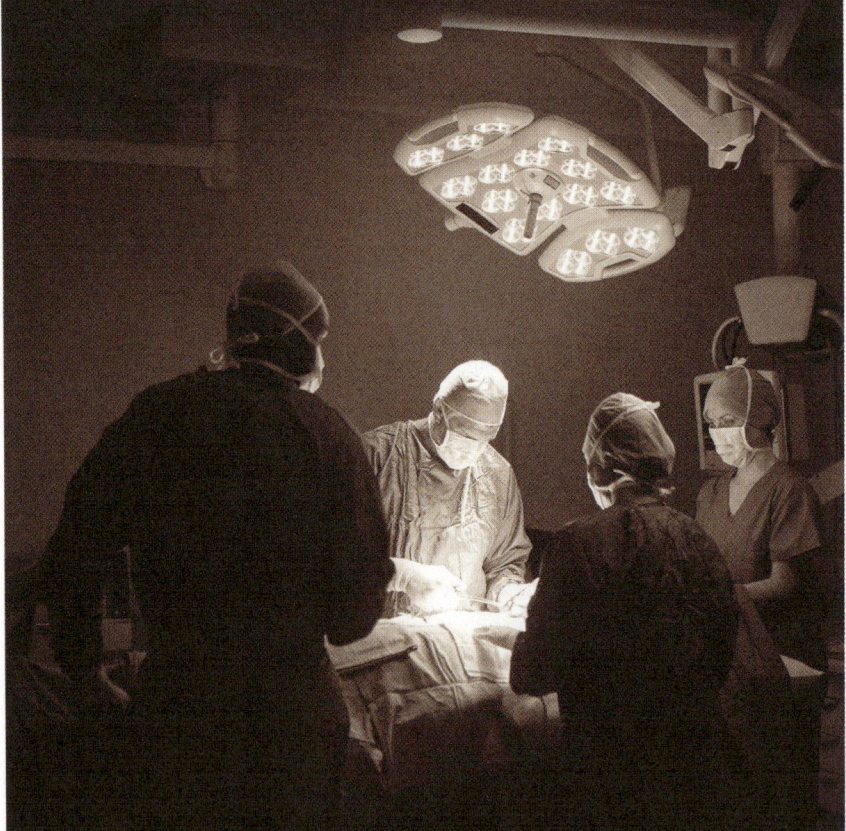

Operieren wir zu viel?

Generell räumen Menschen der Operation einen äußerst hohen Stellenwert ein. Etwas, was man operieren, also rausschneiden kann, ist im Verständnis vieler etwas Heilbares. Wenn eine Operation möglich ist, dann kann alles doch nicht so schlimm sein, oder? In Anbetracht dieser Erkenntnis ist es nicht verwunderlich, dass manche Patienten im Chirurgen eine Art Heilsbringer sehen, einen Menschen, der in der Lage ist, die Krankheit herauszuschneiden. Nicht selten gehen insbesondere Krebspatienten davon aus, dass eine OP ihr Leiden heilt und ihr Leben rettet – eine Annahme, die manchmal, aber nicht immer zutrifft. Die naheliegende Frage lautet also: Operieren wir in Deutschland zu viel? Und wenn ja, aus welchem Grund? Liegt es an der Motivation der Ärzte, an den Abrechnungsanreizen, die durch die Kassen geboten werden, oder vielleicht sogar an den Patienten selbst, die glauben, eine OP löse alle ihre Probleme?

Man muss sich die Frage stellen, ob wir mögliche Nebenwirkungen verharmlosen und Sterbewahrscheinlichkeiten, die auch noch im Nachgang von Operationen bei manchen Eingriffen erschreckend hoch sind, kleinreden. Eine Operation stellt immer eine Abwägung dar, die mit der Frage begonnen werden sollte, ob der zu erwartende Nutzen des Eingriffs die möglichen negativen Folgen überwiegt.

Was für viele Patienten auch keine hervorgehobene Rolle spielt, ist die Erfahrung des Operateurs. Steht dem Nachnamen des Arztes ein Titel zuvor, dann wird ihm meist blind vertraut. Das kann, gerade in kleinen Krankenhäusern, zum Problem werden, wenn hier Operationen durchgeführt werden, für die die erforderliche Kompetenz fehlt.

WAS WIRD EIGENTLICH WEG-GESCHNITTEN?

In der Öffentlichkeit wird oft und sehr schnell der Vorwurf laut, in Deutschland würde zu viel operiert. Die Frage, inwiefern diese Aussage wissenschaftlich haltbar ist, wird seltener gestellt und noch seltener beantwortet, was ganz einfach daran liegt, dass sie nicht so einfach zu beantworten ist. Sichere Daten existieren nämlich gar nicht. Oft werden in einschlägigen TV-Beiträgen Einzelschicksale als Beleg für unsinnige oder unnötige Operationen vorgebracht. Die Beurteilung von Einzelfällen ist aber extrem schwierig und kann vom Redakteur einer TV-Produktion in der Regel nicht ausreichend gut eingeschätzt werden. Menschen, denen die Nebenwirkungen bestimmter Verfahren mehr zu schaffen machen als der erhoffte Nutzen, fühlen sich selbstverständlich falsch behandelt und unnötig operiert. Persönliche Gefühle und der Wunsch nach reißerischen Sendungstiteln reichen aber bei Weitem nicht aus, um die Behauptung in den Raum zu stellen, in Deutschland würde zu viel operiert.

Obwohl die Studienlage mehr als dünn ist, gibt es doch Beobachtungen diverser Stiftungen – darunter beispielsweise die »Bertelsmann Stiftung« –, die festgestellt haben, dass sich die Zahl der durchgeführten Eingriffe innerhalb der letzten 15 Jahre deutlich erhöht hat. Das ist aber erst mal eine völlig neutrale Feststellung und sagt nichts über die Notwendigkeit eines operativen Eingriffs aus. Viele Operationstechniken sind in den letzten Jahren und Jahrzehnten nämlich erst entstanden und waren beispielsweise in den Neunzigern noch überhaupt nicht denkbar. Insofern ist es nur logisch, dass hier mehr operiert wird als früher. Der Vorwurf, Kliniken und Operateure seien nur an lukrativen Eingriffen interessiert, lässt sich pauschal so nicht halten. So nimmt zum Beispiel die Häufigkeit an Gelenkoperationen, ganz entgegen der öffentlichen Wahrnehmung, nicht stetig zu. Auch die Zahl der

Operationen an sich stagniert. Laut Auswertungen des Statistischen Bundesamtes wurden im Jahr 2017 über 7,1 Millionen Menschen operiert und damit nicht mehr als 2016.[1]

Die rechtfertigende Indikation

Eine Operation wird in Deutschland nicht einfach so durchgeführt. Sie bedarf einer genauen Abwägung zwischen der Notwendigkeit und dem Inbetrachtziehen von Alternativen, wie etwa weniger invasiven

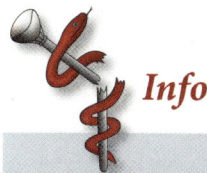

Info

OP-TOP-10 BEI FRAUEN

❯ Rekonstruktion weiblicher Geschlechtsorgane nach einem Dammriss durch eine Geburt

❯ Kaiserschnitt

❯ Operationen am Darm, wie das Lösen von Verwachsungen und das Aufdehnen von Darmabschnitten

❯ Operationen an der Lendenwirbelsäule, am Kreuz- und Steißbein

❯ Offene Reposition eines Mehrfragmentbruchs im Gelenkbereich von Oberarm, Elle, Speiche, Oberschenkel, Schien- oder Wadenbein

❯ Endoskopische Operationen an den Gallengängen

❯ Implantation eines künstlichen Hüftgelenks

❯ Operationen an Mittelfußknochen oder den Zehengliedern des Fußes

❯ Gallenblasenentfernungen

❯ Implantation eines künstlichen Kniegelenks

Maßnahmen, die manchmal auch schlicht aus Abwarten bestehen können. Was kaum jemandem klar ist: All diese Abwägungen müssen dem Patienten vor dem Eingriff ausführlich dargelegt werden. Dieses Gespräch ist verpflichtend zu dokumentieren. Es reicht also nicht, wenn der Arzt, um Justitia Genüge zu tun, ein vorgefertigtes Aufklärungsformular unterschreiben lässt, sondern er muss über Notwendigkeit, Alternativen, mögliche Komplikationen und deren Folgen aufklären. Außerdem müssen alle Fragen des Patienten beantwortet werden. Schließlich entscheidet am Ende nicht der Arzt, ob operiert wird, sondern der Patient! Schnitt man einen entzündeten Blinddarm früher

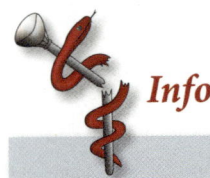

Info

OP-TOP-10 BEI MÄNNERN

❯ Operationen am Darm, wie das Lösen von Verwachsungen und das Aufdehnen von Darmabschnitten

❯ Verschluss eines Leistenbruchs

❯ Operationen an der Lendenwirbelsäule, am Kreuz- und Steißbein

❯ Chirurgische Entfernung von wundem Gewebe

❯ Endoskopische Operationen an den Gallengängen

❯ Arthroskopische Operationen am Gelenkknorpel und an den Menisken

❯ Vorübergehende Abdeckung offener Wunden zum Beispiel nach Verbrennungen

❯ Arthroskopische Operationen an der inneren Gelenkkapsel

❯ Entfernung von erkranktem Gewebe des Dickdarms

❯ Operationen an der unteren Nasenmuschel

beispielsweise sofort heraus, so weiß man heute, dass sich die Erkrankung nicht selten ohne jedes Zutun wieder zurückbildet und die Entzündung auch ohne Operation verschwindet. Die genaue Abwägung zwischen diesen beiden Polen und die letztendlich gefällte Entscheidung über das korrekte und individuelle Vorgehen bleibt dem Chirurgen vorbehalten. Und das mit Recht, denn um Facharzt für Chirurgie zu werden, bedarf es einer jahrelangen Ausbildung (mindestens sechs Jahre), in der genau diese Fähigkeiten erlernt und trainiert werden. Chirurg zu sein bedeutet nämlich nicht nur zu operieren, sondern der Beruf beinhaltet auch eben jenes Abwägen. Schließlich geht es um das Leben eines Patienten. Und der vertraut sich dem Operateur im wahrsten Sinne des Wortes mit Haut und Haar an.

Von der rechtfertigenden Indikation für eine Operation spricht man also dann, wenn klar ist, wieso operiert werden soll, und wenn man weiß, dass die Vorteile des Eingriffs gegenüber den potenziellen Nachteilen vermutlich überwiegen. Es ist also fast unmöglich, diese Entscheidung aus finanziellen Interessen heraus zu treffen.

Aufklärung und Kontraindikationen

Bevor der Patient in den Operationssaal verbracht wird, muss er vom Chirurgen ausführlich über die Notwendigkeit der Operation, mögliche Alternativen und die zu erwartenden Komplikationen aufgeklärt werden. Dabei müssen auch sogenannte Kontraindikationen, also Umstände, unter denen auf keinen Fall operiert werden darf, besprochen werden. Das Aufklärungsgespräch muss dokumentiert und sehr gewissenhaft durchgeführt werden, da ein Laie nur dann sein Einverständnis geben kann, wenn ein Fachmann ihm in einfacher und verständlicher Sprache erklärt hat, worum es geht.

So viel zur Theorie! In der Praxis sieht das Ganze freilich manchmal anders aus. Glücklicherweise aber lange nicht so düster wie vermutet!

DIE OP FÜR DIE SEELE

Nicht immer ergibt die Durchführung einer Operation medizinisch und statistisch Sinn. Manchmal dient ein Eingriff auch nur der Befriedung patientenbezogener Ängste. Ein anschauliches Beispiel für diese These sind Operationen an der Schilddrüse. Die werden in Deutschland ungefähr 70.000-mal pro Jahr durchgeführt. So gut wie alle

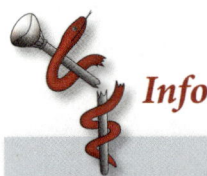

Info

OP-TOP-10 BEI KINDERN

❭ Einschneiden des Trommelfells, um die Paukenhöhle zu öffnen und das Abfließen von Eiter zu ermöglichen

❭ Entfernung der Rachenmandeln ohne Entfernung der Gaumenmandeln

❭ Reposition eines Knochens nach einem Bruch

❭ Entfernung der Gaumenmandeln ohne Entfernung der Rachenmandeln

❭ Blinddarmentfernung

❭ Chirurgische Entfernung von wundem Gewebe sowie Entfernung von erkranktem Gewebe an Haut und Unterhaut bei Verbrennungen und Verätzungen

❭ Verschluss eines Leistenbruchs

❭ Entfernung von Gaumen- und Rachenmandeln

❭ Entfernung von Schrauben, Nägeln, Platten, Drähten und anderem Material, das nach einem Knochenbruch angebracht wurde

❭ Verlagerung und Fixierung der Hoden im Hodensack

Schilddrüsenentfernungen werden heute wegen Knoten und der daraus resultierenden Angst vor einem bösartigen Tumor in die Wege geleitet. Allerdings kommt bei den allerwenigsten Patienten ein bösartiges Geschehen, also Krebs, ans Licht. Das bedeutet, dass weit über 90 Prozent aller Operationen eigentlich umsonst waren. Wir haben im entsprechenden Kapitel (siehe Seite 167) schon darüber gesprochen. Natürlich lässt sich argumentieren, dass man nicht für die 90 Prozent, sondern für die zehn Prozent operiert, die davon maximal profitieren. Das ist grundsätzlich wahr. Allerdings existieren deutlich bessere Verfahren als eine operative Entfernung der Schilddrüse, um herauszufinden, ob es sich beim zu entfernenden Knoten um eine bösartige Veränderung handelt. Man kann beispielsweise im Rahmen einer Biopsie einen Gewebszylinder entnehmen und diesen auf Veränderungen untersuchen. Krebs der Schilddrüse kann man so zwar leider auch nicht diagnostizieren, aber man kann eine Aussage über die Wahrscheinlichkeit treffen, dass es sich um etwas Bösartiges handeln könnte. Leider ist diese Untersuchung zum einen nicht sonderlich lukrativ und stellt zum anderen die wenigsten Patienten zufrieden, die das Gefühl haben, der Knoten (oder Tumor) im Hals müsse jetzt weg. Häufig werden mit der Diagnose eines Schilddrüsenknotens erst Symptome, wie beispielsweise ein Fremdkörpergefühl im Hals, heraufbeschworen, die vorher gar nicht da waren. Außerdem darf ein wesentlicher Faktor nicht vergessen werden: die Komplikationsraten. Manchmal haben Menschen, die sich einer Operation unterziehen, mit Langzeitfolgen zu kämpfen, die noch Jahre später spürbar sind. So können Frauen, deren Kinder per Kaiserschnitt auf die Welt geholt wurden, noch Jahrzehnte später an einem plötzlichen Darmverschluss erkranken. Jede Operation ist ein Eingriff, den man im Optimalfall lieber sein lassen sollte. Ist er dennoch nötig, dann nur unter Abwägung aller Umstände. Ob das Seelenheil des Patienten allein ausreichend hierfür ist, sei dahingestellt.

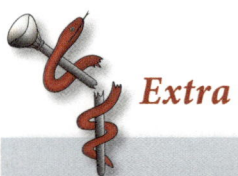

Extra

WAS SAGT DER CHIRURG?

Prof. Dr. Stephan Kersting ist Direktor der Klinik und Poliklinik für Allgemeine Chirurgie, Viszeral-, Thorax- und Gefäßchirurgie des Universitätsklinikums Greifswald.

Lars Bräuer: Herr Prof. Kersting, operieren wir in Deutschland zu viel?
Prof. Kersting: Im europäischen Vergleich fällt schon auf, dass wir zu viel operieren. Dies trifft insbesondere auf Schilddrüsen- und Wirbelsäulen-OPs zu. Hier muss man klar sagen, dass das DRG-System *(Abrechnungssystem im Krankenhaus, Anm. d. Autoren)* die falschen Anreize setzt – nämlich möglichst viele Patienten zu operieren. Allerdings, insbesondere bei Krebs- und Tumorpatienten trifft diese Aussage nicht zu. Hier stellen fachspezifische und interdisziplinäre Tumorboards eine explizite Indikationsstellung zur Operation. *(Das bedeutet, dass tumorbezogene Fälle in einem großen Team besprochen und Therapieempfehlungen ausgesprochen werden, Anm. d. Autoren)*

Lars Bräuer: Wie häufig kommt es vor, dass Sie operieren, um dem Patienten die Angst zu nehmen, nicht weil es wirklich nötig ist?
Prof. Kersting: In meinem Fachbereich, nämlich der Viszeralchirurgie *(das ist die Chirurgie der Bauchorgane, Anm. d. Autoren)* kommt das praktisch überhaupt nicht vor. Lediglich in Ausnahmefällen kann es sein, dass eine Laparoskopie *(das ist eine Bauchspiegelung, Anm. d. Autoren)* auf Wunsch des Patienten durchgeführt wird, weil diese beispielsweise unerklärliche und anhaltende Beschwerden haben, die sich durch Bildgebung oder Routinediagnostik nicht verifizieren lassen.

Lars Bräuer: Im Rahmen unserer Recherche waren wir sehr überrascht, was die hohen Komplikationsraten bestimmter Operationen angeht. So beträgt die Sterblichkeit bei Operationen der Bauchspeicheldrüse beispielsweise neun bis zehn Prozent. Welche Erfahrungen haben Sie hier?

Prof. Kersting: Die Werte treffen tatsächlich zu. Allerdings darf man diese nicht pauschalisieren. An klinischen Zentren, die über die entsprechende Expertise und auch über ausreichend Fallzahlen verfügen, sind diese Zahlen deutlich niedriger. Am Universitätsklinikum Erlangen beispielsweise beträgt die Sterblichkeit bei Bauchspeicheldrüsen-OPs »nur« drei bis vier Prozent. Das ist deutschlandweit übrigens ein Spitzenwert.

Lars Bräuer: Sie sprechen es gerade an: Ein Ansatz für mehr Patientensicherheit wäre es, bestimmte Operationen eben nur in besagten Zentren durchführen zu lassen, die über genügend Expertise verfügen. Wie stehen Sie zu dieser Aussage?

Prof. Kersting: Diesen Ansatz gibt es ja bereits. Allerdings, und das ist das Problem, sind erforderliche Mindestzahlen, die benötigt werden, um sich »Zentrum« nennen zu können, deutlich zu gering angesetzt. Beispielsweise beträgt die Mindestmenge bei Operationen der Bauchspeicheldrüse gerade einmal zehn Operationen pro Jahr. Dieser Wert ist meiner Ansicht nach deutlich zu gering. Und in Deutschland gibt es über 400 Kliniken, die darunter liegen und dennoch operieren. Eine akzeptable Mindestzahl wäre 30 Operationen pro Jahr! Wenn dieser Wert festgelegt und auch entsprechend durchgesetzt würde, dann würden Patienten davon deutlich profitieren.

Die Stacheln des IGeLs

Wie aber kommt es dazu, dass Patienten überhaupt in eine derartige Situation gebracht werden, in der sie sich wünschen, einen Knoten oder eine andere Unregelmäßigkeit entfernen zu lassen? Der Knackpunkt hier heißt IGeL (Individuelle Gesundheitsleistung). IGeL-Leistungen sind ärztliche Leistungen, die in aller Regel keinen nachgewiesenen Nutzen haben, deshalb auch nicht von der Krankenkasse bezahlt werden, aber trotzdem angeboten werden dürfen. Weil kein Patient perfekt ist und kein Körper genau dem anderen gleicht, kommt es bei solchen Untersuchungen oft zur Erhebung von völlig unbedeutenden Befunden. Ein Beispiel: Weiß die Patientin, dass sie eine Zyste am Eierstock hat, so besteht nicht selten der Wunsch, diese loszuwerden, was wiederum häufig in eine Operation endet, die in diesem Fall vermutlich völlig unnötig ist. Die bereits erwähnte Bertelsmann-Analyse weist darauf hin, dass vielen Frauen das Screening der Eierstöcke mithilfe einer Ultraschalluntersuchung empfohlen wird, obwohl es klar gegen die Leitlinien der Fachgesellschaften verstößt. Weil die Patientin die völlig unsinnige Untersuchung selbst bezahlen muss, können die Gründe für ein derartiges Vorgehen eigentlich nur finanzieller Natur sein. Hierfür den Ärzten die Schuld zu geben wäre aber zu kurz gedacht. Problematisch ist eher ein Gesundheitssystem, das die falschen Anreize setzt und wissenschaftlich klar empfohlene Untersuchungen und Therapien oft schlechter oder gar nicht honoriert, während es Patienten die Wahl lässt, sich völlig unnötige Maßnahmen »andrehen« zu lassen, die sie aus eigener Tasche bezahlen müssen. Den Grund hierfür versuchte das Kölner Meinungsforschungsinstitut Rheingold herauszufinden und führte Interviews mit 24 Patienten und 15 Ärzten durch.[2] Dabei wurde deutlich, dass es manchen Patienten überhaupt nicht bewusst ist, dass sie unnötige Behandlungen einfordern und sich dadurch Risiken aussetzen, die vermeidbar wären.

SICHERHEIT DURCH ERFAHRUNG?

Dass Operationen nur dort durchgeführt werden sollten, wo genügend Experten für die Patienten da sind, müsste eigentlich klar sein. Um das zu gewährleisten, wurden seit 2004 Mindestmengen für sieben planbare Operationen festgelegt: Einsatz von künstlichen Kniegelenken, komplexe Eingriffe am Organsystem Ösophagus (Speiseröhre) und Pankreas (Bauchspeicheldrüse), Stammzellen-, Leber- und Nierentransplantation, Versorgung von Frühgeborenen mit einem Geburtsgewicht unter 1.250 Gramm. Ziel der Regelung war es, die Qualität der stationären Behandlungen zu verbessern. Es ist wissenschaftlich klar belegt, dass es in Krankenhäusern mit höheren Fallzahlen seltener zu Komplikationen und Todesfällen kommt. Auch logisch ist allerdings, dass dieses Vorgehen dazu führen kann, dass Operationen aufgrund von wirtschaftlichen Interessen empfohlen werden. Damit sind grundsätzliche Probleme verbunden. So kann eine feste Anzahl an zu erbringenden Operationen, die notwendig ist, um beispielsweise die Bezeichnung »Zentrum« führen zu dürfen, zu einer äußerst laxen Indikationsstellung führen, will heißen, es wird manchmal vorschnell zu einer Operation geraten. Hierfür zwei Beispiele:

Künstliche Hüftgelenke

Bei der Implantation künstlicher Hüftgelenke werden zwei Kriterien zur Rechtfertigung der Operation herangezogen, die sich jeweils ergänzen müssen. Zum einen geht es um den röntgenologischen Befund, der angibt, wie groß der »Spalt« zwischen Gelenkspfanne und Gelenkskopf ist – je kleiner, desto höher der Grad der Arthrose. Viel wichtiger in der Beurteilung der Operationsnotwendigkeit ist aber der klinische Zustand des Patienten, also die Schmerzen, die er hat, und die körperlichen und alltäglichen Einschränkungen, die mit der Diagnose einhergehen. Gerade Letzteres lässt sich in der Besprechung mit den oft sehr alten Patienten eher schlecht kommunizieren, sodass die neue Hüfte schneller an ihren Platz zementiert ist, als es möglicherweise sinnvoll wäre. Keinesfalls wollen wir dieses Vorgehen den orthopädisch-chirurgisch tätigen Kollegen generell unterstellen. Trotzdem lässt sich nicht wegdiskutieren, dass diese Herangehensweise – also der etwas vorschnelle Rat zu einer OP – in einigen Kliniken routiniert eingesetzt wird, um die vorgegebene Anzahl an Operationen zu erreichen. Mit Medizin hat das natürlich nicht das Geringste zu tun.

Bauchspeicheldrüsen-Tumoren

Unser zweites Beispiel ist moralisch noch deutlich verwerflicher. Insbesondere bei seltenen und sehr schwierigen Tumoroperationen ist es nicht einfach, auf die geforderten Fallzahlen zu kommen. Besonders bei Bauchspeicheldrüsen-Karzinomen ist die Sinnhaftigkeit einer Operation häufig nicht gegeben, da es oft vorkommt, dass der Tumor nicht vollständig zu entfernen ist und minimale Reste (sogenannte R1-Resektion) im Körper des Patienten bleiben. Diesem wird dann mitgeteilt, dass fast alles entfernt werden konnte. Statistisch bedeutet das für den Erkrankten aber, dass er in etwa die gleiche Lebenserwartung hat, als wäre er überhaupt nicht operiert worden – und zwar leider eine äußerst kurze. Das wenige Leben, das übrigbleibt, ist oft aber viel weniger lebenswert, denn meist müssen sich die Patienten dann noch zusätzlich mit den Folgen ihrer schweren Bauch-OP herumärgern – und sterben auch manchmal daran. Weil die sogenannte Whipple-Operation aber so schwierig ist, sind die von bestimmten Zertifikatvergabestellen geforderten Fallzahlen oft sehr hoch. Um die zu erreichen, werden dann, manchmal sogar an großen und renommierten Krankenhäusern, Operationsindikationen etwas weiter gefasst und es wird geschnitten, wo man es besser bleiben ließe.

Die Vorgabe, eine bestimmte Mindestmenge an Operationen durchzuführen, hat also, so gut sie auf den ersten Blick auch klingen mag, durchaus einige Schattenseiten.

Gefährliche Ignoranz

Das Problem wird aber noch viel größer! Nach einer aktuellen Analyse des *Science Media Centers (SMC)* und des Projektes *Weisse Liste (Bertelsmann)*[3] wird die Mindestmengenregelung oft einfach ignoriert. Und das 15 Jahre nach ihrer Einführung. So wurden im Jahr 2017 in 458 von 1.152 Kliniken – das sind 39,7 Prozent – komplexe Eingriffe durchgeführt, obwohl sie die vorgegebenen Fallzahlen unterschritten. Umgerechnet sind das rund 4.300 Operationen – Operationen, die nie hätten durchgeführt werden dürfen. Operationen an Menschen, die ihre Hoffnung in die Kompetenz der Chirurgen setzen. Die eigene Erfahrung zeigt, welch katastrophale Folgen derartige Selbstüberschätzungen haben. Es ist nämlich oft nicht die OP an sich, die den Chirurgen herausfordert, sondern der Umgang mit Komplikationen während oder auch nach dem Eingriff. Und das Problem ist keinesfalls ein seltenes. So erreichen im Bundesland Bremen satte 62,5 Prozent aller Kliniken eine oder sogar mehrere Mindestfallzahlen nicht, behandeln aber trotzdem Patienten. Auch was die Art des Eingriffs angeht, gibt es erhebliche Unterschiede. Bei besagten Bauchspeicheldrüsen-Operationen liegen 34 Prozent der deutschen Kliniken, bei Speiseröhren-Operationen sogar 52,6 Prozent unter den gesetzlich vorgeschriebenen Mindestmengen – und operieren fröhlich weiter. Die Gründe dafür sind komplex. Neben finanziellen Anreizen spielt hier sicher auch die persönliche Motivation der einzelnen Operateure eine wichtige Rolle, die nicht bereit sind zuzugeben, dass sie nicht jeden Eingriff beherrschen, die aber die Patienten auch nicht an dafür vorgesehene Zentren überweisen wollen. Und natürlich fehlen auch Sanktionen, die ein entsprechendes Vorgehen gänzlich unattraktiv machen würden.

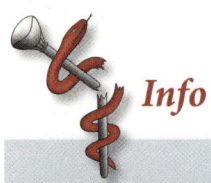 *Info*

SO RECHTFERTIGEN LOBBYISTEN UND CHIRURGEN IHRE ZAHLREICHEN OPERATIONEN

Im Folgenden haben wir einige Argumente von Lobby-Vertretern gesammelt, die in einem fairen Diskurs ebenso gehört werden sollten.

❯ Die steigende Anzahl an Hüft- und Kniegelenksersatz-Operationen sei nicht auf ökonomisch geprägte Motivationen, sondern auf die Demografie zurückzuführen. Das höhere zu erwartende Lebensalter führe dazu, dass es nötig sei, Patienten neue Gelenke zu implantieren, weil deren eigene oft nicht mit der gestiegenen Lebenserwartung mithalten können. Laut dem Lobbyisten ist bei derartigen Operationen fast immer eine angemessene Indikation dokumentiert. Außerdem sei die Patientenzufriedenheit und Behandlungsqualität sehr gut.

❯ Die durch entsprechende Berichterstattung hervorgerufene Verunsicherung der Patienten werde als Geschäftsmodell genutzt und führe dazu, dass andere Ärzte Zweitmeinungen anböten, um unnötige Operationen zu vermeiden.

❯ Der substanzielle medizinische Fortschritt der letzten Jahre habe zu neueren Methoden und damit zu besseren chirurgischen Möglichkeiten geführt. Die Zustimmung zu einer solchen Aussage ist ohne jeden Zweifel hoch. Nichtsdestotrotz skizziert sie eher ein akademisches Ideal. Nach wie vor setzen falsche finanzielle Anreize sowie die ab und an anzutreffende Selbstüberschätzung einzelner Chirurgen dieser Vorstellung klare Grenzen.

Die aktuell existierende Datenlage lässt leider – so viel können wir festhalten – keine abschließende Aussage über die Frage nach zu vielen oder zu wenigen Operationen zu.

KEINE OP **OHNE RISIKEN**

Dass Operationen diverse Risiken bergen, ist keine neue Erkenntnis. Wie groß die aber sind, hat selbst uns überrascht. Eine 2019 im Deutschen Ärzteblatt vorgestellte Erhebung mit dem etwas ungelenken Namen: »*Sterblichkeit und Komplikationen nach viszeralchirurgischen Operationen – Eine bundesweite Analyse basierend auf den diagnosebezogenen Fallgruppen der deutschen Krankenhausabrechnungsdaten*«[4] analysierte die Komplikationsraten nach Operationen im Bauchraum in den Jahren 2009 bis 2015. Dabei wurde ein besonderes Augenmerk auf Krankenhaussterblichkeit, Komplikationen und deren Management und Tod nach schwerer Komplikation des Eingriffs (was tatsächlich etwas anderes ist als Tod am Eingriff selbst) gelegt. Unterteilt wurde in organbezogene Untergruppen sowie die Häufigkeit und die Komplexität des Eingriffs.

Eine unglaublich hohe Anzahl an Patienten, nämlich 3.287.199 Menschen, die in 1.392 Krankenhäusern operiert wurden, konnte im Rahmen dieser Erhebung analysiert werden.

Insgesamt starben 1,9 Prozent der Patienten im Rahmen ihres operativen Aufenthaltes, wobei erwartungsgemäß häufig durchgeführte Eingriffe mit 0,04 bis 0,4 Prozent eine sehr niedrige Sterblichkeit aufwiesen, wohingegen beispielsweise 8,9 Prozent der Patienten, die sich einer Speiseröhrenoperation unterzogen (diese zählt zu den komplexesten Eingriffen überhaupt), starben. Noch mehr Patienten, nämlich 11,7 Prozent, überlebten Eingriffe am Magen nicht. Alles in allem waren das zwar sehr hohe, aber doch zu erwartende Ergebnisse. Erschreckend in diesem Zusammenhang war allerdings die Sterblichkeit im Verlauf einer Gallenblasenoperation. Die simple Entfernung dieses Organs überlebten 8,4 Prozent der analysierten Patienten nicht, wobei die OP selbst meist nicht das Problem darstellt, sondern postoperative Komplikationen, wie Infektionen. Insbesondere wenn man bedenkt, wie häufig der Eingriff selbst bei jüngeren Menschen durchgeführt wird, scheint das auf den ersten Blick erschreckend. Schaut man allerdings genauer hin, so sieht man, dass sich die Gefährlichkeit solcher eher einfachen Operationen mit steigendem Lebensalter massiv erhöht. Insofern sind solche Zahlen sicher mit einer gewissen Vorsicht zu genießen und sollten Sie, lieber Leser, keinesfalls dazu anhalten, eine nötige Operation nicht durchzuführen. Trotzdem – Operationen gehören zum Medizinverständnis der meisten Menschen ganz selbstverständlich dazu. Eine sensiblere Wahrnehmung möglicher Komplikationen und auch deren Häufigkeit sollte ebenso integraler Bestandteil dieser Wahrnehmung sein.

Das Für und Wider genau abwägen

Insgesamt kann man also sagen, dass zwei von 100 Menschen, die sich einer Operation des Bauchraumes unterziehen, diese nicht überleben. Auch wenn diese Aussage der Frage nach zusätzlichen, den Heilungsprozess verkomplizierenden Krankheiten nicht nachgeht, ist sie doch ein guter Kompass und zeigt, dass ein chirurgischer Eingriff eben kein Spaziergang ist und sehr gut überlegt sein sollte. Finanzielle Erwägungen dürfen hier keine Rolle spielen und die politisch gesetzten Anreize müssen unbedingt abgeändert werden. Insbesondere spielen der Gesundheitszustand des Operierten und dessen Vorerkrankungen, aber auch die Expertise des Chirurgen eine ausgesprochen große Rolle bei der Interpretation dieser Zahlen.

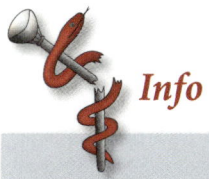

Info

MYTHOS 9: WIR NUTZEN NUR ZEHN PROZENT UNSERES GEHIRNS

»Das menschliche Potenzial scheint völlig unerreicht. Unser Hirn ist so groß und wir nutzen nur einen Bruchteil davon. Gerade einmal zehn Prozent. Wären wir in der Lage, unser gesamtes Hirn zur Arbeit anzuregen, wir wüchsen über uns hinaus, hätten den Mars vermutlich bereits erreicht.«

So oder ähnlich klingen viele Theorien über die Kapazität unserer grauen und weißen Masse. Sie sind allesamt völliger Unfug. Viele Motivationstrainer oder Selbsthilfegurus werben seit geraumer Zeit damit, man könne mit ihrer Hilfe brach liegende Bereiche des eigenen Gehirns aktivieren und so das Beste aus sich herausholen. Hin und wieder wird sogar Wissenschaftlern wie Albert Einstein unterstellt, derartige Aussagen getätigt zu haben, was schlicht nicht stimmt. Dabei ist vielen Menschen gar nicht klar, dass die Aufgabe unseres Gehirns nicht primär die Ausführung von Denkaufgaben, sondern vielmehr die Koordination des ganzen Körpers ist. Die meisten derartigen Prozesse geschehen völlig unterbewusst.

Im Rahmen von sogenannten funktionellen Bildgebungen des Gehirns, also speziellen MRT-Untersuchungen, die zeigen, welche Areale im Hirn wann aktiv sind, kann man zweifelsfrei belegen, dass der Körper kein nutzloses Nervengewebe mit sich herumschleppt – obwohl man diese Annahme bei manchen Menschen ohne Frage in Zweifel ziehen könnte …

Hafenrundfahrten

Von kleinen und großen Manövern

Das Thema Gesundheitsvorsorge verdrängen die meisten von uns doch lieber. Wer geht schon gerne zum Arzt, wenn er gar nicht muss? Insbesondere dann, wenn eine äußerst unangenehme Untersuchung mit dem Einführen von Fingern oder ganzen Schläuchen in Körperöffnungen einhergeht, die für die meisten eine eindeutige Einbahnstraße darstellen, tendiert die Lust darauf, einen Termin beim entsprechenden Facharzt zu machen, gegen minus unendlich. Hinzu kommt, dass sich in der Bevölkerung wacker das Vorurteil hält, dass Vorsorgeuntersuchungen nichts bringen und oft nur durchgeführt werden, um Ärzten die ohnehin vollen Taschen noch mehr zu stopfen.

Was steckt also dahinter? Welchen Sinn haben Vorsorgeuntersuchungen und wer profitiert wirklich davon? Um diese Fragen zu beantworten, könnte man ein ganzes Buch füllen. Wir haben uns für dieses Buch zwei unterschiedliche Screeningmethoden herausgesucht, die sich ein und derselben Körperöffnung bedienen und die doch von sehr unterschiedlicher Relevanz und Sinnhaftigkeit sind.

Gerade in Bezug auf die von uns gewählten Screenings der Prostata und des Dickdarms besteht doch große Unsicherheit, ja sogar Angst in der Bevölkerung. Schließlich handelt es sich um ziemlich bösartige Erkrankungen, die – und hier zeigt sich der Vorteil der Vorsorgeuntersuchungen – durch effektive und qualitativ hochwertige Vorsorge früh erkannt und geheilt werden können. Beim Dickdarmkrebs gilt das sogar für seine Vorläufer. Es ist heute möglich, die bösartigen Geschwüre noch vor ihrer Entstehung zu identifizieren und zu entfernen – eine unglaubliche Entwicklung der medizinischen Wissenschaft.

DIE PERFEKTE VORSORGE ...

… zu finden ist gar nicht so einfach. Aber was macht eine gute Vorsorge- oder auch Screeninguntersuchung aus? Die einfache Antwort: Es handelt sich um einen Test auf eine bestimmte Krankheit, der uns sagt, ob eine Person X aus einem riesigen Pool an Menschen an genau dieser leidet. Screening ist also wie Fischen in einem großen See.

In manchen Bereichen der öffentlichen Gesundheitsvorsorge sind Screening-, also Vorsorgeuntersuchungen schon heute gang und gäbe. Die jährlichen Termine zur Krebsvorsorge werden von Millionen Frauen wahrgenommen und retten jedes Jahr Tausende Leben. Hier werden der sogenannte Pap-Abstrich, also die Untersuchung des Gebärmutterhalses auf potenziell bösartige Zellveränderungen, und die Untersuchung der weiblichen Brustdrüse standardisiert durchgeführt. Es handelt sich im Grunde um einen medizinischen Test, der beim Großteil der Untersuchten kein krankhaftes Ergebnis bringt, also auf den ersten Blick unnötig erscheint. Bei denjenigen, bei denen die diagnostischen Maßnahmen aber etwas ans Tageslicht bringen, kann diese (im Rahmen eines Screenings so gut wie immer unerwartete) Erkenntnis Leben retten. Der große Unterschied zu einer klassischen ärztlichen Untersuchung ist also, dass der Patient den Arzt bei der Vorsorge nicht wegen irgendwelcher Beschwerden aufsucht, sondern in der Regel beschwerdefrei ist.

Finanzierbare und sichere Untersuchung

Da eine Vorsorgeuntersuchung an vielen, vielen Gesunden durchgeführt werden muss, ist Voraussetzung, dass die Methode finanzierbar ist, zum anderen muss sie so wenig invasiv wie möglich sein, darf den Patienten also nicht stark belasten, denn ein invasiver Eingriff geht natürlich immer mit der Gefahr von Komplikationen einher. Da logischerweise immer deutlich mehr untersuchte Personen gesund sind und nur wenige krank, muss die Komplikationsrate also so niedrig wie nur irgend möglich gehalten werden, sodass der Test ethisch vertretbar ist und in der breiten Bevölkerung große Akzeptanz findet.

Aber was ist, wenn durch den Test mehr Fragen aufgeworfen als beantwortet werden? Auch die psychischen Unsicherheiten der Betroffenen und die daraus resultierende Angst vor dem Test beziehungsweise dem Testergebnis sind nicht zu unterschätzen. Haben Sie sich noch nie gefragt, wieso man nicht einfach jeden Menschen einmal im Jahr ins MRT legt, um ihn von oben bis unten zu durchleuchten und nach Krebs im Frühstadium zu schauen? Zu teuer? Keinesfalls. Eine MRT-Untersuchung des Gehirns ist mittlerweile billiger als ein Bahnticket von München nach Hamburg zum Normalpreis. Die Verfügbarkeit? Auch das wäre kein Problem. So ein MRT-Scanner ist schnell gebaut und jedem fällt wohl spontan mindestens eine Firma ein, die sich lieber auf den Verkauf von Gesundheitsartikeln als auf den von Zubehörteilen für Kohlekraftwerke konzentrieren würde. Nein, das Problem beim Ganzkörper-MRT besteht darin, dass vermutlich bei so gut wie jedem der ein oder andere abklärungsbedürftige Befund gefunden werden würde, der sich am Ende jedoch als völlig harmlos erweist. Eine Vorsorgeuntersuchung muss also so klar wie möglich die Frage nach dem Vorhandensein einer bestimmten Erkrankung beantworten, ohne dabei neue Unsicherheiten zu produzieren. Dann muss das Verfahren sicher und so wenig belastend wie möglich sein. Und zu guter Letzt müssen positive Ergebnisse (das sind die, die für den Patienten negativ, will heißen schlecht sind) dazu führen, dass die Krankheit früh erkannt und damit in einem Stadium therapiert werden kann, wo Heilung noch gut möglich ist. Alles andere wäre grotesk. Niemand lässt sich untersuchen, nur um zu wissen, dass eine Krankheit vorliegt, die man ohnehin nicht mehr heilen kann – ein großes Dilemma in der männlichen Gesundheitsvorsorge, wie Sie gleich sehen werden.

DIE SACHE MIT DER PROSTATA

Beim Thema Prostata und Prostatakrebs wird die Medizin richtig kompliziert. Hier muss man schon eine Menge Statistik über sich ergehen lassen, um zu verstehen, wieso die meisten Fachärzte für Urologie den Finger im Hinterausgang im Rahmen der Vorsorgeuntersuchung mittlerweile als völlig unnötig, ja sogar gefährlich erachten.

Die einfache Antwort: Die sogenannte digital-rektale Tastuntersuchung der Prostata ist als Vorsorgeuntersuchung absolut ungeeignet, da sie den Krebs erst als solchen identifiziert, wenn er so groß und meist auch schon organübergreifend gewachsen ist, dass eine Therapie der Frühstufen der Krankheit faktisch unmöglich ist, was eine Voraussetzung der Vorsorge darstellt.

Krebs der Vorsteherdrüse – die nackten Zahlen

Wenn wir über das Thema Prostatakrebs sprechen, dann ist es sicher interessant zu wissen, dass Autopsiestudien[1] gezeigt haben, dass Spuren von Prostatakrebs in 30 Prozent aller Vorsteherdrüsen bei Männern jenseits der 70 gefunden wurden. Im Alter von 50 bis 60 Jahren wurde der Krebs überraschenderweise ebenfalls bei 30 Prozent der Autopsierten diagnostiziert, bei den über 80-Jährigen fanden die Pathologen sogar bei 60 Prozent einen Tumor der Drüse. Sprich: Einer von drei Männern dieser Altersgruppe hat Prostatakrebs. Die wenigsten wissen aber davon. Wie ist das möglich?

Das Prostatakarzinom gehört zu denjenigen bösartigen Erkrankungen, die den Patienten nicht zwangsläufig umbringen müssen. Nur einige Tumoren werden so aggressiv, dass sie sich auf den gesamten Körper ausbreiten und den Betroffenen dann auch töten. In der Mehrzahl der Fälle ist die verkrebste Prostata ein Zufallsbefund im Rahmen von Autopsien, die aus anderen Gründen durchgeführt werden. So ist das Prostatakarzinom bei Weitem die häufigste Krebsart bei deutschen Männern. Das aber eben nur, was die Häufigkeit betrifft. Die Sterberate liegt viel niedriger. Während im Jahr 2016 58.800 Männer die Diagnose gestellt bekamen[2], verstarben aber lediglich 14.400 daran – und das in gesegnetem Alter. So waren die Betroffenen im Schnitt 72 Jahre alt – bei Erstdiagnose. Gründe hierfür gibt es viele. Zum einen führt die gestiegene Lebenserwartung naturgemäß zu einem Anstieg an Krebserkrankungen. Das Alter des Patienten gilt, insbesondere beim Prostatakarzinom, als einer der einzigen bekannten Risikofaktoren. Zum zweiten erhalten heute viel mehr Männer die Krebsdiagnose, weil einfach gründlicher geschaut wird. Krebsvorsorgeuntersuchungen führen natürlich zu einer größeren Zahl an Diagnosen.

Global erhobene Daten[3] sind sogar noch eindrucksvoller: Hier errechneten die Forscher, dass einer von sechs Männern im Laufe seines Lebens an Prostatakrebs erkranken wird. Von diesen 18 Prozent, die erkranken, sterben aber wiederum nur 18 Prozent daran. Bei den restlichen verläuft die Erkrankung klinisch unauffällig, will heißen: Sie haben sie, werden aber nicht davon beeinträchtigt. Nun stellt sich die Frage, ob man von einer Krankheit wissen möchte, die einen umbringen könnte – aber es wahrscheinlich nicht tut. Denn das Wissen, dass man krank ist, hängt ja wie ein Damoklesschwert über dem Betroffenen und er muss von da an mit dem Wissen leben, Krebs zu haben. Nur um das klarzustellen: Wir wollen Prostatakrebs hier keinesfalls verharmlosen. Im Gegenteil – den Patienten mit voll ausgebrochener Krankheit geht es wirklich schlecht und sie sterben oft unter Schmerzen. Die mittlere Überlebenszeit beim metastasierten (also gestreuten) Prostatakarzinom liegt lediglich bei 30 Monaten. Patienten mit einem lokalen Tumor können aber über Jahrzehnte symptomfrei leben. Leider wissen wir bis heute nicht, welche Tumoren streuen und das umliegende Gewebe zerstören – und welche eben nicht.

Ursachen und Risikofaktoren

Leider ist über die Ursachen von Prostatakrebs vergleichsweise wenig bekannt. Die einzig klaren und eindeutig identifizierten Risikofaktoren sind das Alter, genetische Veranlagungen sowie die ethnische Herkunft. Bemühen wir die Statistik, so sagt die uns, dass das Risiko eines 35-jährigen Mannes, in den nächsten zehn Jahren an Prostatakrebs zu erkranken, lediglich bei 1:5.100 liegt.[4] Mit 45 sieht es schon düsterer aus. Hier erkrankt einer von 270 Männern in den nächsten zehn Jahren an der Krankheit. Das Ganze steigt mit zunehmendem Alter rapide, sodass Männer im Alter zwischen 55 und 64 Jahren eine Wahrscheinlichkeit von 1:47 haben, an Prostatakrebs zu erkranken. Und hier geht es nur um diejenigen Karzinome, die zu Lebzeiten diagnostiziert werden, die also behandlungsbedürftig sind. Vermutlich haben aber viel mehr Männer, insbesondere in den älteren Semestern, Zellen von Prostatakrebs im Körper.

Wissenschaftler vermuten den im Alter abnehmenden Testosteronspiegel als Ursache für diesen Trend. Im Umkehrschluss funktionierte es aber leider nicht, die Tumorrate durch die Gabe des Hormons zu senken. Auch andere Stoffe haben keinen positiven Einfluss auf die Entwicklung des Prostatakarzinoms, zumindest nach aktuellem Wissen nicht. Eine groß angelegte amerikanische Studie[5], in der die Forscher versuchten, die Entstehung von Prostatakrebs mithilfe von Vitamin E und Selen zu verhindern, musste vorzeitig abgebrochen werden. In einer Zwischenauswertung zeigte sich, dass die Patienten, denen man Vitamin E und / oder Selen verabreicht hatte, deutlich häufiger an Prostatakrebs erkrankten als diejenigen der Kontrollgruppe.

Auch werden in der Öffentlichkeit oft Rauchen oder Alkohol, ja sogar zu häufige oder (oft von Männern propagiert) zu wenig sexuelle Aktivität ins Feld geführt. Das alles hat laut der aktuellen Studienlage aber nicht das Geringste mit der Entstehung von Prostatakrebs zu tun.

Sinnvolle Früherkennung?

Dass die Tastuntersuchung der Prostata, wie sie heute immer noch von einigen Ärzten praktiziert wird, laut führenden Urologen im Rahmen der Früherkennung keinen prognostischen Wert hat, haben wir ja schon besprochen. Ist der Tumor tastbar, hat er die Organgrenzen meist bereits überschritten und es handelt sich nicht mehr um ein Frühstadium der Krankheit, also auch nicht um Früherkennung. Was ist aber nun mit dem so häufig diskutierten PSA-Wert (siehe Kasten Seite 212)? Die Kassen zahlen dessen Bestimmung nicht, obwohl sie von den meisten Ärzten empfohlen wird.

Das Problem mit dem PSA-Wert ist dessen niedrige Aussagekraft in Bezug auf Krebserkrankungen. Es gibt Patienten mit einem PSA-Wert von 5 ng/ml, die voller Tumorzellen sind, während bei anderen mit einem Wert von 20 ng/ml von Krebs nichts zu finden ist. Aus diesem Grund zahlen zum Beispiel die gesetzlichen Krankenkassen den Test im Rahmen der Vorsorge nicht (im Rahmen der Krebsnachsorge allerdings schon, weil ihm da ein anderer Stellenwert zugesprochen wird). Der PSA-Wert steigt nämlich nicht nur bei Prostatakrebs, es gibt auch eine Vielzahl anderer Leiden, die den Wert ansteigen lassen – Krebs ist eben nur eines davon. Auch Entzündungen der Prostata oder das gutartige Alterswachstum, genannt benigne Prostatahyperplasie, können den PSA-Wert deutlich ansteigen lassen. Selbst Fahrradfahren oder die rektale Untersuchung mit dem Finger kann das PSA beeinflussen. Filtert man allerdings unter denjenigen Patienten, die einen erhöhten PSA-Wert haben, diejenigen heraus, die tatsächlich einen bösartigen Tumor aufweisen, dann kann man den Erkrankten viele Lebensjahre oder sogar Jahrzehnte schenken. Aber wie? Genau das ist die Herausforderung der korrekten Interpretation des Wertes, die im Grunde einem Facharzt für Urologie überlassen werden sollte. Mit der Einführung der PSA-Messung in den 1990er-Jahren stieg die Diagnose

Prostatakrebs massiv an, weil man plötzlich in der Lage war, auch kleine und kleinste Tumoren sehr früh zu erkennen, was die Abtastuntersuchung nicht vermag. Auch die Sterblichkeit aufgrund des Prostatakarzinoms, die vorher bei ungefähr 70 Prozent lag, sank plötzlich deutlich, weil man die Tumoren ja schon viel früher erkannte.

Die Problematik ist hier jedoch folgende: Während einige Männer mit einem erhöhten PSA-Wert klar von dessen Einsatz als Früherkennungsmethode profitieren – nämlich die mit einem bösartigen Tumor im Organ –, werden andere (die deutlich in der Mehrzahl sind)

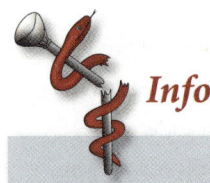 *Info*

DER PSA-WERT

Unter PSA versteht man das Prostata-spezifische Antigen. Dabei handelt es sich um ein Enzym, das ausschließlich in den Zellen der Prostata gebildet wird. Diese geben das Enzym ins Ejakulat und in sehr geringen Mengen auch in die Blutbahn ab, wobei die Höhe des PSA-Wertes mit der Menge an Prostatagewebe korreliert (je größer das Prostatavolumen, desto höher der PSA-Wert). Der PSA-Wert wird in Nanogramm pro Milliliter (ng / ml) angegeben.

Die häufig angeführte Behauptung, PSA würde durch den Untergang von Prostatazellen freigesetzt, stimmt nicht ganz. In der Medizin nutzt man häufig Proteine, die nur in bestimmten Geweben vorkommen, um durch deren Messung einen Zelluntergang nachzuweisen. Bei Leber oder Herz funktioniert das ähnlich, nur dass hier der Zelluntergang nachgewiesen wird, während es sich im Falle von PSA um eine Mischung aus Zellaufbau und Zelluntergang handelt.

grundlos verunsichert. Sie durchleben zum einen eine psychisch hochgradig belastende Zeit, zum anderen müssen sie sich einer massiven Überdiagnostik ohne erkennbaren Nutzen unterziehen. Und wir reden hier von richtig invasiver Überdiagnostik, sprich von Biopsien.

Wie aber kommen wir aus dieser Zwickmühle heraus? Versuche, chemische Derivate des PSA diagnostisch zu benutzen, haben lediglich eine leichte Verbesserung erbracht. Eine weitere Idee, die dazu führen sollte, den Laborparameter aussagekräftiger zu machen, war, seine Referenzwerte (das sind die Grenzwerte, die besagen, ab wann ein Patient als auffällig oder krank gilt) an spezielle Altersgruppen anzupassen. Das funktioniert bei Patienten unter 60 Jahren ganz gut und erhöht die Entdeckungsrate um 15 Prozent. Diese 15 Prozent werden aber durch eine um 45 Prozent höhere Biopsierate erkauft.[6] Optimal ist es also nicht. Auf der anderen Seite führt die Anpassung des PSA-Cut-offs, also des diagnostischen Grenzwertes, bei Patienten jenseits der 70 zu einer Reduktion der Biopsien um 44 Prozent, erkennt aber 47 Prozent der Krebserkrankungen nicht.[7]

Das Ergebnis all dieser Anpassungen ist also eher enttäuschend. Interessant ist aber, dass ein individueller PSA-Basiswert (also ein PSA-Wert ohne erkennbare Krankheit) für jeden Patienten existiert. Was also bei dem einen bereits als krankhaft gewertet werden muss, bedeutet bei dem anderen noch gar nichts. Allerdings können diese Basiswerte als Indikator für spätere Krebserkrankungen dienen. So haben Studien[8] gezeigt, dass Männer im Alter zwischen 40 und 60 Jahren, deren PSA-Wert über dem statistischen Durchschnitt liegt, ein bis zu 15-fach größeres Risiko haben, im Alter Prostatakrebs zu bekommen.

Alternativen

Seit über 30 Jahren ist PSA der einzige Tumormarker für Prostatakrebs und die mittelmäßige Spezifität des Tests hat zu häufigen Überdiagnosen und kontroversen Diskussionen geführt. Das verbesserte Verständnis der molekularen Abläufe beim Krebs der Vorsteherdrüse hat zur Entwicklung mehrerer neuartiger Biomarker geführt, die das PSA in seiner Aussagekraft vermutlich übertreffen, da sie dabei helfen können, Patienten zu identifizieren, die wirklich von Diagnostik und Therapie profitieren. Allerdings sind auch diese neuen Marker nicht ohne Einschränkungen und im klinischen Alltag noch relativ unerprobt oder noch gar nicht zugelassen.

Wie aber lässt sich nun ein Prostatakarzinom zweifelsfrei diagnostizieren? Die Frage ist gar nicht so leicht zu beantworten. Der klassische Weg bisher sah, neben der Bestimmung des PSA-Wertes und eines Ultraschalls der Vorsteherdrüse, eine mehr oder minder zufällige Abfolge von Biopsien vor. Im Grunde wird nach einem bestimmten Muster in alle Bereiche der Prostata gestochen und das entnommene Gewebe untersucht. Weil man viele Areale biopsiert, erhofft man sich, dass, im Falle eines Prostatakarzinoms, in einer der Proben bösartige Zellen zu finden sind. Weil man ein Prostatakarzinom im Ultraschall nur erahnen, aber keinesfalls zweifelsfrei identifizieren kann, stochert man im wahrsten Sinne des Wortes im Dunkeln. Und das oft 10- bis 20-mal! Diese Herangehensweise ist alles andere als fortschrittlich ...

Einer der Goldstandards bei der Diagnostik des Prostatakarzinoms ist das sogenannte multiparametrische MRT (mpMRT). Leider wird diese Methode bisher kaum angeboten, weil die Krankenkassen die Kosten nicht flächendeckend übernehmen. In Kombination mit der Probeentnahme, der sogenannten Fusions-Biopsie, könnte auf diese Weise die Rate an unnötigen Prostata-Operationen deutlich gesenkt werden.

Leider befinden wir uns, was die Diagnostik des Prostatakrebs angeht, noch immer in einer Art wissenschaftlichem Winterschlaf. Patienten werden mit unspezifischen Tastuntersuchungen und PSA-Screenings verunsichert, während tatsächlich sinnvolle diagnostische Schritte denjenigen vorbehalten bleiben, die sie bezahlen können.

DARMKREBSVORSORGE

Während die Situation im Falle des Prostatakarzinoms schwierig ist, hat sich bei der Darmkrebsvorsorge seit der flächendeckenden Einführung der Vorsorgedarmspiegelung 2002 vieles getan. Jedes Jahr erkranken in Deutschland etwa 60.000 Menschen an Darmkrebs. Gleichzeitig sterben 25.000 Menschen an ihrer Krankheit – von diesen Toten wären viele vermeidbar.

Eine schleichende Entwicklung

Die meisten Darmkrebsarten entwickeln sich im Laufe von vielen Jahren aus Vorstufen. Der größte Risikofaktor ist demnach auch das Alter, denn Krebszellen wuchern oft auf sogenannten Polypen. Das sind gutartige Schleimhauttumoren, die das Potenzial haben zu entarten. Diesen Vorgang kann man aufhalten, indem man die Polypen entfernt. Seit 2003 sinken in Deutschland die Zahlen der Darmkrebsneuerkrankungen massiv in allen Altersgruppen ab 55 Jahren. Während dieser Trend in anderen europäischen Ländern nicht beobachtet wird, tritt das Phänomen in den USA schon seit den 1980er-Jahren auf. Ursächlich hierfür ist mit an Sicherheit grenzender Wahrscheinlichkeit die Einführung der Darmspiegelung zur Krebsfrüherkennung. Die kann Polypen nämlich nicht nur identifizieren, sondern sie in gleicher Sitzung entfernen. Etwas, was zu Krebs geworden wäre, wird mithilfe einer elektrischen Schlinge einfach weggebrutzelt. Der Patient bekommt nie Darmkrebs (zumindest nicht wegen eines entarteten Polypen).

Gleich zwei Vorsorgearten

In Deutschland werden dem gesetzlich Versicherten zwei verschiedene Möglichkeiten zur Darmkrebsvorsorge angeboten, wobei die Koloskopie, also die klassische Darmspiegelung, die bei Weitem sensitivere Variante ist. Trotzdem gibt es Menschen, denen der Gedanke an einen langen Schlauch im Darm eher unangenehm ist. Für diese Patienten wurde ein Test auf Blut im Stuhl, der sogenannte iFOBT (immunologischer fäkaler Okkultbluttest), entwickelt.

Während die Darmspiegelung nach aktuellem Stand (da wird sich vermutlich bald etwas ändern) ab 55 Jahren und, bei unauffälligem Befund, noch mal zehn Jahre später angeboten wird, kann man den iFOBT ab 55 alle zwei Jahre machen, zwischen 50 und 54 jährlich. Zeigt der Test Blut im Stuhl an, wird das durch die Darmspiegelung weiter abgeklärt. Das muss aber nicht gleich etwas Schlimmes heißen. Man kann also sagen, dass wir in Deutschland in Sachen Darmkrebsvorsorge optimal ausgerüstet sind. Es gibt allerdings ein dickes Aber! Lediglich 25,9 Prozent der anspruchsberechtigten Frauen und 6,6 Prozent der Männer haben 2016 einen Test auf okkultes Blut im Stuhl durchführen lassen.[9] Auch bei den 55-Jährigen und Älteren steigen die Zahlen nicht zufriedenstellend an.

Beim Thema Darmspiegelung sieht es noch düsterer aus. Im Zeitraum von 2007 bis 2016 nahmen lediglich 15,7 Prozent der Frauen und 16,4 Prozent der Männer, denen die Untersuchung angeboten wurde, dieselbe auch in Anspruch.[10] Im Alter von 60 bis 74 Jahren steigt der Anteil bei beiden Geschlechtern auf ungefähr 20 Prozent an und fällt danach wieder deutlich ab. Gleichzeitig nimmt die Häufigkeit der Diagnose Darmkrebs aber mit dem Alter zu, sodass gerade diese Patienten von einer Darmspiegelung profitieren würden.

Den massiven Effekt, den die Darmspiegelung im Rahmen der Krebsvorsorge hat, kann man allein daran festmachen, dass die Häufigkeit von Darmkrebs kontinuierlich abnimmt – und das trotz der verhältnismäßig wenig Menschen, die die Vorsorge in Anspruch nehmen. Könnte man diese Zahl erhöhen, so würde man den Darmkrebs wahrscheinlichkeit aus den Top 3 der häufigsten Tumorarten verdrängen.

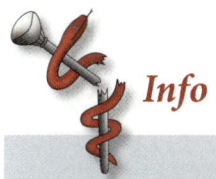 *Info*

MYTHOS 10: EIN ZUM HERZ WANDERNDER ROTER STRICH ZEIGT EINE BLUTVERGIFTUNG AN

Auch von medizinischem Personal hört man ihn oft – den Klassiker der medizinischen Ammenmärchen. Und auch wir haben sicher das eine oder andere Mal von unseren Eltern gesagt bekommen, dass ein roter Strich, der vom Bein oder Arm hin zum Herzen zieht, eine Blutvergiftung ist – welch großer Unfug! Als Blutvergiftung, auch Sepsis genannt, bezeichnet man die Invasion von infektiösen Erregern ins Blut. Das können Bakterien, Viren oder Pilze sein. Ab und an gibt es auch noch andere Verursacher der Sepsis (die wir hier aber aufgrund ihrer Seltenheit nicht besprechen). Ursächlich für eine Blutvergiftung können alle möglichen Verletzungen sein, in denen Mikroorganismen das Blut erreichen, wie beispielsweise Operationen jedweder Art. Dass daraus aber tatsächlich eine Blutvergiftung mit den klassischen klinischen Zeichen, wie niedriger Blutdruck, erhöhter Puls und letztes Endes Organversagen, wird, ist eher selten und hängt auch von der individuellen Konstitution des Patienten ab.

Übrigens – den roten Strich, der sich zum Herzen bewegt, den gibt es tatsächlich. Dabei handelt es sich um eine Lymphangitis, eine Entzündung der Lymphgefäße. Die wandert nicht zum Herz, sondern in die große Mündung der Lymphbahnen in die Venen. Unbehandelt kann das tatsächlich zur echten Blutvergiftung führen. Meist bekommt das Immunsystem eine derartige Entzündung aber in den Griff. Im Zweifel hilft der Arzt mit Antibiotika aus. Woher das Ammenmärchen des roten Strichs herrührt, ist nicht ganz klar. Vermutlich hat man in früheren Zeiten öfter den unbehandelten Verlauf einer Lymphangitis beobachtet, der am Ende eben zur Blutvergiftung führen kann. Und daraus hat man eben jene Trugschlüsse gezogen, die sich bis heute halten.

Über Schmerzen...

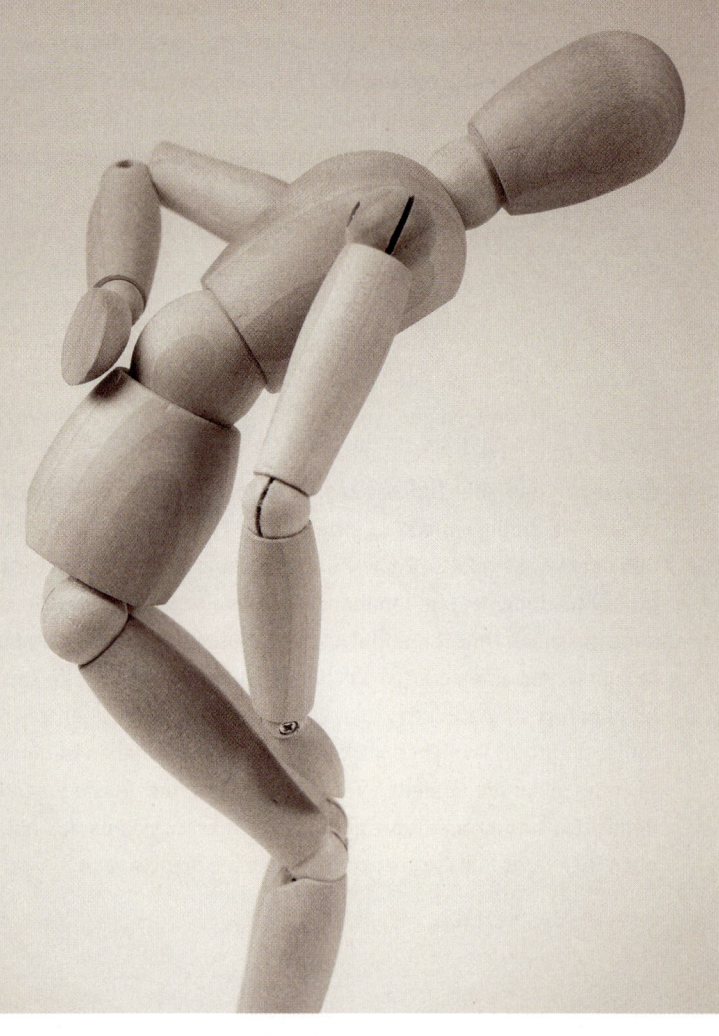

... gibt es eine Menge zu sagen

Schmerzmittel sind die in Deutschland meistverkauften Medikamente. Konträr dazu steht die Tatsache, dass wir in Deutschland – man mag es kaum glauben – ein Problem mit einer deutlich zu zurückhaltenden Einnahme von Analgetika, wie Schmerzmittel von Medizinern genannt werden, haben. Die genauen Gründe hierfür sind nicht bekannt. Interessant ist aber, dass wir in so gut wie allen anderen Bereichen der Medizin eher zu viel und teils sinnlos therapieren, während das Thema Schmerzmittel eine Art Tabu zu sein scheint, fast gleichzusetzen mit Abhängigkeit und körperlichem Verfall. Dabei besteht die Gefahr gerade im Gegenteil. Werden akute Schmerzzustände nicht schnell und effektiv therapiert, so droht die Chronifizierung, was tatsächlich lebenslanges Leiden und körperlichen Verfall zur Folge haben kann.

Während die Amerikaner tatsächlich ein Abhängigkeitsproblem haben, weil dort schon bei kleinsten Beschwerden wie leichten Rücken- oder Zahnschmerzen gefährliche und süchtig machende Opiate, wie beispielsweise Oxycodon oder Morphin, verabreicht werden, greifen die hiesigen Mediziner eher (zu) zögerlich zu derartigen Präparaten, eben weil eine große Angst vor einer Abhängigkeit oder auch schwerwiegenden Nebenwirkungen, wie beispielsweise einem Atemstillstand, besteht. Diese Sorgen sind oft ebenso unbegründet, wie die übertriebene Verschreibungspraxis in den USA unnötig ist. Ein Mittelweg mit Respekt vor den Medikamenten, aber auch mit dem Wissen über die Gefahren einer verzögerten oder zu schwachen Schmerztherapie wäre ein guter Kompromiss.

WARUM SCHMERZEN (ÜBER)LEBENS-WICHTIG SIND

Die größte Sammlung medizinischen Wissens, das Portal *pubmed.gov*, auf dem alle seriösen medizinischen Fachartikel gesammelt werden und Interessierten zur Verfügung stehen (zugegebenermaßen auf Englisch und in für den Laien schwer verständlicher medizinischer Fachsprache), kannte Anfang Dezember 2019 bereits 179.000 Veröffentlichungen, die sich ausschließlich mit dem Thema *pain* (zu Deutsch *Schmerz*) beschäftigen. Das ist eine unglaubliche Menge und zeigt die Relevanz des Themas. Schmerzen sind ein Zeichen des Körpers, das uns sagt: »Hier stimmt etwas nicht.« Sie zeigen den Herzinfarkt genauso wie das gebrochene Bein an. Patienten, die unter dem sogenannten CIPA-Syndrom leiden, können kaum oder gar keine Schmerzen empfinden und sind dadurch massiv gefährdet. Allein der Griff auf die heiße Herdplatte kann zu gefährlichen Verbrennungen führen, die der Betroffene gar nicht wahrnimmt. Die Relevanz von Schmerzen für unser (Über-)Leben kann also gar nicht hoch genug eingeschätzt werden.

Wie funktioniert Schmerz?

Im Grunde handelt es sich um eine hochkomplexe Sinneswahrnehmung, an deren Anfang sogenannte Nozizeptoren, also Schmerzrezeptoren, stehen. Die allein können aber gar nichts ausrichten, denn sie teilen dem Gehirn über Nervenverbindungen im Körper und im Rückenmark mit, dass da etwas nicht stimmt. Die Interpretation des Reizes wird dann vom sogenannten limbischen System und dem Thalamus im Gehirn vorgenommen. Die subjektivieren den Reiz, beziehen Erfahrungen und Erlebnisse, emotionale Komponenten und andere individuelle Faktoren mit ein und senden diesen komplexen Reizmix dann an das Wahrnehmungszentrum in der Hirnrinde. Was dort also ankommt, hat mit dem ursprünglichen Schmerzimpuls kaum noch etwas zu tun. Aus diesem Grund werden Schmerzen subjektiv völlig unterschiedlich wahrgenommen.

Schmerz ist nicht gleich Schmerz

Schmerzen lassen sich nach einer Vielzahl unterschiedlicher Kriterien einteilen, die sich darauf beziehen, wo und wie der Schmerzreiz entsteht. Für den Betroffenen ist die Intensität entscheidend, die man mit einer Schmerzskala ermittelt. Hier stehen die Zahlen eins bis zehn für einen kaum wahrnehmbaren (1) bis zum schlimmsten vorstellbaren Schmerz (10).

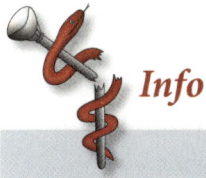 *Info*

SCHMERZ ALS FOLTERMETHODE

Dass Schmerz keine sonderlich angenehme Empfindung ist (zumindest für die meisten Menschen) nutzen Militärs und charakterlich eher unangenehme Menschen seit jeher aus. Um Informationen aus Gefangenen zu pressen, um sich an irgendeiner Ungerechtigkeit zu rächen oder einfach nur aus »Spaß« nimmt die Folter einen hohen Stellenwert unter den Abartigen dieser Welt ein. Bei zu großen Qualen werden Menschen jedoch ohnmächtig – eine Schutzfunktion des Körpers. Daher quälen Folterer ihre Opfer auch mithilfe des Schmerzgedächtnisses. Sogar ein Tropfen Wasser, der stetig auf dieselbe Stelle tropft, und das über Tage und Wochen hinweg, kann schlimmste Schmerzen verursachen, ohne dass der Gequälte ohnmächtig wird.

Das Schmerzgedächtnis

Es existieren viele verschiedene Reize, die Schmerzen oder schmerzähnliche Zustände verursachen. Darunter sind thermische (Hitze und Kälte), mechanische (Druck, Zug etc.) und chemische (Entzündungen, Säure, Basen, Gifte etc.). Im Gegensatz zu Rezeptoren der normalen Tastempfindung benötigen Schmerzrezeptoren einen verhältnismäßig starken Reiz, um überhaupt aktiv zu werden. Außerdem sind sie, im Gegensatz zu den meisten anderen Wahrnehmungsrezeptoren, wie beispielsweise den Lichtzellen im Auge, nicht in der Lage, sich anzupassen und auf veränderte Umweltbedingungen einzustellen. Das bedeutet, dass ein bestimmter Schmerzreiz immer wieder als solcher wahrgenommen wird, was für unsere sichere Interaktion mit der Umwelt unabdingbar ist. Im Gegensatz zu anderen Empfindungen passiert bei Schmerzen nun aber Folgendes: Mit jedem erneuten Schmerzreiz wird die Aktivierungsschwelle der Rezeptoren herabgesetzt. Das hat zur Folge, dass der Schwellenwert, ab dem ein Mensch einen Reiz als Schmerz wahrnimmt kontinuierlich abnimmt. Man nennt dieses Phänomen Schmerzgedächtnis. Und genau hier setzen die Probleme der zurückhaltenden Schmerztherapie an.

Wenn man nämlich einen verhältnismäßig milden Schmerz frühzeitig behandelt, kann man die folgende Kaskade aus einer immer stärkeren Herabsetzung der Schmerzschwelle unterbrechen und die Entwicklung eines chronischen Schmerzes verhindern. Die zurückhaltende Einnahme von Schmerzmitteln ist also nicht unbedingt zu begrüßen. Denn diese Einstellung führt zu relevant schlechteren Ergebnissen der Schmerztherapie. Wir fangen schlicht zu spät mit zu schwachen Medikamenten an und laufen so Gefahr, akute zu chronischen Schmerzen werden zu lassen. Dass Deutschland hier ein ernstes Problem hat, zeigen die Zahlen des OTC-Pharmaceuticals-Report von 2019.[1] Demnach betrug der Umsatz an Schmerzmitteln in diesem Jahr bei uns lediglich 500 Millionen Euro, was einem Pro-Kopf-Umsatz von circa sechs Euro entspricht. In den USA ist dieser Wert mit 15 Euro pro Kopf deutlich höher. Nun kann man die Wertung dieser Zahlen hier durchaus diskutieren, schließlich haben die Vereinigten Staaten ein ernsthaftes Abhängigkeitsproblem, weil dort über Jahrzehnte schon geringfügige Schmerzen mittels Opiaten, also sehr potenten, Sucht verursachenden Medikamenten behandelt wurden. Dass die daraus resultierende Suchtepidemie eine Katastrophe ist, daran gibt es keinen Zweifel. Das bedeutet im Umkehrschluss aber nicht, dass wir Deutschen das Gegenteil machen sollten. Wenn Sie also aus diesem Kapitel eine Take-Home-Message mitnehmen wollen, dann die: Behandeln Sie Schmerzen immer frühzeitig und effektiv, aber auch angemessen.

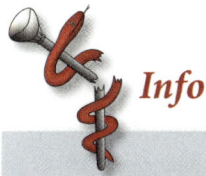

Info

NERVENSCHMERZEN

Ausgehend von ihrer Entstehung kann man Schmerzen in somatische und neuropathische Schmerzen unterteilen. Bei letzteren, auch als Nervenschmerzen bezeichneten Beschwerden dient der Nerv nicht als Übermittler der Sinnesempfindung, sondern ist selbst die Ursache der Beschwerden, was nicht nur ausgesprochen unangenehm, sondern auch schwer zu behandeln ist. Denn die meisten konventionellen Schmerzmittel verhindern die Entstehung der Sinnesempfindung in der Peripherie, also am Schmerzrezeptor, die Leitungsbahnen (die Nerven) selbst werden nicht beeinflusst. Beim neuropathischen Schmerz muss daher oft auf Mittel anderer Wirkungsklassen, wie etwa Antidepressiva, ausgewichen werden – mit mäßig befriedigendem Ergebnis.

IBUPROFEN, PARACETAMOL UND CO. – WO GEFAHREN LAUERN

Mit über 260 Millionen Euro Umsatz ist Ibuprofen das in Deutschland am häufigsten konsumierte Schmerzmittel. Die Wirkstoffe Acetylsalicylsäure (ASS) und Paracetamol nehmen mit 163 und 130 Millionen umgesetzten Euro die Plätze zwei und drei ein. Und das, obwohl es gute Gründe gibt, keines der beiden gegen Schmerzen einzusetzen. Grundsätzlich unterscheiden wir bei Schmerzmitteln zwischen sogenannten NSAR (Nichtsteroidale Antirheumatika), wie Ibuprofen oder ASS, schwachen Opioiden, wie beispielsweise Tramadol oder Tilidin, und starken Opioiden, wie Morphin oder Fentanyl. Natürlich gibt es für jede der drei Gruppen noch viel mehr Vertreter als die von uns genannten, dies sind aber die bekanntesten. Im Folgenden wollen wir uns mit den drei häufigsten NSAR-Medikamenten beschäftigen. Der Name NSAR rührt übrigens daher, dass die Wirkstoffe ähnlich entzündungshemmende Effekte aufweisen wie Steroide (beispielsweise Cortisol), jedoch chemisch anders aufgebaut sind, weshalb sie auch völlig andere Nebenwirkungen haben.

Ibuprofen

Es gibt vermutlich wenige Menschen in Deutschland, die noch nie Ibuprofen eingenommen haben. Ob bei Fieber, nach einer durchzechten Nacht oder bei einem Gichtanfall – Ibuprofen scheint ein Allheilmittel zu sein. Und tatsächlich: Das Wirkspektrum ist beeindruckend. So hilft das Medikament gegen Schmerzen und Fieber und wirkt in höheren Dosen auch gegen Entzündungen. Dabei hemmt es zwei entscheidende Enzyme, die sogenannten Cyclooxygenasen 1 und 2 (COX 1 und 2), die ihrerseits für die Produktion der Schmerz- und Entzündungsstoffe (Prostaglandine) benötigt werden. Weil diese Stoffe allerdings nicht nur im Rahmen einer Entzündung, sondern auch bei der Produktion von Magenschleim eine Rolle spielen, gehört der reduzierte Schutz der Magenschleimhaut zu einer der häufigsten Nebenwirkungen. Da Ibuprofen über die Nieren ausgeschieden wird, kann es bei Menschen mit reduzierter Nierenfunktion zu einer ungewollten Ansammlung des Wirkstoffs im Blut kommen. Die Niere schädigen kann Ibuprofen aber nur bei jahrelanger Einnahme und das in hohen Dosierungen. Somit ist Ibuprofen ein gutes Schmerzmittel mit einem äußerst überschaubaren Nebenwirkungsspektrum.

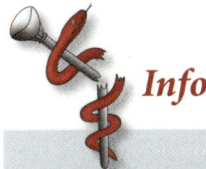 *Info*

DER GRÖSSTE WITZ ÜBERHAUPT ...

... ist eine gesetzliche Regelung, die es in dieser Form nur in Deutschland gibt. So können in der Apotheke rezeptfreie Ibuprofentabletten bis zu einer Gesamtdosis von 400 Milligramm pro Tablette erstanden werden. Einfach so – ohne ärztliche Aufklärung, ohne Allergiecheck, ohne irgendeine halbwegs medizinische Grundlage. Und obwohl sehr häufig verkauft, sind Ibus alles andere als harmlose Tabletten. Das weiß natürlich auch der Gesetzgeber, weshalb er den Verkauf höherer Dosen unter ärztliche Kontrolle stellt. Dass ein Patient einfach zwei »Vierhunderter« Ibuprofen nehmen kann und auf diese Weise die gleiche Wirkung erzielt wie bei der Einnahme einer Pille mit entsprechender Wirkstoffkonzentration, das, tja, das scheint man während des Gesetzgebungsverfahrens einfach nicht bedacht zu haben. Allerdings ist die toxische Dosis von Ibuprofen viel höher als diese zwei Tabletten, sodass es rein praktisch kaum eine Rolle spielt.

ASS

Bereits zu Zeiten des Altmeisters Hippokrates wurde die Rinde des Weidebaumes gegen Schmerzen und Fieber verwendet (siehe hierzu auch den Info-Kasten rechts).

Wie Sie richtig vermuten, befindet sich in ebenjener Rinde der Stoff, den wir heute unter dem Namen ASS (Acetylsalicylsäure) kennen. Heute ist ASS eines der meistverkauften Schmerzmittel weltweit und wird in zahlreichen Kombinationen gegen alle möglichen Leiden, hauptsächlich aber gegen fieberhafte Infekte und dergleichen angeboten. Der Wirk- und daher auch Nebenwirkungsmechanismus ist mit dem von Ibuprofen zu vergleichen – mit einer relevanten Ausnahme. So hemmt ASS nämlich unumkehrbar die sogenannte Thrombozytenaggregation. Das bedeutet, dass der Wirkstoff dazu führt, dass Blutplättchen weniger gut verklumpen können, und dafür sorgt ASS bereits bei einer sehr niedrigen Dosierung (will heißen 100 Milligramm, die übliche Kopfschmerztablette beinhaltet 500 Milligramm). Dieser Mechanismus ist irreversibel, was dazu führt, dass er äußerst lange vorhält, nämlich vier bis sieben Tage. Die Verklumpung von Blutplättchen ist bei der Reparatur von Gewebeschäden, wie sie täglich tausendfach vorkommen, ohne dass wir Notiz davon nehmen, wichtig. Die Blutgerinnung, eine extrem komplizierte Kaskade aus gerinnungsfördernden und gerinnungshemmenden Stoffen, ist auf das einwandfreie Funktionieren der Blutplättchen angewiesen. Versagen diese, kann es zu schwerwiegenden Blutungen kommen. Die Kombination aus der Schädigung der Magenschleimhaut (die bei ASS häufiger zu Blutungen führt als bei Ibuprofen) sowie der besagten Thrombozytenaggregationshemmung ist gefährlich. Als Schmerzmittel ist ASS also eher weniger geeignet, zumal es sinnvollere Alternativen gibt. Allerdings hat das Medikament noch ein anderes Einsatzgebiet und das bezieht sich auf den Effekt der Thrombozytenaggregationshemmung. So

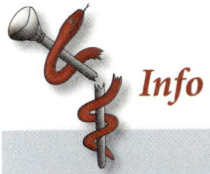

Info

NATURMEDIZIN

Im Gegensatz zur Homöopathie und der Heilpraktikerei handelt es sich bei der Naturmedizin um einen ernstzunehmenden und vernünftigen wissenschaftlichen Ansatz. Im Grunde genommen ist die moderne Pharmakologie nichts anderes als Naturmedizin, denn die Wirkstoffe, die die Basis unseres täglichen medizinischen Handelns bilden, wurden ursprünglich fast alle aus »Naturstoffen« extrahiert. Ob nun die Rinde des Weidenbaumes oder die Essenz des Fingerhuts, aus der man das Herzmedikament Digitalis gewinnt (Achtung: Unkontrolliert eingenommen ist diese tödlich!) – die Natur ist unser bester Freund im Kampf gegen Krankheiten. So befindet sich in der Eibe ein Stoff mit dem Namen Paclitaxel, der sehr effektiv gegen Brustkrebs wirkt und extrahiert als Chemotherapeutikum eingesetzt wird. Wer weiß, was da draußen noch alles schlummert ...

sollten Patienten mit Herzproblemen, insbesondere solche mit einem oder mehreren Stents, einmal täglich ASS einnehmen, damit sich die Herzkranzgefäße nicht (erneut) mit einem Blutklumpen zusetzen.

ASS und KHK

Die Koronare Herzkrankheit – KHK sagen die Mediziner – gehört zu den häufigsten Erkrankungen in der westlichen Hemisphäre überhaupt. Sie ist die Manifestation der Arterienverkalkung in den Herzkranzgefäßen. Diese haben die Aufgabe, das Herz mit Blut und damit mit Nähr- und Sauerstoff zu versorgen. Bei der KHK setzen sich die Gefäße langsam mit »Kalk« zu, was den Durchfluss des Blutes reduziert, gleichzeitig aber auch die Fragilität der Gefäße erhöht, was im schlimmsten Fall zu kleinen Einrissen führen kann. Diese versucht der Körper sofort zu schließen, was zur Bildung eines innerlichen Grindes führt. Hierfür ist die korrekte Funktion der Blutplättchen nötig. Dieser Grind entwickelt sich binnen kürzester Zeit und verschließt den Einriss in der Gefäßwand. Allerdings kann es sein, dass er nicht nur den Riss, sondern das gesamte Gefäß verschließt, was dann dazu führt, dass kein Blut mehr in den Teil des Herzens gelangt, der vom entsprechenden Gefäß versorgt wird – ein Herzinfarkt ist die Folge.

Momentan nehmen die meisten Patienten mit KHK 100 Milligramm ASS täglich ein. Diese Dosis ist aktuell aber auch Gegenstand der wissenschaftlichen Debatte und es kann gut sein, dass wir in ein paar Jahren ganz andere Vorgaben in Bezug auf die präventive ASS-Einnahme vorliegen haben. In der sogenannten primären Prävention, das heißt der Einnahme zur Verhinderung eines Herzinfarktes oder Schlaganfalls, spielt ASS bereits seit einigen Jahren keine Rolle mehr.

Verhindert ASS die Entstehung von Krebs?

Auch im Kampf gegen eine andere Krankheit wird der Wirkstoff immer mal wieder aus der Mottenkiste geholt. Die Studienlage ist aber ausnahmslos dünn. So wird die Wirkung von ASS in der Prävention, also der Verhinderung von verschiedenen Krebsarten wie beispielsweise Darmkrebs, immer wieder diskutiert und untersucht. Die Ergebnisse könnten hier unterschiedlicher nicht sein. Auf der einen Seite zeigte eine Analyse von 23.535 Patienten, dass die regelmäßige Einnahme von ASS unabhängig von der Dosis (solange mindestens 75 mg eingenommen wurden) zu einer signifikanten Reduktion der Krebssterbefälle führt.[2] In krassem Gegensatz dazu veröffentlichten Forscher im Jahr 2018 und 2019 zwei Studien[3], die belegen konnten, dass Patienten, die regelmäßig ASS einnahmen, schlicht früher verstarben als andere. Insofern könnte man schließen, dass die Probanden zwar nicht dem Krebs erlagen, aber den Nebenwirkungen der ASS-Therapie, hauptsächlich schweren Blutungen, die ohne die Medikamente harmlos geblieben wären.

Insgesamt zeigt sich also ein sehr heterogenes Bild in Bezug auf die Therapie mit ASS. Dass ein so dermaßen komplex wirksames Medika-

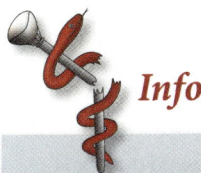

Info

NSAR UND PANTOPRAZOL

Nicht selten werden Medikamente aus der Reihe der NSAR, wie Ibuprofen, aber auch ASS, in Kombination mit dem »Magenschutz« Pantoprazol (oder anderen) verschrieben. Aber ist diese Praxis überhaupt sinnvoll? Die zugrunde liegende Theorie besticht durch Logik: Weil die Schmerzmittel die Produktion des schützenden Magenschleims hemmen, sollte dem etwas entgegengesetzt werden. Und tatsächlich konnte in Studien gezeigt werden, dass eine zusätzliche Therapie mit Hemmern der Magensäureproduktion die Nebenwirkungen relevant senken kann. Diese Feststellung kommt allerdings nicht ohne ein dickes ABER aus. Denn im Gegensatz zur häufigen Verschreibungspraxis, beide Medikamente sofort zu kombinieren, ergibt ein Magenschutz (der ja auch wieder mit Nebenwirkungen daherkommt) nur bei einer Dauertherapie Sinn. So ist mit ernstzunehmenden Magen-Darm-Komplikationen erst nach einer Therapiedauer von 84 Tagen zu rechnen. Diese Zahl ermittelten Wissenschaftler in einer Metaanalyse vieler verschiedener Studien. Die einzige Ausnahme bildet hier das Medikament Indometacin, ein selten eingesetztes NSAR. Hier sollte bereits nach einer Woche Therapie mit dem Magenschutz begonnen werden. Bei der kurzzeitigen Einnahme von Ibuprofen ist bei magengesunden Menschen aber kein derartiger Schutz nötig.

ment als Schmerzmittel nicht unbedingt tauglich ist, scheint offensichtlich. Der Grund für die extrem weite Verwendung als genau solches ist uns ein Rätsel, hat aber sicher auch etwas mit der gut geölten Werbemaschinerie der Hersteller zu tun.

Paracetamol

Während es sich bei Ibuprofen und ASS um Medikamente aus der Klasse der NSAR handelt, gehört Paracetamol, kurz PCM, nicht in diese Kategorie, sondern zu den sogenannten Nicht-Opioid-Analgetika. Dennoch wird das Mittel häufig gegen Schmerzen und Fieber eingesetzt. Da es sich bei der Zuordnung zur Medikamentengruppe lediglich um eine chemische Eigenart handelt, spielt die in unseren praktischen Betrachtungen eine untergeordnete Rolle. Wie genau Paracetamol seine Wirkung entfaltet, ist bis heute weitestgehend unklar. Eine Hemmung der Cyclooxygenase wie bei den NSAR ist genauso wenig nachgewiesen wie eine Blockade der Blutplättchen. Überraschend sind die Ergebnisse aktueller Studien. Die gehen nämlich davon aus, dass Paracetamol durch Interaktionen mit dem körpereigenen Cannabinoidsystem wirkt.

Den aktuellen klinischen und wissenschaftlichen Erkenntnissen nach handelt es sich bei Paracetamol um das am wenigsten empfehlenswerte Schmerzmittel. Das Nebenwirkungsspektrum ist gewaltig und reicht bis zum Tod durch Leberversagen, da der Wirkstoff mit bestimmten Enzymen der Leber in Wechselwirkung tritt und dort unvorhersehbaren Schaden anrichten kann. Problematisch ist die geringe therapeutische Breite (siehe Kasten rechts). Die bedingt, dass schon kleine Mengen »zu viel« schwere Nebenwirkungen haben können. Besonders problematisch: Die Referenzdosen für Medikamente gelten zwar für einen Großteil der Menschen, aber nicht für alle. Es gibt immer ein paar Individuen, bei denen ein bestimmter Stoff bereits in einer deutlich niedrigeren Dosierung zum Gift wird als bei allen anderen. Diese Menschen gehen einfach mit einem etwas anderen genetischen Set-up ins Rennen. Das ist zwar grundsätzlich kein Problem, bei einem Medikament mit einer so engen therapeutischen Breite wie Paracetamol wird es aber dazu. Der Wirkstoff ist so gefährlich, dass die Europäische Arzneimittelagentur (EMA) wie auch die amerikanische Behörde für Lebens- und Arzneimittel (FDA) ein Verbot von Paracetamol diskutieren. Man mag kaum glauben, dass es sich hier um eines der am häufigsten eingesetzten Schmerzmittel handelt. Die Substanz befindet sich übrigens nicht nur in der reinen Paracetamol-Tablette. Auch bei zahlreichen Grippemitteln (die nicht im Geringsten gegen Grippe wirken) handelt es sich um nichts anderes als Paracetamol-Mischpräparate.

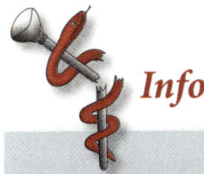

Info

DIE THERAPEUTISCHE BREITE

Als »therapeutische Breite« eines Medikaments wird die Wirkstoffmenge bezeichnet, die ein gesunder, normalgewichtiger Mensch für den gewünschten pharmakologischen Effekt benötigt. Liegt die verabreichte Stoffmenge unter der minimalen Schwelle, dann wirkt das Medikament nicht, liegt sie darüber, dann führt das zu einer Vergiftung. Die Dosis macht sozusagen das Gift. Das Problem bei der Sache: Die therapeutische Breite wird mithilfe von statistischen Erhebungen ermittelt. Das bedeutet: Die oberen und unteren Grenzwerte gelten für fast alle Menschen. Allerdings eben nur für fast alle. Medikamente mit zu geringer therapeutischer Breite können bei einigen Patienten entweder wirkungslos sein oder aber Vergiftungen hervorrufen.

Gefahr von Leberschaden

In Großbritannien werden jährlich circa 42.000 Menschen mit einer Paracetamol-Überdosierung in eine Notaufnahme eingeliefert, von diesen erliegen circa 200 Patienten ihrer Vergiftung.[4] Ursächlich ist hier, neben suizidalen Absichten, die simple Therapie von Rücken- oder Zahnschmerzen. Bereits Dosen um die zehn Gramm reichen für einen irreversiblen Leberschaden aus. Bedenkt man, dass eine normale Tablette 500 Milligramm enthält, ist das doch eine bemerkenswert geringe Menge. Gemischt mit bestimmten Kräutern der chinesischen Medizin, kann bereits die Einnahme deutlich geringerer Mengen tödlich sein. Besonders grotesk: Man bekommt größere Mengen Paracetamol rezeptfrei in der Apotheke, während Ibuprofen in einer Dosierung über 400 Milligramm rezeptpflichtig ist.

Eine Studie von 2018[5] zeigt, dass weder Patienten noch Ärzte (in diesem Fall waren es Zahnärzte) ein genaues Bild von den Gefahren der Therapie mit Paracetamol haben. Der Wirkstoff wird häufig verordnet. Die Nebenwirkungen werden natürlich unter den Teppich gekehrt.

Auch in einigen Krankenhäusern ist die Verordnung von Paracetamol in Form von Kurzinfusionen bis zu mehrmals täglich Alltag. Hierbei gilt als Höchstmenge eine Tagesdosis von 60 Milligramm pro Kilogramm Körpergewicht, was für einen 100 Kilogramm schweren Mann stolze sechs Gramm bedeutet! Hauptgrund, Paracetamol im Krankenhaus zu verordnen, ist Fieber. Da dies im stationären Setting oft mit einem schwerwiegenderen Verlauf einhergeht, bei dem auch die Leberfunktion eingeschränkt sein kann, eine mehr als fragwürdige Wahl.

Fazit: Es gibt nach aktueller Studienlage – bis auf wenige Ausnahmen – keinen Grund, auf Paracetamol als Schmerz- oder Fiebersenker zurückzugreifen. Es existieren sinnvolle Alternativen. Insbesondere in skandinavischen Ländern und Frankreich steht man der Verschreibung von Paracetamol schon seit Jahren kritisch gegenüber.

EINSCHMIEREN – WENN GLAUBE ZU MEDIZIN GEMACHT WIRD

Es gibt vermutlich kaum einen klinisch tätigen Mediziner, der nicht schon irgendwann einmal mit einem (Rücken-)Schmerzpatienten konfrontiert wurde, der versucht hat, die schmerzende Stelle »zu schmieren« – meist leider ohne Erfolg.

Pharmako-logischer Unsinn

Dass Schmerzsalben nicht durch den Magen-Darm-Trakt aufgenommen werden, sollte jedem klar sein. Die Wirkung vieler Schmerzmittel kommt aber durch deren Wirkstoffkonzentration im Blut zustande. Das beweist natürlich nicht per se die Wirkungslosigkeit von Schmerzsalben, schließlich könnten die Wirkstoffe ja auch durch die Haut aufgenommen werden und so in die Blutbahn gelangen. Werden sie aber nicht – zumindest nicht in ausreichender Menge. Die Haut bietet nämlich eine viel zu gute Barriere. Sinn und Zweck dieses Organs ist schließlich der Schutz des Organismus vor äußerlichen, mechanischen, aber auch chemischen Einflüssen. Stellen Sie sich vor, die Haut würde einfach jeden (Wirk-)Stoff durchlassen – die Gefahr lebensbedrohlicher Vergiftungen wäre äußerst groß. Die Schmerzmittel gelangen in den geringen Mengen, die über die verschiedenen Salben aufgetragen werden, so gut wie gar nicht ins Blut. Und da müssen sie hin, denn nur dort können sie die Enzyme und Rezeptoren hemmen und so zelluläre Kaskaden unterdrücken, die schlussendlich für Schmerz und Entzündung verantwortlich sind. Die Aussage, Schmerzsalben wirkten gezielt da, wo der Schmerz entsteht, ist also völliger Unfug! Um diese These zu überprüfen, wurde im Jahr 2019 eine Studie durchgeführt, bei der der Mediziner Robert E. Brutcher vom Walter Reed National Military Medical Center in Bethesda, Maryland, in den USA

Studienteilnehmer[6] in zwei Gruppen einteilte. Allen Teilnehmern gemeinsam waren lokale (nicht generalisierte) Schmerzen. Der einen Hälfte der Patienten verabreichte der Wissenschaftler lokale Schmerzmittel unterschiedlichster Art, die anhand der vorher getroffenen Schmerzklassifikation (es gibt viele verschiedene Arten von Schmerzen) ausgewählt wurden. Die andere Gruppe erhielt ein Gel ohne Wirkstoff. Die Studienteilnehmer selbst hatten keine Ahnung, welcher Gruppe sie zugelost wurden. Die empfundenen Schmerzen wurden auf einer numerischen Schmerzskala messbar gemacht und vor Behandlungsbeginn sowie einen Monat danach ermittelt.

Das Ergebnis sollte in Anbetracht der Kapitelüberschrift nicht überraschen. Es stellte sich heraus, dass das Placebo-Präparat die gleiche Wirkung erzielte wie die Therapeutika mit Wirkstoff, nämlich fast gar keine beziehungsweise sogar eine bessere als der eigentliche Wirkstoff.

Kein Einzelfall

Verfechter der lokalen Schmerztherapie mithilfe von Salben und Gelpräparaten mögen einwenden, dass es sich um eine einzelne Studie mit einer verhältnismäßig kleinen Teilnehmerzahl handelt. Dem lässt sich eine Metaanalyse der Cochrane Collaboration von 2017 entgegenstellen, bei der 206 Studien mit 30.700 Patienten analysiert wurden.[7] Hierbei ermittelten die Forscher, dass, abhängig von der Art des Schmerzes und dessen Ursache, nur einer von fünf bis zehn Menschen von der Anwendung lokaler, auf die Haut aufgetragener Schmerzmittel profitiert. Dabei bedeutet profitieren nicht etwa das Ende des Schmerzes, sondern lediglich eine Reduktion um etwa 50 Prozent.

Trotzdem glauben viele Patienten noch immer an die magische Wirkung des Einschmierens. Diese gestörte Wahrnehmung der Realität wird durch eine Vielzahl von Vorabendwerbungen im Fernsehen noch verstärkt.

Und sie wirken doch ...?

Der Grund, weshalb sich das Einschmieren von Muskeln und Gelenken trotz nachweislich fehlender Wirksamkeit so hartnäckig als ernsthafte Therapieoption hält, ist einfach: Zum einen kann man den kühlenden sowie den Placeboeffekt der verschiedenen Gelpräparate nicht leugnen, zum anderen bedienen sich die Schmerzsalben eines einfachen und oft genutzten Effektes, nämlich der Selbstlimitierung der auslösenden Erkrankung. Sprich: Der Schmerz wäre auch ohne Salbe weggegangen, der Erfolg wird aber dem Präparat gutgeschrieben.

Dass lokale Schmerzsalben tatsächlich eine Wirkung haben können, die jedoch keine pharmakologische ist, zeigten Forscher vom Dartmouth College in Hanover, New Hempshire, in den USA.[8] Sie konnten an gesunden Probanden nachweisen, dass diese einen speziellen Reiz als weniger schmerzhaft empfanden, wenn auf die zu reizende Stelle vorher ein Placebo-Präparat aufgetragen wurde, das allerdings als »echter« Wirkstoff angepriesen wurde. Dies funktionierte allerdings nur, wenn auch der Anwender, also der Therapeut, von der Wirkung der völlig wirkungslosen Salbe überzeugt war. Diese faszinierende Erkenntnis erklärt den (trotz unzureichender Wirknachweise) phänomenalen wirtschaftlichen Erfolg, der mit Schmerzsalben zu generieren ist. Glaubt der Behandler an die Behandlung, dann wirkt sie beim Patienten besser, auch wenn sie überhaupt keinen Wirkstoff besitzt. Man kann diesen sogenannten Placebo-by-proxy-Effekt (siehe Seite 71) überall in der Pseudomedizin finden. Auf ihm beruht, wie Sie ja bereits wissen, ein ganzer, millionenschwerer Geschäftszweig: die Homöopathie. Schon jetzt kann man aber sagen: Das Einschmieren von schmerzenden Körperstellen mit Schmerzcremes und Salben ist oft nichts anderes als genau das: wirkungslose Homöopathie – natürlich mit dem Unterschied, dass hier ein Wirkstoff enthalten ist, der allerdings nicht wirkt ...

KLEBEBAND AM KNIE – DIE SINN-VOLLE ALTERNATIVE?

Manchmal ist man sich tatsächlich nicht ganz sicher, welchen Zweck die farbenfrohen Klebebänder, die sich der ein oder andere Freizeitsportler über Gelenke und Muskeln kleben lässt, erfüllen sollen. Aber tatsächlich fielen dem aufmerksamen Beobachter doch mindestens zweierlei Vorteile dieser modischen Medizinaccessoires ein. Zum einen zeigt ein getapter Unterschenkel gerade im Sommer, dass der Betroffene ein aktiver Sportler ist, der bei der Ausübung seiner Freizeitaktivität alle denkbaren Grenzen überschreitet und bereit ist, sich körperlich bis zur Verletzungsschwelle zu verausgaben. Zum anderen verdient der Arzt oder Physiotherapeut richtig viel Geld.

Schon die Idee hinter dem sogenannten Kinesio-Taping ist völliger Unfug. Sie wurde bereits in den 1970er-Jahren von einem japanischen Chiropraktiker erdacht und soll zur Schmerzlinderung bei Muskel- und Knochenbeschwerden beitragen. Das methodisch und anatomisch absurde Gedankenkonstrukt besagt, dass durch bestimmte Klebebänder, die auf eine spezielle Weise auf die Haut geklebt werden, tief gelegene Muskelschichten gelockert werden und somit die Ursache für Muskelschmerzen beseitigt werden kann. Außerdem – und auch hier ist der Wunsch Vater des Gedankens – soll der Zug auf die Haut bestimmte, sogenannte Mechanorezeptoren ansprechen (dabei handelt es sich um spezielle Rezeptoren in der Haut und in den Gelenken, die für die Wahrnehmung von mechanischen Reizen zuständig sind) und damit für eine Desensibilisierung sorgen. Wir wissen aber, dass sich kontinuierliche, mechanische Reize nicht abschwächen, sondern eher verstärken. Angebliche Wunder sollen außerdem den Lymphabfluss und die Blutzirkulation betreffen, sogar von der Neuausrichtung ganzer Gelenke ist die Rede. Und all das vermag ein bisschen Klebeband, angebracht auf menschlicher Haut. Wahnsinn!

Völliges Unverständnis physiologischer Schmerzmechanismen

Dass das teure, bunte Klebeband schon allein aus logischen Gründen all diesen Ansprüchen nicht genügt, scheint doch einigermaßen klar. Schließlich kann klebriges Kunststoffmaterial, rein physikalisch betrachtet, lediglich zwei Strukturen miteinander verbinden. Spinnt man den Gedanken, der hinter den Wundertapes liegen soll, weiter, so führt diese »Verbindung« dann zu einer Weiterleitung der mechanischen Spannung auf den Muskel, der auf diese Weise irgendwie beeinflusst werden soll. Aber all das kann ja nicht funktionieren. Schließlich benötigen die allermeisten Muskeln, die mit der Taping-Methode »behandelt« werden sollen, deutlich mehr Energie, um beeinflusst zu werden, als das bisschen Klebeband liefern kann. Zum Zweiten wäre ein potenzieller Einfluss auf Muskeln oder andere Strukturen völlig unvorhersehbar und nicht zu kontrollieren. Umso unverständlicher mutet die enorme Popularität der Wunderbänder, insbesondere ihr Einsatz im Profisport, an.

Auch die Studienlage spricht eine klare Sprache. Vorweg muss natürlich gesagt werden, dass ein klassisches Studiendesign, wie es bei randomisiert-verblindeten Studien nötig ist, hier nicht funktioniert – wie auch. Nicht wegzudiskutieren ist aber, dass die Methode trotz fehlender Wirknachweise und eminenten Schwachstellen in der logischen Argumentation bei vielen Menschen, insbesondere Sportlern, bis in den Spitzenbereich weit verbreitet ist. Trotz der Schwierigkeit im Studiendesign haben Wissenschaftler die Methode mit der klassischen manuellen Therapie (eine Anwendung der Physiotherapie) und gar keiner Behandlung verglichen. Keine einzige der über 200 Studien beweist einen Vorteil des Kinesiotaping gegenüber konventioneller Therapie – im Gegenteil. Die teuren, bunten Klebestreifen dienen also nur einem: dem, der Geld damit verdient, sie zu platzieren.

AKUPUNKTUR – HILFT DAS WISSEN DER ALTEN CHINESEN?

Eines vorweg: Die Akupunktur ist Teil einer riesigen Krankheits- und Gesundheitslehre, der Traditionellen Chinesischen Medizin (TCM). Die besteht, wie so häufig bei erfahrungsbasierten Gedankenkonstrukten, zum Teil aus sinnvollen und manchmal sogar nachvollziehbaren Methoden, zum anderen aus viel Philosophie, Hexerei und Scharlatanerie. Insbesondere in der TCM vermischen sich diese Anteile stark, denn zum einen haben die angewandten Kräuter und, wie wir gleich sehen werden, zum Teil auch die Akupunktur, durchaus sinnvolle, sogar wissenschaftlich nachweisbare Anwendungsgebiete, zum anderen wird auch hier extrem viel Schindluder und Geldmacherei mit vermeintlicher Logik, die aber alles andere als logisch ist, getrieben. Wir wollen uns im vorliegenden Kapitel ausschließlich mit dem Einsatz von Akupunktur bei Schmerzen beschäftigen und den ganzen philosophischen Anhang beiseitelassen.

Es mag überraschend klingen, aber Deutschland ist eines der Länder, die ausnehmend viel Mühe und Geld in die Erforschung der Akupunktur stecken. Allein die Deutsche Ärztegesellschaft für Akupunktur e. V. hat seit 1999 mehr als 35 Forschungsprojekte mit einem Gesamtvolumen von über 550.000 Euro gefördert. Die weltweit größten Untersuchungen, die ART- und GERAC-Studien, die insgesamt mehr als 250.000 Probanden einschlossen, wurden in Deutschland durchgeführt. Bei einer derart hohen Probandenzahl kann man mit großer Sicherheit sagen, dass den gezogenen Schlussfolgerungen ein relevanter Wahrheitsgehalt innewohnt. Die Forscher fanden heraus, dass Akupunktur bei chronischen, also lange anhaltenden Kopf-, Rücken- und Gelenkschmerzen in drei von vier Fällen, also in 75 Prozent – was für medizinische Therapien eine große Menge ist – zu einer deutlichen und vor allem lange anhaltenden Schmerzlinderung führt. Die Studien weisen sogar darauf hin, dass Akupunktur bei derartigen Beschwerden manchmal besser wirkt als herkömmliche Therapien, also Medikamente, Krankengymnastik oder manuelle Therapie.

Nun darf man aber nicht (und das kommt leider bei vielen Therapeuten, die den »fernöstlichen Ansatz« propagieren, sehr häufig vor) die nachgewiesene Wirkung einer speziellen Methode als Beweis für das gesamte philosophische Konstrukt von Yin und Yang und allen anderen paramedizinischen Hokuspokus-Ansätzen nutzen. Leider fallen doch immer wieder viele Patienten auf derartige Argumentationsweisen herein und sehen in der Wirkung einer Methode den Beweis der Wirkung des Ganzen. Und natürlich ist auch die jahrhundertelange Anwendung kein Beleg für die Funktionalität der Methode, allenfalls für das Fehlen einer Alternative.

Erklärungsansätze

Natürlich fragt sich die Wissenschaft, wie die Wirkung der Akupunktur genau zu erklären ist. Aber auch hierfür gibt es Erklärungsansätze. Vermutlich hat das Ganze etwas mit der Überreizung und Konditionierung des Schmerzgedächtnisses zu tun. Interessant in diesem Zusammenhang ist auch eine Studie[9], die gezeigt hat, dass Akupunktur völlig unabhängig davon wirkt, wo genau die Nadel platziert wird. Man verglich hier den Unterschied zwischen dem traditionellen chinesischen Akupunkturpunkt und einem Scheinakupunkturpunkt. Es gab keine Unterschiede in der Wirkung. In anderen Versuchen konnten diese Ergebnisse immer wieder reproduziert werden.

Übrigens haben die Ergebnisse der Studie dazu geführt, dass seit dem Jahr 2007 Akupunktur bei Rücken- und chronischen Gelenkschmerzen eine Kassenleistung ist.

Fazit: Die Methode wirkt, die Philosophie nicht!

SCHMERZSPRITZEN UND EINGE-KLEMMTER NERV – ABSURDITÄTEN, WO MAN HINSCHAUT

Nicht selten müssen Ärzte sich mit dem Halbwissen und den falschen medizinischen Vorstellungen von Patienten herumquälen, die, und auch das gehört leider zur Wahrheit, von schlecht ausgebildeten und ewig gestrigen Therapeuten und Kollegen befeuert werden. Unsere zwei größten Schmerzabsurditäten:

Der eingeklemmte Nerv

Besonders im allgemeinärztlichen und niedergelassenen Bereich trifft man ihn über alle Maßen häufig an: den eingeklemmten Nerv. Plötzliche Rückenschmerzen, nicht selten einhergehend mit einer Ausstrahlung in den Oberschenkel, manchmal bis zum Fuß, aber auch einfache, bewegungsabhängige Schmerzen im Bereich der unteren Lendenwirbelsäule werden landläufig als »eingeklemmter Nerv« bezeichnet. Das ist natürlich völlig absurd, denn es ist aus anatomischer Sicht überhaupt nicht möglich, dass ein Nerv zwischen anderen Strukturen eingeklemmt wird. Zumindest nicht bei dieser Art der Schmerzwahrnehmung. Bestimmte orthopädische Krankheitsbilder wie das sogenannte Impingement-Syndrom gehen zwar tatsächlich mit der Einklemmung nervaler Strukturen zwischen anderen Geweben einher, das ist aber eine ganz andere Krankheitsentität. Eine echte »Einklemmung« existiert außerdem, wenn sich der Hirnstamm durch das große Schädelloch presst (anatomisch genau wird hier die *Medulla oblongata* zwischen den Kleinhirntonsillen eingeklemmt). Diese Situation kommt nur bei extrem erhöhtem Schädeldruck vor und ist tödlich. Das, was umgangssprachlich als eingeklemmter Nerv bezeichnet wird, nennen Mediziner Lumbago oder auch Hexenschuss. Das Krankheitsbild hat nur äußerst selten ein anatomisches Korrelat, sprich, die Struktur der Nerven ist unbeschädigt. Unterschieden werden muss hier natürlich der Bandscheibenvorfall, bei dem die Nervenwurzel durch die sich hervorwölbende Bandscheibe eingeklemmt wird. Aber auch diese Erkrankung ist durchaus ernst und hat nichts mit dem landläufigen Ausdruck des »eingeklemmten Nervs« zu tun.

Die Schmerzspritze

Wenig erregt die Gemüter korrekt praktizierender Ärzte, aber auch die der Patienten so stark wie die klassische Schmerzspritze. Um Missverständnissen vorzubeugen: Unter der Schmerzspritze verstehen wir die Injektion bestimmter Schmerzmittel, meist Diclofenac zusammen mit Prednisolon, einem Steroid, direkt in den Muskel, meist in den *Musculus gluteus maximus,* den großen Pomuskel. Diese Praxis wurde jahrzehntelang ohne Sinn und Verstand praktiziert und gilt mittlerweile als verpönt. Das hat drei Hauptgründe:

- Die Schmerzmittel wirken an Schmerzrezeptoren und nicht dort, wo man sie injiziert. Die orale Gabe, also die Einnahme von Tabletten, erreicht exakt die gleichen Wirkspiegel in meist kürzerer Zeit und erzielt daher einen besseren schmerzstillenden Effekt als die Injektion.
- Die regelmäßige Einnahme von Schmerzmitteln in Form von Tabletten führt zu konstant hohen Wirkspiegeln und verhindert die Entwicklung chronischer Schmerzen deutlich besser als die einmalige Gabe eines schwach wirksamen Entzündungshemmers.
- Die Komplikationsrate der Schmerzspritze ist, gelinde gesagt, hoch. Nicht selten werden die Medikamente im Rahmen eines Hausbesuchs verabreicht, was eine sterile Umgebung ausschließt. Gefürchtete intramuskuläre Spritzenabszesse können die Folge sein. Besonders im großen Pomuskel sind die enorm gefährlich

und können zu Komplikationen bis hin zu lebenslanger Stuhlinkontinenz (der Darm ist nahe) oder extremen Nervenschmerzen führen. Manchmal auch zum Tode.

Basierend auf diesen nicht ganz neuen Erkenntnissen haben so gut wie alle großen Fachgesellschaften und sogar kassenärztliche Vereinigungen Warnungen vor dem Einsatz der Spritze ausgesprochen. Wird sie trotzdem gesetzt und hat das dann eine Komplikation zur Folge, so können die sich anschließenden Kunstfehlerprozesse unangenehme Folgen für den Arzt haben. Die höchste bis dato bekannte Summe, die ein Patient als Folge einer Komplikation der Schmerzspritze hierzulande eingeklagt hat, liegt bei knapp einer halben Million Euro. Man muss allerdings hinzufügen, dass kein Mediziner, der seine sieben Sinne beieinander hat, auf die Idee kommen würde, heute noch eine derartige Therapie anzuwenden. Wer es dennoch tut, ist selber schuld.

Auch Gerichte haben sich mit der Frage der Legalität der Schmerzspritze auseinandergesetzt. Dabei fallen besonders zwei Urteile ins Auge. Zum einen geht es um die Verurteilung eines Arztes zu besagten 500.000 Euro Schadensersatz. Der Mann hatte einem Patienten wiederholt die Schmerzspritze »gesetzt«, was für diesen tödlich endete. Im Rahmen des Gerichtsverfahrens befanden die Richter, der Allgemeinarzt habe sich grob fahrlässig verhalten, habe gute ärztliche Praxis ignoriert und Leitlinien missachtet.

In einem anderen Fall wurde ein Arzt verurteilt, dessen Patient auf die Injektion gedrungen hatte. Daraufhin führte der Allgemeinarzt eine ausführliche Aufklärung bezüglich der Sinnlosigkeit der Maßnahme durch und ließ den Patienten selbige sogar unterschreiben. Trotzdem befand das Gericht den Mediziner für schuldig, da eine Aufklärung nicht zur Durchführung kontraindizierter Maßnahmen berechtigt. Wer heute also überhaupt drüber nachdenkt, Schmerzmittel in den Muskel zu applizieren, der sollte eine wirklich gute Rechtsschutzversicherung abgeschlossen haben!

CANNABIS – WEIL NICHT WIRKT, WAS NICHT WIRKEN DARF

Menschen mit Schmerzen würden wohl so gut wie alles tun, um selbige loszuwerden. Von daher ist es eigentlich dramatisch, dass durchaus bestimmte Schmerzmittel existieren, deren Einsatz zwar sinnvoll wäre, der politisch aber nicht als opportun gilt – die Cannabinoide. Um eines klarzustellen: Wir sind erbitterte Gegner des illegalen Cannabiskonsums, dessen Ziel es ist, sich mithilfe der Droge zu berauschen. Die breite gesellschaftliche und politische Ablehnung des medizinischen Cannabis (trotz theoretischer Legalisierung, die in der Praxis kaum umzusetzen ist) zeugt jedoch von tiefgehendem Unverständnis gegenüber der menschlichen Physiologie.

Der »kiffende« Körper

Was wohl die wenigsten wissen – unser eigener Körper ist ein fleißiger Produzent von Cannabinoiden. Wenn man so will, sind wir alle kleine Hanfplantagen. Zusammen mit dem endorphinabhängigen System ist das Endocannabinoidsystem in der Lage, Schmerzstimuli zu modifizieren und ihre Wahrnehmung zu verändern. Geringfügige Schmerzreize werden durch das körpereigene Schmerzlinderungssystem unterdrückt. Und das funktioniert unter anderem auf Cannabis-Basis. Übrigens: Es spielen auch andere Botenstoffe, wie die Endorphine, eine bestimmte Rolle bei der Modulation von Reizen, die ohne diese Stoffe als Schmerzen wahrgenommen werden würden.

Das Wissen über die schmerzlindernde Wirkung von Cannabis ist bereits mehr als 5.000 Jahre alt. In Ausgrabungen fand man Gefäße, die mit Medizinalhanf gefüllt waren. Außerdem existieren ebenso alte medizinhistorische Aufzeichnungen, die den Nutzen des Krautes bereits zur damaligen Zeit belegen.

Falsche Wahrnehmung

Die Wirkung der Bestandteile des Cannabis auf den menschlichen Organismus ist nicht mit der von Alkohol vergleichbar. Während es Rezeptoren für Cannabinoide an menschlichen Zellen gibt, existieren eigene Rezeptoren für Alkohol nicht (Ethanol kann aber dennoch an NMDA-Rezeptoren binden). Der wirkt hauptsächlich durch seine »vergiftende« Wirkung berauschend und fügt dem Körper somit immer auch Schaden zu. Wie groß der ist und ob in bestimmten (sehr geringen) Dosen die Vorteile die Nachteile überwiegen, darüber streiten sich Wissenschaftler bis heute. Fakt ist aber: Medizinalcannabis wirkt direkt an Rezeptoren, die ohnehin schon da sind. Durch die Einnahme erhöht man also lediglich die Konzentration des Stoffes im Körper und verstärkt damit die Wirkung. Cannabis wirkt nachweislich schmerzlindernd, schlaffördernd, angstlösend, appetitanregend, blutzuckersenkend, antiemetisch (gegen das Erbrechen) und hemmt das Wachstum von Tumorzellen. Auch die Nebenwirkungen sind, im Gegensatz zum Alkohol, im Falle von Medizinalcannabis überschaubar.

Einsatz legalisiert

Seit 2017 ist es Medizinern erlaubt, Medizinalcannabis unter bestimmten Bedingungen zu verschreiben. Allerdings geht das Prozedere mit hohen bürokratischen Hürden einher, ein spezielles Rezept ist nötig und der Einsatz muss genau begründet werden. Außerdem läuft jeder verschreibende Arzt Gefahr, dass ihm die Bude von einer Klientel eingerannt wird, die keiner gern in der Praxis hat – Junkies. Denn auch die verstehen den Unterschied zwischen CBD und THC oft nicht mal in Ansätzen. Insofern ist es für viele niedergelassene Ärzte schlicht unattraktiv und mit viel zu hohem Aufwand verbunden, die verschiedenen Produkte mit dem entsprechenden Wirkstoff zu verschreiben.

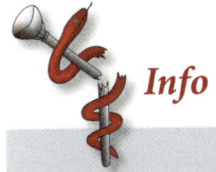

Info

MYTHOS 11: BLAUE FLECKEN BEHANDELT MAN MIT HEPARINSALBE

Eine der vermeintlich heilenden Salben, durch die Patienten viel Geld verlieren und völlig sinnlos aus dem Fenster werfen, ist wohl die Heparinsalbe. Nach stark vereinfachten Vorstellungen von den Abläufen im menschlichen Organismus wirkt das Mittel bei von außen sichtbaren Hämatomen, also blauen Flecken, und soll dafür sorgen, die Färbung der Haut schneller abzubauen. Das ist natürlich massiver Unfug. Zum einen kann das Heparinpräparat überhaupt nicht durch die Haut an die Quelle der Verfärbung, also die Einblutung ins Unterhautgebewebe, gelangen. Zum anderen ist Heparin ein Gerinnungshemmer, dessen Aufgabe es ist, die Blutgerinnung zu verlangsamen oder zu verhindern. Dafür dockt der Stoff an ein komplexes Molekül einer noch viel komplexeren Gerinnungskaskade an. Die Verfärbung der Haut bei Einblutungen, also der blaue Fleck, der nach und nach mehr oder weniger alle Farben des Regenbogens durchläuft, bis er über die gelbe Farbe langsam verschwindet, wird durch den Abbau des roten Blutfarbstoffs Hämoglobin hervorgerufen und hat mit der Blutgerinnung nicht das Geringste zu tun. Die Geschwindigkeit dieses Abbaus kann durch äußere Faktoren nicht beeinflusst werden, insbesondere nicht durch Heparin. Wir reden also über zwei völlig unterschiedliche Dinge: Heparin beeinflusst die Gerinnung des Blutes und soll als Salbe gegen den Abbau des roten Blutfarbstoffes eingesetzt werden – grotesk!
Eine Empfehlung bei der Behandlung von blauen Flecken entlarvt einen angeblichen Heiler also eindeutig als Scharlatan.

Vitamine und Mineralstoffe

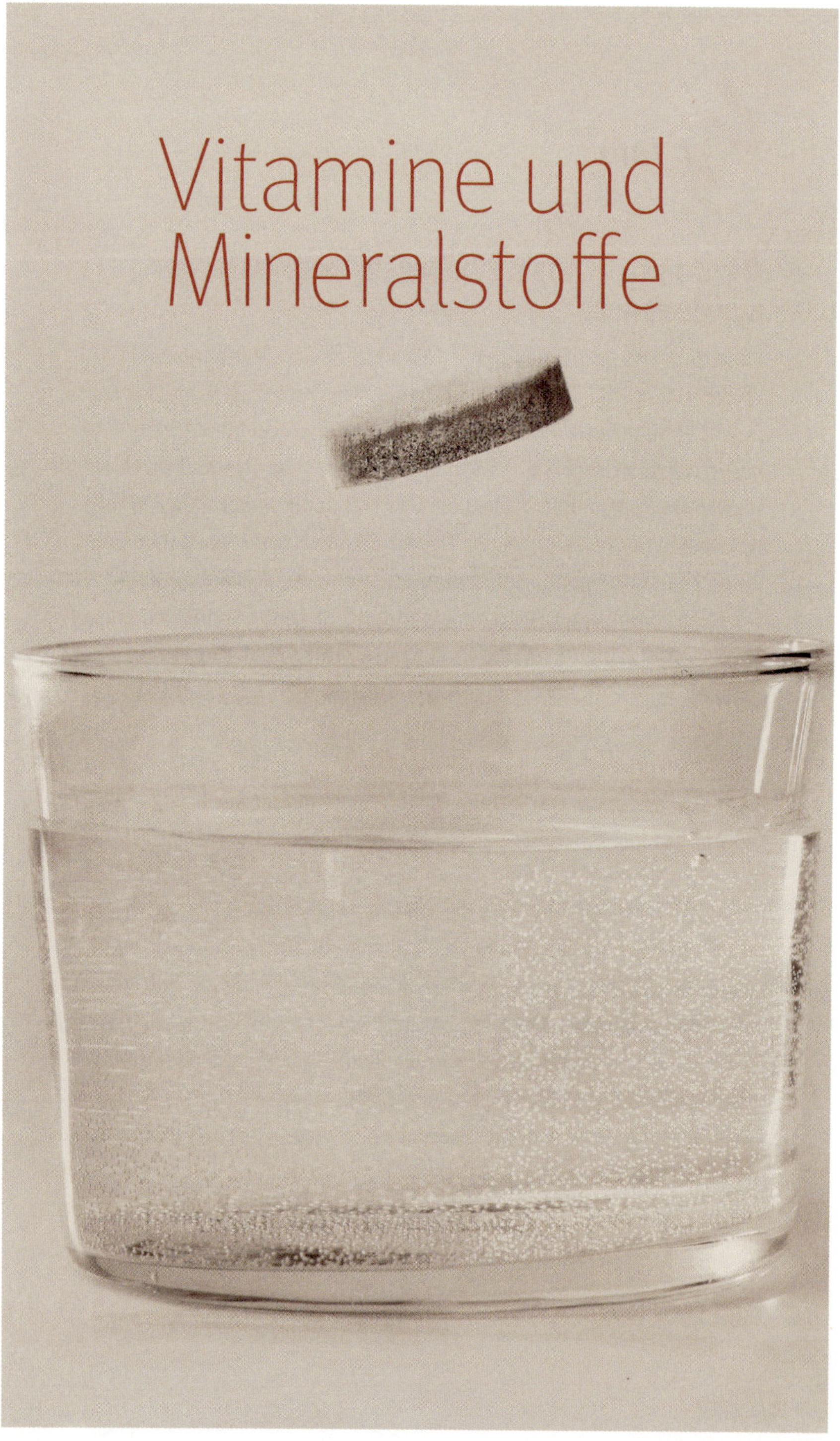

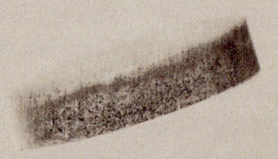

Vermeintliche Wundermittel

Als 2020 die Corona-Pandemie ausbrach, dauerte es nicht lange, bis erste Stimmen aufkamen, man müsse sich nur mit ausreichend Vitaminen eindecken und darauf achten, sich gesund zu ernähren und das Immunsystem zu stärken. Auf diesem Weg würde man das Virus ganz von selbst bekämpfen und nicht krank werden. Dass diese These gefährlicher Humbug ist, verbreitete sich nicht in Ansätzen so schnell. Dass aber eine gewisse Zufuhr mit Vitaminen und Nährstoffen von essenzieller Bedeutung ist und insbesondere der Mangel an B-Vitaminen bei Veganern schwerwiegende, auch psychische Folgen haben kann, gehört ebenso zur Wahrheit.

In diesem Kapitel wollen wir uns die besonders wichtigen Vitamine genauer anschauen. Eines schon vorab: Auch wir haben bei der Recherche des Kapitels einige Überraschungen erlebt. Die Notwendigkeit einer ausreichenden Versorgung, insbesondere mit Vitaminen, ist zwar jedem irgendwie klar, wird aber trotzdem meist als gegeben angesehen. Vitamin – das klingt irgendwie so ein bisschen wie eine Modesubstanz: Zieh dir Vitamine rein und du wirst noch gesünder! Vitamine sind für ein gesundes Leben und eine funktionierende Biochemie extrem wichtig – wichtiger als auch uns das im Vorfeld bewusst war. Zur Wahrheit gehört aber auch, dass die Rechnung nicht so einfach ist, wie sie zu sein scheint, und die Zufuhr zusätzlicher Vitamine und auch Spurenelemente meist keinen nennenswerten Effekt auf unsere Gesundheit hat.

WAS IST DAS EIGENTLICH – EIN VITAMIN?

Jeder Mensch weiß: Vitamine und Mineralstoffe sind wichtig! Aber wieso? Was ist das eigentlich, ein Vitamin? Wo liegt der Unterschied zwischen diesen beiden so essenziell klingenden Substanzen? Und – sind sie das überhaupt, essenziell?

Die immens große Bedeutung von Vitaminen war den Wissenschaftlern bis zum Ende des 19. Jahrhunderts in keiner Weise bewusst. Man ging bis dato davon aus, dass drei große Gruppen sogenannter Makronährstoffe existieren – die Proteine, die Kohlenhydrate und die Fette. Dass da noch mehr ist, fiel erst dem niederländischen Arzt Christiaan Eijkman auf, der feststellte, dass Patienten, die an der Krankheit Beri-Beri erkrankt waren (siehe Kasten rechts), häufig polierten Reis zu sich nahmen. Bei dieser Form der Nahrungsmittelverarbeitung wird das Reiskorn von seiner äußeren (schwerer verdaulichen) Hülle, der sogenannten Reiskleie, getrennt. Schon damals gab es also erste Hinweise darauf, dass die Verarbeitung von »echten« Lebensmitteln keine gute Idee ist. Wieso die Menschheit diesen Irrweg bis heute weitergeht, ist wahrlich unbegreiflich. Eijkman vermutete hinter der Korrelation eine Kausalität und stellte weitere Nachforschungen an.

Er verabreichte den Patienten die Reiskleie, und tatsächlich – die Symptome der Erkrankung ließen nach. Der Wissenschaftler schlussfolgerte, dass in der Hülle eine Art Anti-Beri-Beri-Faktor enthalten sein musste, was so falsch gar nicht war. Es dauerte aber noch einige Jahre, bis es dem Biochemiker Casimir Funk gelang, diesen mysteriösen Stoff zu isolieren, den man später Aneurin nannte. Funk erkannte, dass es sich dabei um eine Stickstoffverbindung handelte, die man gemäß der chemischen Nomenklatur als Amin bezeichnet. Weiterhin folgerte der Chemiker, dass diese Amine essenziell für das Leben seien, und gab ihnen daher den treffenden Namen Vitamine (von lateinisch *vita* =

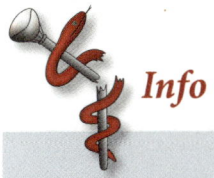

Info

BERI-BERI

Unter Beri-Beri versteht man einen heterogenen Symptomkomplex, der auf das Fehlen von Thiamin als Co-Faktor für den Glukosestoffwechsel zurückzuführen ist. Ursächlich kann eine Mangelernährung, aber auch eine Vergiftung mit bestimmten Schimmelpilzen zugrunde liegen, bei der zwar Thiamin vorhanden ist, jedoch nicht richtig umgesetzt werden kann. Die Symptome der Erkrankung sind extrem variabel und reichen von Beschwerden im Nervensystem (trockene Beri-Beri) bis zu schweren Schädigungen des Herz-Kreislauf-Systems (feuchte Beri-Beri). Die wohl bekannteste Form der Erkrankung ist die sogenannte Wernicke-Enzephalopathie, eine ausgeprägte psychiatrische Auffälligkeit, die zeitweise bei Alkoholikern zu beobachten ist.

das Leben). Heute weiß man, dass es sich bei Vitaminen um eine extrem heterogene Stoffgruppe handelt und bei Weitem nicht alle den Aminen angehören. Dennoch ist man bei Funks Bezeichnung geblieben. Und nicht nur das: Man nummerierte die Vitamine noch durch – und das mithilfe der Buchstaben des Alphabets. Einen rationalen Sinn hat das natürlich nicht.

Die essenziellen Bausteine des Lebens

Was allen Vitaminen gemeinsam ist, ist der Umstand, dass sie für den tierischen und menschlichen Organismus unabdingbar sind und über die Nahrung aufgenommen werden müssen, sonst werden wir krank und sterben. Einige Vitamine, wie etwa Vitamin A und Vitamin B_3, kann der menschliche Organismus zwar aus Vorstufen herstellen, aber diese müssen von außen zugeführt werden. Vitamin D ist das einzige Vitamin, das vom Körper selbst gebildet werden kann (wenn die Haut ausreichend lange der Sonne ausgesetzt ist).

In aller Regel werden Vitamine aber ausschließlich von Pflanzen und Mikroorganismen hergestellt. Eine große Ausnahme ist hier das Vitamin C, dessen Synthese fast allen Wirbel- und Säugetieren zu eigen ist, außer – Sie werden es erraten – dem Menschen (und interessanterweise auch dem Meerschweinchen). Die Fähigkeit zur Synthese des Vitamin C ist uns auf genetischer Ebene im Laufe der Jahrhunderte abhandengekommen und keiner weiß so richtig, wieso. Vielleicht ist auch das einer der Gründe, weshalb dem Stoff in der öffentlichen Wahrnehmung ein derart großer Stellenwert eingeräumt wird.

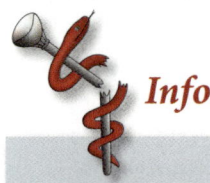

Info

DIE WAHRHEIT VON HEUTE ...

... ist der Irrtum von morgen.

Keine Geschichte illustriert diese Erkenntnis besser als die von Casimir Funk und dem Irrglauben, alle Vitamine seien Stickstoffverbindungen, also Amine. Hier sieht man, dass auch die besten Wissenschaftler an irgendeinem Punkt zu Ideologen werden und sich Gesetzmäßigkeiten einfach ausdenken. Denn tatsächlich haben die verschiedenen Vitamine nur wenig Gemeinsamkeiten. Trotzdem kennt jedes Kind deren Bedeutung – die Bedeutung einer Stoffgruppe, die keine ist. Wir tun also gut daran, jede noch so klare Erkenntnis zu hinterfragen und nicht jede Volksweisheit für bare Münze zu nehmen. Zumindest in der Medizin existieren nämlich deutlich mehr Volksirrtümer als Volksweisheiten.

Was tun Vitamine?

Die Wirkmechanismen von Vitaminen sind ähnlich komplex wie deren chemische Struktur – und ebenso heterogen. Ganz grundsätzlich kann man sagen, dass Vitamine als Cofaktoren bei chemischen Reaktionen wirken. Um eine solche Reaktion gesteuert ablaufen zu lassen, benötigen wir sogenannte Enzyme, auch als Biokatalysatoren bezeichnet. Diese Enzyme steuern, ob eine bestimmte Reaktion schnell oder langsam ablaufen soll, und sie bestimmen auch den Zeitpunkt der Reaktion. Man kann sich das ein bisschen wie bei verbrennendem Holz vorstellen. Hier reagiert der Kohlenstoff im Holz mit Luft und es entsteht Kohlenstoffdioxid (CO_2). Ist dieser Vorgang einmal in Gang gesetzt, dann läuft er nahezu explosionsartig ab und ist kaum zu stoppen. Das Holz als solches zum Brennen zu bringen – begeisterte Lagerfeuerfans wissen das – ist aber manchmal gar nicht so einfach. Eine ordentliche Flasche Spiritus kann hier durchaus hilfreich sein. Eine ähnliche Funktion übernehmen Enzyme. Vitamine wiederum werden für das ordnungsgemäße Funktionieren einiger Enzyme benötigt. Andere Vitamine haben sogar eine hormonähnliche Funktion, das bedeutet, sie steuern die Signalübertragung im Körper. Manche werden überdies für das Auslesen des genetischen Codes, vereinfacht gesagt für die Produktion von Proteinen benötigt (Genexpression). Die extrem große Bandbreite der Funktion von Vitaminen zeigt, wie wichtig sie für den Menschen sind. Umso erschreckender ist es, dass wir so gut wie alle Vertreter dieser Gattung mit der Nahrung aufnehmen müssen. Auf eine ausgewogene Kost zu achten hat deshalb oberste Priorität.

Doch können wir, wie oft durch die Werbung suggeriert wird, unsere Gesundheit verbessern, wenn wir mehr Vitamine zu uns nehmen, als eigentlich nötig ist? Wenn ein Zuwenig krank macht, macht dann ein Zuviel gesünder?

DIE VERSCHIEDENEN VITAMIN-KLASSEN

Vitamine gruppiert man nach ihrer Löslichkeit in Fett und Wasser, was die Sache nicht nur relativ einfach macht, sondern – wie Sie gleich sehen werden – auch einen praktischen Aspekt bedient. Denn weil manche Vitamine, genauer gesagt die Vertreter A, D, E und K (würfeln Sie die Buchstaben etwas um und Sie bekommen fast den Namen einer großen Supermarktkette, so kann man sich die fettlöslichen Vitamine E, D, K, A gut merken) nur in Fett und nicht in Wasser eine Lösung bilden, gibt es Patienten, die trotz ausreichender Vitaminaufnahme relevante Mangelzustände aufweisen. Das liegt daran, dass diese Herrschaften einfach zu wenig Fett zu sich nehmen. Es handelt sich meist um Menschen mit Essstörungen (wie beispielsweise Anorexie), kommt aber auch bei radikalen Diäten vor.

Aufgrund der extremen Vielfalt und Heterogenität der heute bekannten Vitamine beschränken wir uns hier auf eine Auswahl der nach heutigem Wissensstand wichtigsten Vertreter.

Wasserlösliche Vitamine

Wasserlösliche Vitamine können ohne Weiteres durch den Magen-Darm-Trakt aufgenommen werden und so ins Blut gelangen. So weit der Vorteil. Die ganze Sache hat aber leider auch einen gewaltigen Haken, denn Wasser ist eine flüchtige Angelegenheit. Das bedeutet, dass wasserlösliche Vitamine (mit Ausnahme des Vitamin B_{12}) nicht oder nur kurzzeitig gespeichert werden können. Die Speichersubstanz Nummer eins im menschlichen Körper ist nämlich Fett. Daraus folgt, dass der Bedarf wasserlöslicher Vitamine (und unter diese Kategorie fallen so gut wie alle) regelmäßig gedeckt werden muss, weil überschüssige Vitamine einfach wieder ausgeschieden werden.

Vitamin B$_{12}$

Beginnen wir mit einem häufig missverstandenen Vitamin. Viele Patienten assoziieren mit B$_{12}$ eine Art Gesundheitsfaktor, wollen dessen Konzentration im Blut bestimmt wissen und im Falle eines Mangels behandelt werden. Aber ist das tatsächlich notwendig? Es ist generell unklar, ob ein Abweichen der Vitaminkonzentration im Blut (meist nach unten) automatisch auch eine therapeutische Konsequenz nach sich ziehen muss. Diese Frage gehört wohl zu den am emotionalsten diskutierten Themen im Bereich der Mikronährstoffe. Wir werden versuchen uns der Frage nicht mit ideologischen Konzepten, sondern mit harten Fakten zu nähern.

Beim Vitamin B$_{12}$ ist die Sache zumindest für Veganer klar. Die müssen substituieren. Und auch Menschen mit einer Krankheit mit dem komplizierten Namen *perniziöse Anämie* brauchen extra Vitamin B$_{12}$. Während Letztere gespritzt werden müssen, reicht für Veganer die B$_{12}$-

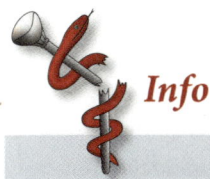

Info

PERNIZIÖSE ANÄMIE

Bei der perniziösen Anämie handelt es sich um eine Erkrankung, bei der bestimmte Magenzellen durch das körpereigene Immunsystem angegriffen werden. Das hat zur Folge, dass kein Intrinsischer Faktor mehr gebildet wird und entsprechend kein Vitamin B$_{12}$ im Dünndarm aufgenommen werden kann. Patienten leiden unter schweren Mangelerscheinungen. Glücklicherweise gibt es heute die B$_{12}$-Spritze, die den Betroffenen ein fast normales Leben ermöglicht.

Pille. Die Ursache hierfür ist die komplizierte Aufnahmedynamik des Vitamins. Denn obwohl es wasserlöslich ist, reicht das nicht aus, um B_{12} – auch Cobalamin genannt – ins Blut zu schleusen. Hierfür ist eine Substanz nötig, die im Magen gebildet wird und *Intrinsischer Faktor* genannt wird. Dieser Faktor verbindet sich mit Cobalamin und passiert fast den gesamten Magen-Darm-Trakt. Erst im allerletzten Teil des Dünndarms kommt es dann zur Aufnahme des Komplexes. Dementsprechend können Menschen ohne Magen oder den entsprechenden Dünndarmteil kein B_{12} aufnehmen, egal wie viel davon man in eine Pille packt. Wobei auch dieses als sicher geglaubte Dogma zunehmend ins Wanken gerät. Wissenschaftler konnten nämlich zeigen, dass B_{12}, wenn es in ausreichender Konzentration vorhanden ist, auch ohne (funktionierenden) Magen aufgenommen werden kann. Die klinischen Konsequenzen dieser Erkenntnisse sind allerdings noch unklar und Gegenstand weiterer Forschungen.

Anders ist das bei Veganern. Da Cobalamin ausschließlich über tierische Produkte zugeführt werden kann, leiden Veganer grundsätzlich unter einem Mangel, den sie ausgleichen müssen, was mit Pillen gut funktioniert, da die grundsätzlichen physiologischen Funktionen, die für die Aufnahme benötigt werden, nicht gestört sind.

Vitamin B_{12} dient als Coenzym bei vielen verschiedenen Stoffwechselprozessen und wird unter anderem dringend für die Produktion von roten Blutzellen benötigt. Ein relevanter Mangel äußert sich in schwerer (bis lebensbedrohlicher) Blutarmut. Genau aus diesem Grund ist es so wichtig, dass das Vitamin trotz seiner Löslichkeit in Wasser im Körper gespeichert werden kann. Die menschlichen Reserven können einen jahrelangen Mangel kompensieren, sodass es erst nach langer Zeit zu Mangelerscheinungen kommt, die man dann häufig gar nicht mit B_{12}-Mangel in Verbindung bringt. Klassische Symptome der chronischen Unterversorgung sind Erschöpfung, Blutarmut sowie kribbelnde Hände und Füße. Selbst schwere Schädigungen des Nervensystems

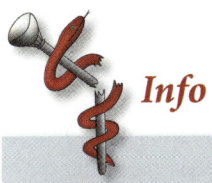

Info

VITAMIN B₁₂ – PRAKTISCHE EMPFEHLUNGEN

Gesunde Menschen, die einer für den Menschen physiologischen Ernährungsweise nachgehen, benötigen kein zusätzliches Vitamin B_{12}. Die Versorgungslage ist gut und unser Körper schafft es, mehr als genug Cobalamin aus der Nahrung zu extrahieren. Darüber hinaus eingenommenes Vitamin B_{12} bietet keinen zusätzlichen Nutzen und muss daher nicht empfohlen werden. Anders ist das bei Patienten mit perniziöser Anämie oder solchen, denen der Magen oder das letzte Stück vom Dünndarm entfernt wurde. Diese Gruppe muss unbedingt Vitamin B_{12} substituieren – und zwar per Injektion in einen Muskel. Auch chronisch entzündliche Darmerkrankungen machen eine Gabe von Vitamin B_{12} manchmal notwendig. Vegetarier und insbesondere Veganer führen ihrem Körper nicht ausreichend Vitamin B_{12} zu. Hier reicht für die Ersatztherapie aber die orale Aufnahme.

sind nicht ausgeschlossen, weshalb der Neurologe bei entsprechenden Symptomen immer den Vitamin-B_{12}-Spiegel bestimmt.

Folsäure

Eigentlich ist der Begriff Folsäure irreführend, denn das Vitamin mit dem etwas sperrigen Namen Pteroylmonoglutaminsäure ist nur eines einer großen Reihe an ähnlichen Substanzen, die auf den Namen Folate hören. Dass dieser Gruppe allein über 100 einzelne Vertreter angehören, zeigt, wie extrem groß und heterogen die Welt der Vitamine eigentlich ist. In der öffentlichen Wahrnehmung liegt die Folsäure aber ganz weit vorn und wird von Fachleuten und solchen, die es gerne wären, in ihrer Bedeutung heiß diskutiert.

Die Folsäure verdankt ihren Namen dem Vorkommen in grünen Blättern (lateinisch *folium* bedeutet Blatt). Außerdem steckt der Nährstoff in Weizenkeimen, aber auch in Leber. Eine ausgewogene Ernährung bildet die Grundlage, um einem Mangel vorzubeugen. Leider werden aber unsere westlichen Ernährungsgewohnheiten dem nicht immer gerecht, sodass bei den meisten Bewohnern der Nordhalbkugel ein relativer Folsäuremangel nachzuweisen ist. Aus diesem Grund werden in vielen Ländern bestimmte Nahrungsmittel mit Folsäure angereichert.

Gefahr für das ungeborene Leben

Ein Folsäuremangel macht sich insbesondere bei Schwangeren und bei solchen, die es werden wollen, bemerkbar. Durch die reguläre Einnahme von sogenannten Schwangerschaftsvitaminen kann vorgebeugt werden. Ein Folsäuremangel bei der Mutter kann nämlich katastrophale Folgen für das ungeborene Kind haben. Kommt es zu sogenannten Neuralrohldefekten, dann schließen sich Rückenmark und Wirbelsäule im Laufe der fetalen Entwicklung nicht richtig. Das führt beim Neugeborenen zu Lähmungen oder geistigen Behinderungen und kann sogar einen Abgang des ungeborenen Kindes verursachen. Bedenkt man, dass all das damit einhergehende Leid durch ein paar Mikrogramm Folsäure verhindert werden könnte, kommt man schon ins Grübeln, ob eine gesetzlich vorgeschriebene Anreicherung von Lebensmitteln mit Folsäure, wie sie in Kanada oder den USA praktiziert wird, sinnvoll wäre. Denn 80 Prozent der deutschen Bevölkerung schaffen es nicht, die empfohlenen 300 Mikrogramm pro Tag aufzunehmen. Da sich Alkoholkonsum, Rauchen und eine ungesunde Lebensweise negativ auf die Aufnahme des ohnehin schon knappen Vitamins auswirken, ist die Einnahme von Folsäure zumindest während der Schwangerschaft äußerst wichtig.

Obwohl auch in Deutschland viele medizinische Kapazitäten die Anreicherung von Nahrungsmitteln mit Folsäure fordern, wird sich ein solches Vorgehen bei uns wohl nicht durchsetzen lassen. Insofern ist es umso wichtiger, auf eine gesunde Ernährung zu achten, denn die Folgen eines Folsäuremangels betreffen nicht nur werdende Mütter und ihre ungeborenen Kinder, sondern auch »ganz normale« Menschen. Folsäure spielt eine große Rolle bei der Bildung von DNS, also der menschlichen Erbsubstanz. Ein Mangel betrifft all jene Zellen, die sich schnell und zuverlässig teilen müssen. In diese Kategorie fallen insbesondere die roten Blutkörperchen, weshalb bei einer unklaren Blutarmut auch immer der Folsäurespiegel bestimmt wird.

Vitamin C

Kaum ein anderes Vitamin verursacht in der öffentlichen Wahrnehmung eine derart große und zum Teil völlig groteske Diskussion wie die Ascorbinsäure, also das Vitamin C. Dabei handelt es sich im Grunde um eine extrem simple chemische Verbindung, die einem einfa-

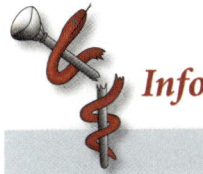

Info

FOLSÄURE – PRAKTISCHE EMPFEHLUNGEN

80 Prozent der Deutschen schaffen es nicht, ihren Tagesbedarf an Folsäure über die Nahrung zu decken. Man kann generell sagen, dass die empfohlenen 300 Mikrogramm Folsäure pro Tag zwar erreicht, aber auch nicht überschritten werden sollten. Das heißt: Entweder Sie ernähren sich gesünder oder Sie denken über eine Substitution nach. Schwangere und Frauen mit Kinderwunsch müssen unbedingt ausreichend Folsäure zu sich nehmen, was in Deutschland durch die Gabe der sogenannten Schwangerschaftsvitaminpille gewährleistet ist.

chen Zucker sehr ähnelt, der nur aus ein paar Kohlenstoff- und ein paar Sauerstoffatomen aufgebaut ist. Wieso also ist das Interesse am Vitamin C derart groß und weshalb wird jedes Jahr darüber diskutiert, ob Vitamin C hilft, ohne Grippe durch den Winter zu kommen?

Um das zu verstehen, muss man sich ein bisschen mit der Geschichte des Stoffes beschäftigen. Haben Sie schon einmal etwas von der Krankheit Skorbut gehört? Dabei handelt es sich um ein Leiden, das in vorigen Jahrhunderten bei Seefahrern recht verbreitet war. Die Betroffenen zeigten Symptome wie Zahnfleischbluten oder sogar Zahnausfall und Leistungsverlust, wobei besonders Letzterer bei Seefahrern mitten auf dem Ozean ein eher schlechter Begleiter war.

Die Krankheit war bereits dem Arzt Hippokrates (etwa 460 bis 370 v. Chr.) bekannt. Ein Mittel gegen Skorbut entdeckte schließlich der Brite James Lind (1716–1794), der als Schiffsarzt für das Wohlergehen der an Bord befindlichen Seeleute verantwortlich war. Er stellte einen Zusammenhang zwischen dem Genuss von Zitrusfrüchten und der heilenden Wirkung, die diese auf Skorbut hatten, her. Aus diesem Grund wird Vitamin C bis heute mit dieser Fruchtsorte assoziiert, obwohl Zitronen verhältnismäßig wenig davon enthalten. Während eine einzelne Zitrone lediglich 53 Milligramm des lebenswichtigen Vitamins enthält (und das mit Schale), kommt die Frucht der Hagebutte, die ja viel kleiner ist, auf stolze 1.250 Milligramm.

Obgleich seine Struktur relativ einfach ist, sind die Aufgaben von Vitamin C eher komplex. Die beiden wichtigsten Aufgaben der Ascorbinsäure sind zum einen die des Cofaktors in der Kollagenproduktion (siehe Kasten Seite 259) und zum anderen die als Fänger freier Radikale. Das bedeutet, dass das Vitamin-C-Molekül in der Lage ist, bestimmte andere Atome weniger reaktionsfreudig und folglich stabiler zu machen. Dadurch haben die »deradikalisierten« Atome keinen unbändigen Drang mehr, Schaden im Körper anzurichten. Vitamin C wirkt quasi wie ein Sozialarbeiter der menschlichen Biochemie.

Bei der enormen Bedeutung des Vitamins ist es nicht verwunderlich, dass es vielen Nahrungsmitteln zugesetzt wird. Schauen Sie beim nächsten Kauf eines Fertigprodukts doch einfach mal auf den Zusatzstoffkatalog. Nicht alles, was da steht, ist nämlich schlecht. Hinter der nichtssagenden Angabe E300 versteckt sich nicht etwa ein gefährlicher chemischer Stoff, sondern schlicht und einfach Vitamin C. Die Bedeutung dieses Vitamins für unseren Körper ist so groß und die chemische Synthese glücklicherweise so einfach, dass weltweit jährlich etwa 80.000 Tonnen Ascorbinsäure produziert werden – eine außerordentlich große Menge.

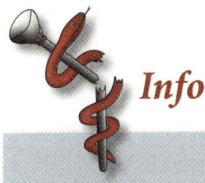

Info

SKORBUT

Unter Skorbut versteht man die klinische Manifestation des Vitamin-C-Mangels. Die Krankheit tritt lediglich bei Menschen und Meerschweinchen auf, weil das die einzigen bekannten Säugetiere sind, deren Organismus die Produktion von Vitamin C verlernt hat. Die Symptome des Skorbut sind: Leistungsschwäche, Zahnfleischbluten, Gelenkentzündungen, Muskelschwund, schlechte Wundheilung und vieles andere. Ursache für diese ist die fehlerhafte Produktion von Kollagen, einem für die strukturelle Instandhaltung des gesamten Organismus extrem wichtigen Molekül. Weil Vitamin C als Cofaktor für die chemische Synthese des Kollagens im menschlichen Körper benötigt wird, kann das im Falle von Skorbut nicht mehr in ausreichender Qualität und Quantität gebildet werden. Die Gabe von Vitamin C lässt die Symptome in den allermeisten Fällen komplett verschwinden.

Die heiß diskutierte Frage, ob Vitamin C auch einen präventiven oder therapeutischen Effekt hat, ist gar nicht so einfach zu beantworten. Daraus, dass der Mensch zu den wenigen Lebewesen gehört, die nicht in der Lage sind, das Vitamin selbst zu produzieren, kann man zumindest schließen, dass Ascorbinsäure nicht ganz unwichtig für die Gesunderhaltung zu sein scheint. Aber was sagen die Daten?

Doch ein Wundermittel?

In Bezug auf Vitamin C sind die tatsächlich überraschend und faszinierend zugleich. So haben Wissenschaftler der Universität Tübingen[1] herausgefunden, dass hochdosiertes Vitamin C das Erbgut von Zellen des malignen Melanoms (schwarzer Hautkrebs) so verändert, dass der programmierte Zelltod (Apoptose) eingeleitet und somit der Tumor ausgehungert wird. Zu der gleichen Erkenntnis kamen Arbeiten[2], die zeigten, dass hochdosiertes Vitamin C, direkt in die Vene verabreicht, bei Brustkrebspatientinnen nicht nur positive Effekte auf die Verlangsamung des Tumorwachstums, sondern auch auf die Nebenwirkungen der Chemotherapie haben kann. Und das nicht zu knapp. Wir sprechen von einer Reduzierung der Nebenwirkungen um 50 Prozent! Trotzdem möchten wir hier eines klarstellen: Vitamin C heilt keinen Krebs! Es kann als zusätzliches Therapeutikum eingesetzt werden, wenn der behandelnde Arzt das gutheißt. Die Wirkung einiger Krebsmedikamente wird durch Radikalfänger nämlich auch abgeschwächt. Auch bei weniger drastischen Erkrankungen hat sich die Ascorbinsäure als hilfreich erwiesen. Bei Entzündungen der oberen Atemwege, gemeinhin als Schnupfen oder grippaler Infekt bezeichnet, konnte die frühe Einnahme von Vitamin C die Krankheitsdauer in Studien um 15 Prozent verkürzen. Das sind immerhin ein bis zwei Tage (je nach Virusstamm). Bei schweren Infektionen wie Lungenentzündungen war dieser Effekt sogar noch ausgeprägter. Das Ganze gilt aber nach heutigem Wissensstand explizit nicht für COVID-19.

Fettlösliche Vitamine

Anders als bei ihren wasserlöslichen Kollegen kommt es bei fettlöslichen Vitaminen auch bei ausreichender Einnahme manchmal zu einem Mangel. Das ist allerdings nicht der einzige Unterschied. So können fettlösliche Stoffe im Allgemeinen und die Vitamine im Speziellen in relevanten Mengen im Körper gespeichert werden, sodass kaum ein Mangel, jedoch deutlich leichter eine Überdosierung entsteht, weil die im Fett gebundenen Stoffe nicht so einfach aus dem Körper gewaschen werden können.

Während es unzählige wasserlösliche Vitamine gibt, kennen wir nur vier fettlösliche. Sie erinnern sich? Der bekannte Supermarkt …

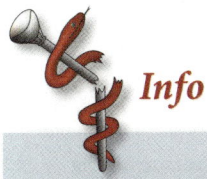 *Info*

VITAMIN C – PRAKTISCHE EMPFEHLUNGEN

Während es Belege für die Wirkung von Vitamin C bei einigen Erkrankungen, wie der banalen Entzündung der oberen Atemwege, aber auch bei bestimmten Krebsarten, gibt, fehlen Hinweise auf die präventive Wirkung einer über das benötigte Maß hinaus durchgeführten Vitamin-C-Therapie. In der Prävention ist also kein Nutzen belegt, die Aufnahme des Vitamins über die Nahrung reicht völlig. Da eine Überdosierung kaum möglich ist (überschüssiges Vitamin wird einfach über die Niere ausgeschieden), spricht nichts dagegen, Vitamin C im Falle einer Erkältung einzunehmen. Trotz erster positiver Ergebnisse sollte die Rolle des Vitamin C in der Krebstherapie mit Vorsicht gesehen werden, da es zu Interaktionen mit Krebsmedikamenten kommen kann.

Vitamin E

Vitamin E ist wohl das bedeutsamste fettlösliche Antioxidans. Es stabilisiert die Membranen unserer Zellen und sorgt dafür, dass die stabil bleiben und damit länger leben. Aber wie genau funktioniert das? Erinnern Sie sich an unsere »radikalen Freunde«? Das waren hochreaktive Atome (freie Radikale), die – wie es der Name schon sagt – extrem schnell Verbindungen mit anderen Molekülen eingehen. Tun sie das beispielsweise mit Komponenten der Zellmembran, dann können die ihre eigentliche Aufgabe nicht mehr wahrnehmen und werden nutzlos. Die Zelle altert und stirbt irgendwann. Vitamin E schützt sie davor. Eigentlich ein tolles Zeug. Es liegt also der Schluss nahe, dass wir mit dem in pflanzlichen Ölen, wie Erdnuss-, Oliven- oder Sonnenblumenöl vorkommenden Stoff das lange gesuchte Mittel gegen eine (frühzeitige) Alterung gefunden haben. Leider nicht. Denn wie bei so vielen anderen Vitaminen zeigt sich auch hier ein negativer Effekt des Mangels, aber leider auch kein positiver des Überschusses. Im Gegenteil. Wissenschaftler haben im Rahmen einer Analyse versucht, Vitamin E und Selen zur Prophylaxe von Prostatakrebs einzusetzen. In einer großen Studie[3] mit 35.000 Teilnehmern wurde überraschend gezeigt, dass die Patienten, denen man Vitamin E und Selen gegeben hatte, um 17 Prozent häufiger an Prostatakrebs erkrankten als die Kontrollgruppe. Aus diesen Gründen musste die Studie sogar vorzeitig abgebrochen werden. Ob dieses Ergebnis darauf zurückzuführen ist, dass freie Radikale nicht nur schädigen, sondern auch in der Bekämpfung von Tumorzellen benötigt werden, ist völlig unklar. Den heiligen Gral gegen einen frühen Tod muss man also weitersuchen.

Vitamin D

Auch Vitamin D ist seit Langem im öffentlichen Interesse und dessen Nutzen, insbesondere in der Prävention von Krankheiten, wird heiß

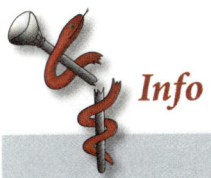

Info

VITAMIN E – PRAKTISCHE EMPFEHLUNGEN

Die regelmäßige Einnahme von Vitamin E im Rahmen einer gesunden und ausgewogenen Ernährung ist wichtig und schützt unsere Zellen vor freien Radikalen. Eine Überdosierung tritt erst ab Einnahmen von zwei Gramm pro Kilogramm Körpergewicht auf, was faktisch nicht erreichbar ist. Zur Prophylaxe schwerer Krankheiten wie Krebs kann Vitamin E nach aktuellem Wissensstand nicht eingesetzt werden.

diskutiert. Wir reden von Stoff, weil es sich beim Vitamin D eigentlich überhaupt nicht um ein Vitamin handelt, kann es der menschliche Körper doch selbst herstellen. Vielen dürfte nicht bewusst sein, dass der Ausgangsstoff des Vitamin D ein eher negativ besetzter ist, nämlich Cholesterin. Ja, richtig. Es handelt sich tatsächlich um genau jenes Cholesterin, das viele von uns wegen seiner (fraglich) negativen Wirkung auf das Herz-Kreislauf-System so fürchten. Unter Einwirkung von UVB-Strahlung wird es über verschiedene Zwischenstufen zum Endprodukt, dem Vitamin D_3, umgewandelt. Das Problem ist leider, dass die Sonneneinstrahlung in unseren Breiten, gepaart mit dem Einsatz von Sonnencremes zum Schutz vor Hautkrebs, nicht ausreicht, um eine vernünftige Vitamin-D-Produktion zu gewährleisten. Erstmals aufmerksam wurde man im Jahr 1919 auf den Umstand, dass UV-Licht eine Erkrankung mit dem unförmigen Namen Rachitis heilen oder zumindest deutlich lindern kann. Stimmt die Menge an UV-B-Strahlung, dann wird an einem einzigen Tag die empfohlene Wochendosis des Vitamins produziert. Dafür muss man sich allerdings völlig ohne Sonnenschutz in Rom oder einer anderen Stadt in diesen Breiten aufhalten. Aus der Haut wird das Vitamin D_3, auch

Cholecalciferol genannt, dann in die Leber transportiert, wo es an ein spezielles Protein gebunden circa 19 Tage im Blut und zwei Monate im Fettgewebe »überlebt«. Ein Mangel macht sich also erst sehr spät bemerkbar und führt dann oft zur Erwachsenenform der Rachitis, der Osteoporose. Vitamin D ist allerdings noch an vielen anderen biochemischen Prozessen beteiligt, die noch gar nicht zur Gänze erforscht sind. Und genau an diesen Unklarheiten entzündet sich auch der Disput über Sinn und Unsinn der prophylaktischen Vitamin-D-Einnahme. Denn viele Kollegen beobachten durchaus eine Besserung mannigfaltiger Beschwerden bei Patienten mit Vitamin-D-Mangel, denen der Stoff prophylaktisch verschrieben wurde (nachdem ein Mangel durch eine Blutuntersuchung festgestellt wurde). Prophylaktisch deshalb, weil zwar ein Mangel besteht, eine damit assoziierte Krankheit aber nicht. In diesem Dilemma bewegen wir uns beim Thema Vitamine leider oft – der Laborwert liegt nicht im Normbereich, eine Erkrankung ist aber auch nicht zu beobachten. Die Frage, ob eine Einnahme des fehlenden Stoffes sinnvoll ist, ist meist nicht gänzlich geklärt.

All diese spannenden Erkenntnisse umschiffen allerdings gekonnt eine essenzielle Frage: Hat der Mangel an Vitamin D einen Krankheitswert? Und die Antwort ist einfach: Jein! Bei Kindern und Heranwachsenden kann das Fehlen von Vitamin D zu katastrophalen Folgen, insbesondere für den Aufbau der Knochensubstanz Hydroxylapatit führen. Aus diesem Grund ist es in unseren Breiten üblich, den Kleinen das Vitamin in Form von Tropfen oder später als Tabletten zu verabreichen.

Bei Erwachsenen wird die Sache kniffliger. Folgendes sagen die Studien, die hier in großer Zahl und mit tausenden Teilnehmern vorliegen: Die prophylaktische Einnahme von Vitamin D bei Menschen mit einem Mangel (also fast alle Menschen in unseren Breiten) hat keinerlei präventiven Einfluss auf die Entstehung schwerer Krankheiten. Insbesondere Herz-Kreislauf- und Krebsleiden wurden untersucht. Leidet man aber unter einer dieser Erkrankungen, dann wirkt sich ein Vitamin-D-Mangel durchaus negativ aus. Nichtsdestotrotz existieren einige Krankheiten, deren Entstehung mit einem Vitamin-D-Mangel assoziiert werden kann (was nicht bedeutet, dass jeder Mensch mit einem Mangel auch diese Erkrankung bekommt). Gesicherte Zusammenhänge bestehen bei: Muskelschmerz- und Muskelschwächesyndromen, Fibromyalgie, Atemwegsinfekten, Parodontitis und sogar Tuberkulose. Übrigens – theoretisch kann man Vitamin D auch überdosieren. Dafür sind aber sehr hohe Dosen über einen langen Zeitraum hinweg notwendig. Die Überdosierung führt zu Nierenschädigungen. Überraschende Erkenntnisse erreichten uns allerdings im September 2020. Wissenschaftler untersuchten Blutproben von mehr als 190.000 Amerikanern. Sie stellten fest, dass Patienten mit Vitamin-D-Mangel eine um sage und schreibe 54 Prozent höhere Chance hatten, sich mit dem Corona-Virus anzustecken.[4] In allererster Linie handelt es sich

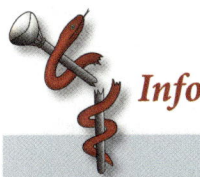

Info

VITAMIN D – PRAKTISCHE EMPFEHLUNGEN

Eine ausreichende Vitamin-D-Zufuhr ist ohne Frage wichtig. Hierbei kommen drei Säulen als Quelle in Betracht: ausreichend Sonnenlicht (Achtung! Auf das Risiko von Hautkrebs achten!), entsprechende Ernährung und die Aufnahme des Vitamins über Tabletten oder Tropfen. Insbesondere Kinder – hier sind sich die Experten einig – benötigen zusätzlich zugeführtes Vitamin D. Ein positiver präventiver Effekt im Erwachsenenalter konnte hingegen nicht nachgewiesen werden, jedoch scheint ein ausgeglichener Vitamin-D-Spiegel positive Effekte auf die Behandlung bestehender Krankheiten zu haben.

bei diesen Beobachtungen aber um eine Korrelation, aus der vorerst noch keine Kausalität abgeleitet werden kann. Diskutiert wird, ob Vitamin D den »Cytokin-Sturm« unterdrücken könnte. Inwiefern es also möglich ist, aus diesen Ergebnissen allgemeingültige Empfehlungen zur prophylaktischen Behandlung mit Vitamin D abzuleiten, bleibt abzuwarten. Die Ergebnisse zeigen dennoch, wie vielschichtig Medizin ist und wie schwierig es ist, klare Handlungsanweisungen zu geben.

Weitere fettlösliche Vitamine

Den Vitaminen K und A haben wir in unserem Buch kein eigenes Kapitel gewidmet, weil deren Über- oder Unterdosierung in unseren Breiten eigentlich keinen relevanten Stellenwert einnimmt. Über die Nahrung nehmen wir von beiden Vitaminen mehr als ausreichend auf, was insbesondere für die Funktion unserer Augen (Vitamin A) und für die Blutgerinnung (Vitamin K) von großer Bedeutung ist. Vielleicht kennen einige von Ihnen das früher weit verbreitete (heute allerdings nur noch wenig verschriebene) Marcumar®. Dieses Medikament gehört in die Gruppe der sogenannten Vitamin-K-Antagonisten und hemmt die Blutgerinnung, was insbesondere bei Erkrankungen, wie dem Vorhofflimmern, eine therapeutische Rolle spielt.

Vitaminoide

Als Vitaminoide bezeichnen Mediziner Mikronährstoffe, die im Stoffwechsel unabkömmlich sind, vom gesunden Menschen aber in ausreichender Menge gebildet werden. Nichtsdestotrotz werden gerade die Vitaminoide heute stark als Lifestyle-Medikamente gepusht und für viel Geld verkauft. Die leider oft viel zu leichtgläubigen Konsumenten schlucken die Stoffe mit wohlklingenden Namen, wie Coenzym Q10, Lecithin oder Cholin dann, nur um sie völlig ungenutzt wieder auszuscheiden. Bezogen wird sich hier oft auf Studien, die den positiven

Nutzen der Vitaminoide auf zahlreiche Erkrankungen belegen, was prinzipiell stimmt. Verschwiegen wird aber, dass unser Körper diese Stoffe eben in völlig ausreichender Form selbst produziert und ein Mangel im Grunde kaum oder gar nicht zustande kommt. Dennoch – das Geschäft mit der Gesundheit boomt und die entsprechenden Pillen, die natürlich allesamt nicht von der Kasse übernommen werden (und das mit gutem Grund), werden von Millionen Deutschen in der Hoffnung geschluckt, Linderung für ihre Beschwerden zu finden. Das Ganze ist reiner Medizinpopulismus und folgt immer dem gleichen Prinzip: Einfache Antworten auf komplexe Fragen geben und eine preisintensive Lösung wird direkt mitgeliefert. Auf dieser Fehlinterpretation von Studienergebnissen fußt mittlerweile eine ganze Labor- und Medizinerindustrie, die sich den schmissigen Titel Orthomolekulare Medizin gegeben hat und nichts anderes tut, als Dinge für viel Geld zu verkaufen, die kein gesunder Mensch braucht.

Fazit

- Die Versorgung mit Vitaminen ist in unseren Breiten über eine vielseitige und ausgewogene Ernährung sichergestellt. Eine einseitige Ernährung führt zu pathologischen Mangelzuständen.
- Die präventive Einnahme von Vitaminen ist nach heutigem Kenntnisstand nutzlos.
- Die Therapie bestimmter Krankheiten kann über eine ausreichende Vitaminzufuhr, insbesondere von Vitamin C und D, positiv beeinflusst werden.
- Der therapeutische Nutzen von zusätzlichem Vitamin ist nur beim Vitamin C und nur bei bestimmten Erkrankungen, wie beispielsweise Infekten der oberen Atemwege, belegt.
- Die zusätzliche Einnahme von Vitaminoiden wie Coenzym Q10 ist nach heutigem Wissen völlig nutzlos.

MINERALSTOFFE

Im Gegensatz zu Vitaminen handelt es sich bei Mineralstoffen um anorganische Substanzen, die im menschlichen Körper vorkommen, ihm aber auch zugeführt werden müssen. Ihre Wirksamkeit entfaltet sich bereits bei sehr geringen Mengen. Je nachdem, ob die entsprechenden Konzentrationen klein oder extrem klein sind, sprechen Mediziner von Mengen- und Spurenelementen. Zu den Mengenelementen zählen Kalium, Natrium, Chlor, Calcium, Magnesium, Phosphor und Schwefel, essenzielle Spurenelemente sind Eisen, Zink, Jod, Selen, Fluor, Kupfer, Chrom, Kobalt, Molybdän und Mangan. Und dann gibt es da noch diejenigen Spurenelemente, von denen man noch nicht so ganz sicher ist, ob sie nun für eine korrekte Zell- und damit Körperfunktion unabdingbar sind oder nicht. Unter diese Gruppe fallen Stoffe mit eher unbekannten Namen, wie Bor und Vanadium, aber auch Silicium, Aluminium, Nickel, Zinn und Blei.

Mineralstoffe, zumindest diejenigen, von denen wir es sicher wissen, sind absolut essenziell für eine Vielzahl chemischer Reaktionen, auf allerkleinster Ebene. Sie wirken als Cofaktoren für Enzyme, sorgen für die Aufrechterhaltung des osmotischen Drucks, was, vereinfacht gesagt, das Körperwasser da hält, wo es hingehört, und haben noch unzählige andere Aufgaben, von denen viele Gegenstand der aktuellen Forschung sind. Und – Mineralstoffe sind, ähnlich wie Vitaminoide, ein ungebrochener Verkaufsschlager, der für ein gesundes und vitales Leben ins Feld geführt wird und dem andauernden Optimierungswahn der gegenwärtigen Spaßgesellschaft Rechnung trägt. Aber ist das gerechtfertigt, wo doch Mineralstoffe in praktisch allen Lebensmitteln vorkommen?

Im Gegensatz zu den Vitaminen ist bei Mineralstoffen die richtige Konzentration entscheidend, ja überlebenswichtig. Fällt oder steigt beispielsweise der Kaliumwert über ein bestimmtes Level, dann stört das die elektrische Reizweiterleitung im Herzen und es kann zu fatalen Herzrhythmusstörungen kommen, in deren Folge das Pumporgan einfach stehenbleibt. Aus diesem Grund stehen dem Körper eine Vielzahl an Regulationsmechanismen zur Verfügung, die sicherstellen, dass die Konzentration der jeweiligen Stoffe immer im notwendigen Bereich bleibt. Diese Mechanismen sorgen dafür, dass Schwankungen in der Aufnahme, aber auch der Ausscheidung von Mineralstoffen, wie sie beispielsweise bei Erkrankungen der Nieren vorkommen, über weite Teile gepuffert werden, sodass immer ein konstanter Wirkspiegel im Blut aufrechterhalten wird.

Bringt viel wirklich viel?

Die Versorgungslage in Bezug auf Mineralstoffe ist, insbesondere in unseren Breiten, recht gut. Es gibt aktuell eigentlich nur drei, bei denen wir genauer hinschauen müssen: Jod, Calcium und Eisen. Obwohl der Jodmangelkropf, also die Vergrößerung der Schilddrüse als Folge der unzureichenden Aufnahme des Elements heute sehr selten ist, spricht die aktuelle Studienlage trotzdem von einer immer noch kritischen Versorgung weltweit und auch in Deutschland. Um dem entgegenzuwirken, wird seit Langem in den Supermärkten jodiertes Speisesalz verkauft. Rechnen wir dessen Effekt aber raus, dann erreichen 97 Prozent der 14- bis 80-Jährigen nicht die benötigte Referenzmenge von 200 Mikrogramm am Tag. Trotzdem kann man hier nicht von einem klinisch relevanten Jodmangel sprechen, da unser Salz ja zum einen jodiert ist, zum anderen eine unzureichende Aufnahme nicht gleich mit einem physiologischen Mangel einhergeht. Das ist vielleicht etwas kompliziert zu verstehen, im Grunde aber ganz einfach. Die Speicher von Jod im menschlichen Körper sind in der Regel so gut gefüllt, dass wir auch mit weniger Jod klarkommen, als wir eigentlich bräuchten, und sich aus der etwas reduzierten Zufuhr kein

Krankheitswert ergibt. Anders ist das allerdings bei Säuglingen und schwangeren Frauen. Hier sind Schilddrüsenhormone – und damit Jod, weil die Hormone nicht ohne Jod produziert werden können – absolut unerlässlich für die Entwicklung des Skeletts sowie des Nervensystems. Aus diesem Grund beinhalten die sogenannten Schwangerschaftspillen oder -tropfen, genauso wie die, die Neugeborene verabreicht bekommen, immer auch einen gehörigen Anteil Jod. Nichtsdestotrotz wird oft versucht, die Jodunterversorgung mit der Notwendigkeit zur Substitution gleichzusetzen, was dann zwangsläufig im Verschreiben einer Pille endet. Die ist aber so gut wie nie wirklich nötig und resultiert oft aus einem fehlenden Verständnis des menschlichen Jodstoffwechsels.

Ein weiterer Hotspot bei den Mineralstoffen ist Calcium. 45 Prozent der Deutschen leiden unter einer Unterversorgung, wobei Leiden in diesem Zusammenhang wahrscheinlich etwas übertrieben ist, macht sich ein Calciummangel doch nur sehr selten klinisch bemerkbar. Selbiges gilt für Eisen, wobei menstruierende Frauen eine Risikogruppe für einen manifesten Mangel darstellen, der sich im schlimmsten Fall durch eine Blutarmut, eine sogenannte Anämie, bemerkbar macht.

Nahrung ist die beste Medizin

Hat nun die Einnahme von Mineralstoffpräparaten einen nachgewiesenen Nutzen für den Einzelnen? Wichtig ist in diesem Zusammenhang zu bemerken, dass die Gefahr einer Überdosierung von Mineralstoffen viel größer ist als bei Vitaminen, da die Substanzen eine sehr geringe therapeutische Breite haben, will heißen: Viel hilft absolut nicht viel. Die Studienlage ist leider sehr dürftig und nicht sonderlich befriedigend. Es gibt nur wenig gesicherte Befunde. Unstrittig ist, dass Mineralstoffe in ausreichender Menge aufgenommen werden müssen, was insbesondere bei Jod durch die Anreicherung in Lebensmitteln (Salz), aber auch den Einzug japanischer Ernährungsgewohnheiten in unseren Speiseplan halbwegs sichergestellt ist. Im Falle von Eisen ist die Gabe nur bei speziellen medizinischen Rechtfertigungen, wie beispielsweise einer Blutarmut, sinnvoll. Alle anderen Mineralstoffe sind ausreichend in der Nahrung vorhanden. Eine zusätzliche Einnahme hat keinerlei Nutzen, außer für diejenigen, die sich damit eine goldene Nase verdienen. Das gilt insbesondere für Selen, das in einer völlig ungerechtfertigten Art und Weise vertrieben wird und, auch durch bestimmte Ärzte, wie ein Medikament dargestellt wird, was es gar nicht ist. Dabei konnte in großen Studien[5] sogar festgestellt werden, dass eine Selenzufuhr über das empfohlene Maß hinaus massiv die Bildung bösartiger Tumoren begünstigen kann. Zwar erhöht auch eine mangelhafte Seleneinnahme die Rate an Krebs, was aber einfach nur heißt, dass wir das Element durch die Nahrung zu uns nehmen müssen. Und das tun wir auch – ausreichend. Auch für die Schilddrüse hat die Seleneinnahme trotz häufiger Verschreibung entsprechender Präparate keinerlei Nutzen, unter Umständen schadet sie sogar.

Fazit

Ein gesunder Mensch braucht keinerlei zusätzliche Mineralstoffe aufzunehmen (mit der Ausnahme von Jod, was aber über die Anreicherung von Speisesalz abgedeckt ist). Was wir brauchen, ist in unserer Nahrung enthalten, die ausgewogen und abwechslungsreich gestaltet werden sollte. Eine zusätzliche Einnahme von Mineralstoffen schadet im Zweifel mehr, als sie nützt. Mineralstoffe – egal in welcher Form sie zugeführt werden – sind, bis auf wenige Ausnahmen, keine Medikamente, sondern Nahrungsergänzungsmittel, die durch geschickte Werbemaßnahmen fast wie echte Medikamente rüberkommen sollen und so den Patienten schon mal in die Irre führen können. Auch extra angereicherte Wasser oder Limonaden bringen für den Konsumenten keinen medizinischen Extranutzen!

NAHRUNGSERGÄNZUNG UND DIE AUFBAUSPRITZE

Nicht selten kommen Patienten in die Praxis und bitten um eine Vitamin- oder Aufbauspritze. Insbesondere die ältere Generation hat über Jahrzehnte alles genommen, was man ihr verschrieben hat, und wenig bis gar nichts hinterfragt. Aber auch jüngere Menschen glauben an die Kraft von Nahrungsergänzungsmitteln, um sich fit und bei guter Gesundheit zu halten. Das Problem dabei: Nahrungsergänzung fällt in Europa nicht unter das Medizinproduktegesetz und kann somit völlig unreguliert und insbesondere ohne Wirknachweis suggerieren, es mache den Menschen zu einem besseren.

Im Jahr 2019 machten Hersteller von Nahrungsergänzungsmitteln und Vitaminpräparaten einen Umsatz von 2,2 Milliarden Euro[6]. Der jährliche Anstieg beträgt sechs Prozent. Dabei liegen Produkte, die angeblich die Gesundheit von Herz, Darm und Co. verbessern sollen, bei 50 Prozent, die andere Hälfte entfällt auf Mineralstoffe und Vitamine. Laut einer Studie nimmt jeder dritte Patient Nahrungsergänzungsmittel, jeder vierte konsumiert sogar mehrere Präparate. 2020 legte der Umsatz an reinem Vitamin C um 94 Prozent im Vergleich zum Vorjahresdurchschnitt zu. Das gleiche Phänomen trifft auf alle Nahrungsergänzungsmittel zu und unterliegt insbesondere in 2020 (sicher durch die Corona-Pandemie) einer enormen Steigerung.[7] All diese Produkte werden völlig unreguliert vertrieben. Die Hersteller können im Grunde fast alles auf die Packung schreiben und damit suggerieren, es handele sich um eine Art Medizin, wobei überhaupt kein Wirknachweis erbracht werden muss. Und auch über potenzielle Nebenwirkungen muss nicht aufgeklärt werden. Obwohl es sich bei diesen ominösen Vitaminpräparaten um Nahrungsergänzungsmittel und nicht um Medizinprodukte handelt, sind die Pillen nicht ganz ungefährlich. Drei Beispiele:

- So ist die Kombination aus Vitamin D und Calcium (die von vielen Ärzten empfohlen wird) mit einem deutlich erhöhten Risiko für Schlaganfälle vergesellschaftet. Das Risiko hierfür übersteigt den fraglichen Nutzen in Sachen Osteoporoseprävention bei Weitem.[8]
- Anstatt dem Auge beim Sehen zu helfen, verhilft die Kombination aus Vitamin A und Beta-Carotin den Patienten sogar zu einem deutlich früheren Ableben.
- Die Kombination aus Vitamin A, E und Beta-Carotin begünstigt offenbar die Entwicklung von Krebs.

Auf Basis dieser Erkenntnisse hat das Bundesamt für Risikoforschung (BfR) 2018 Höchstmengen vorgeschlagen.[9] Mehr können die zuständigen Beamten nicht tun, weil Nahrungsergänzungsmittel kaum einer Regulierung unterliegen. In einem Testkauf der Stiftung Warentest[10] überschritten 30 Produkte diese Höchstmengen, oft sogar um ein Vielfaches.

Dabei stellt sich natürlich die Frage, wo die schädliche Wirkung dieser Substanzen und Substanzkombinationen eigentlich herkommt. Müssten wir dann nicht alle einen schnellen und frühzeitigen Tod fürchten? Schließlich befinden sich diese Vitamine doch auch in ganz normaler Kost, in Kartoffeln, Karotten, Brokkoli und anderem. Dieser Frage gingen amerikanische Forscher aus Boston auf den Grund. Die Studie[11] umfasste fast 31.000 erwachsene Probanden und offenbarte, dass die Einnahme der Kombination aus Vitamin A, K, Magnesium, Zink und Kupfer mit einem deutlich geringeren Sterberisiko einherging. Die Ergebnisse waren aber auch mit einem dicken »Aber« versehen. Die Stoffe wirkten nämlich nur dann, wenn sie als Mahlzeit, also mit richtigem Essen aufgenommen wurden. In Pillen gepresst, waren sie wirkungslos. Dies ist ein bemerkenswertes Ergebnis, das zeigt, wie wenig wir noch über unseren eigenen Stoffwechsel und dessen komplexe Interaktionen wissen.

Nutzlose »Therapien«

Wirklich erschreckend ist in diesem Zusammenhang die Erkenntnis, dass offenbar auch ärztliche Kollegen dazu neigen, diese völlig sinnfreien, zum Teil schädlichen Vitaminkombinationen zu empfehlen. Hier wird offenbar nach dem Motto gehandelt: »Kann ja nicht schaden.« Dass das nicht ganz richtig ist, zeigt eine Studie aus dem Jahr 2017.[12] Wissenschaftler versuchten, die schon viel zu lange andauernde Diskussion um diverse Nahrungsergänzungsmittel durch das Erheben klarer Daten zu beenden. Die Faktenlage wurde offengelegt, geändert hat sich nicht viel.

Denn obwohl aus der Studie mit immerhin 300.000 Teilnehmern, die mit Vitamin C, D und K, Magnesium, Selen und Zink »behandelt« wurden, klar hervorging, dass diese Therapie keinerlei Nutzen für die Vermeidung von Krebs oder die Verlängerung des eigenen Lebens mit sich bringt, nimmt der Trend zur Pille zu. Vielleicht auch ein Symptom unserer Zeit? Vitamine und Homöopathie ja – Impfen nein?

Eine Metaanalyse von 2019, die 277 große Studien zu diesem Thema auswertete,[13] kam auf insgesamt knapp eine Million Teilnehmer und schlussfolgerte, dass die Vitamine und Spurenelemente in Pillenform überhaupt keinen Nutzen haben und manche Befürworter schlicht resistent gegen Fakten sind.

Vorsicht ist allerdings in einem Bereich geboten. Schwangere und Säuglinge benötigen sehr wohl Nahrungsergänzungsmittel, weil die für die gesunde Entwicklung der Schilddrüse und der anderen Organe unabdingbar sind. Und auch Veganer müssen zusätzliches Vitamin B_{12} einnehmen. Die Notwendigkeit beschränkt sich allerdings auf diese beiden Gruppen.

Vielleicht lässt sich die Sachlage ganz einfach folgendermaßen zusammenfassen: Gesunde Menschen benötigen keine zusätzlich zugeführten Vitamine und Mineralstoffe, um gesund zu bleiben.

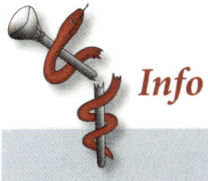

Info

MYTHOS 12: DARM UND LEBER MÜSSEN REGELMÄSSIG ENTSCHLACKT UND ENTGIFTET WERDEN

Derartige Feststellungen hört und liest man praktisch täglich. Eine Saftkur hier, ein Detox-Fasten da! Aber was ist wirklich dran? Gibt es wissenschaftlich belegbare Fakten für die Empfehlung zur Entschlackung? Die Ingenieurswissenschaft beschreibt Schlacke als Produkt der Schwermetallindustrie. Im menschlichen Körper gibt es ein derartiges Gebräu, das als Nebenprodukt des Stoffwechsels anfällt und durch die Zufuhr bestimmter Nahrungs- oder Gesundheitsmittel entsorgt werden muss, schlicht nicht. Stoffwechselendprodukte werden über Darm, Lunge oder Nieren ausgeschieden und lagern sich nicht irgendwo im Körper an. Giftige Stoffwechselprodukte, die durchaus im Rahmen der normalen metabolischen und biochemischen Wege entstehen, werden unmittelbar durch Enzyme inaktiviert, sodass sie keinen Schaden anrichten können. Etwas anders ist die Sache bei tatsächlichen Vergiftungen gelagert. Giftstoffe, wie Schwermetalle, lagern sich sehr wohl in Geweben oder Knochen ein, können aber durch sogenannte Entschlackungskuren nicht ausgeschieden werden. Hier bedarf es einer echten medizinischen Behandlung. Es gibt nur sehr wenige Studien über vermeintliche Entschlackungskuren beim Menschen und die, die es gibt, weisen erhebliche methodische Mängel auf. Eine Betrachtung dieser Studien von 2015[14] kam zu dem Schluss, dass es aktuell keine Ergebnisse gibt, die den Einsatz von Entgiftungs- und Entschlackungsdiäten zur Gewichtskontrolle oder zur Ausscheidung aus dem Körper unterstützen. Eine andere Analyse aus dem Jahr 2017[15] zeigte auf, dass Saft- und Entgiftungsdiäten langfristig zu einer Gewichtszunahme führen. Fazit: Eine gesunde, ausgewogene Ernährung ist enorm wichtig. Das Geld für Entschlackungskuren sollte man sich unbedingt sparen.

Nachwort

Wem kann man überhaupt vertrauen? Die Antwort ist relativ einfach: wissenschaftlich arbeitenden Ärzten!

Wir haben versucht, Ihnen im Laufe des Buches zu zeigen, dass es in der Medizin keine Dogmen gibt, keine sicheren Erkenntnisse, die morgen nicht bereits schon widerlegt sein können. Mit diesem Dilemma müssen wir leben, akzeptieren, dass wir heute nur das tun können, von dem wir heute wissen, dass es (wahrscheinlich) hilft. Klar zu verurteilen sind hier aber diejenigen Wunderheiler und Scharlatane, die wider besseren Wissens Therapien oder diagnostische Maßnahmen als wirksam anpreisen, obwohl sie das nicht sind. Auf die Ahnungslosigkeit und manchmal auch die Verzweiflung Hilfsbedürftiger zu setzen, um sich selbst zu bereichern, ist hochgradig unethisch, in unserem Land aber nicht verboten, ja teils sogar von den Kassen, also der öffentlichen Hand, subventioniert. Wir hoffen, Ihnen eine Anleitung zum kritischen Selbstdenken gegeben zu haben, und hoffen, dass es Ihnen in Zukunft leichter fällt, sich von denen fernzuhalten, die Ihnen keine Grundlage für ihr Handeln geben können und sich auf die eigene Erfahrung, Heilsversprechen à la »Wer heilt, hat recht!« und aggressiv gestaltete Hochglanzbroschüren berufen. Richtige Ärzte tun derartiges nicht. Sie kennen die Grenzen ihres Wissens und sind sich darüber im Klaren, dass Medizin immer ein Abwägen zwischen Nutzen und Schaden ist und monetäre Aspekte nie ein Argument für oder gegen eine spezielle Therapie sein dürfen, sondern ausschließlich wissenschaftliche Erkenntnisse. In einem medizinischen System, das es Ärzten und Paramedizinern erlaubt, Homöopathie als echte Heilmethode anzupreisen und straflos gegen Impfungen zu hetzen, brauchen Patienten einen Leitfaden, um sich vor denjenigen zu schützen, die individuelle Erfahrungen und Gefühle zu allgemeingültigen Regeln erheben. Diese Praxis ist gefährlich.

Nicht jede Art der Erfahrung ist schlecht. Nicht jedes Bauchgefühl falsch. Es sollte uns Ärzte aber sensibilisieren, besser und genauer hinzuschauen und unser Wissen, das gleichzeitig eine riesige Verantwortung mit sich bringt, regelmäßig zu erweitern.

Dezember 2020, Falk Stirkat und Lars Bräuer

Dank

Wir haben lange an »Der belogene Patient« gearbeitet. Viel länger als geplant. Denn als das Manuskript fertig war, kam Corona und damit musste alles noch mal angepackt und überarbeitet werden. Hierfür waren die Geduld und Unterstützung vieler Menschen nötig, die wir hier gar nicht alle nennen können. Trotzdem möchten wir die Gelegenheit nutzen ein paar Leuten unseren aufrichtigen Dank auszusprechen. Da wären natürlich zum einen die Mitarbeiter im GRÄFE UND UNZER Verlag, die uns von Anfang an hochmotiviert bei der Umsetzung unserer Idee unterstützt und viele lange Diskussionen mit uns durchgestanden haben. Ein besonderer Dank geht hier an Frau Barbara Fellenberg, die unser Projekt betreut hat, und Frau Irmela Sommer, die sich im Lektorat unter Einbringung aller Fachkenntnis und Geduld mit uns auseinandersetzen musste, was sicher nicht immer einfach war! Außerdem möchten wir unseren Familien danken, die immer wieder stillschweigend hingenommen haben, wenn wir bis spät in die Nacht an Studien gesessen oder am Feinschliff der Texte gefeilt haben.

Quellenangaben

Die Pandemie der Scharlatane
1 Zhang et al. „Identifying airborne transmission as the dominant route for the spread of COVID-19" PNAS, 2020
2 Ebd.
3 Weinstein et al. „The clinical significance of positive blood cultures in the 1990s: a prospective comprehensive evaluation of the microbiology, epidemiology, and outcome of bacteremia and fungemia in adults" Clin Infect Dis, 1997
4 Lim et al. „Tepid massage for febrile children: A systematic review and meta-analysis" Int J Nurs Pract, 2018
Erwartung und Realität
1 Baethge et al. „Nocebo: Die dunkle Seite der menschlichen Einbildungskraft" Dtsch Arztebl, 2013
2 Tilburt et al. „Prescribing 'placebo treatments': results of national survey of US internists and rheumatologists" BMJ, 2008
Antibiotikamissbrauch
1 „Levofloxacin: Indikationseinschränkungen wegen schwerer Nebenwirkungen" Rote-Hand-Brief in: Deutsches Ärzteblatt, September 2012
2 Havers et al. „Outpatient Antibiotic Prescribing for Acute Respiratory Infections During Influenza Seasons" JAMA Network Open, 2018
3 Hemkens et al. „Personalized Prescription Feedback Using Routinely Collected Data to Reduce Antibiotic Use in Primary Care – A Randomized Clinical Trial" JAMA Intern Med, 2017
4 Irving et al. „International variations in primary care physician consultation time: a systematic review of 67 countries" BMJ Open, 2017
5 „First-of-its kind survey reveals gaps in European healthcare workers' knowledge and attitudes about antibiotics" ECDC, 2017
6 BVL „Nationaler Rückstandskontrollplan (NRKP) und Einfuhrüberwachungsplan (EÜP) für Lebensmittel tierischen Ursprungs", 2017

7 Wallmann et al. „Abgabemengenerfassung von Antibiotika in Deutschland" Deutsches Tierärzteblatt, 2018
8 Cassini et al. „Attributable deaths and disability-adjusted life-years caused by infections with antibiotic-resistant bacteria in the EU and the European Economic Area in 2015: a population-level modelling analysis" The Lancet Infectious Diseases, 2019
9 „O'Neill report on antimicrobial resistance: funding for antimicrobial specialists should be improved" Eur J Hosp Pharm, 2016
10 Tang et al. „Restricting the use of antibiotics in food-producing animals and its associations with antibiotic resistance in food-producing animals and human beings: a systematic review and meta-analysis" The Lancet Planetary Health, 2017
11 Gastmeier et al. „Nosocomial infections and infections with multidrugresistant pathogens – frequency and mortality", Dtsch Med Wochenschr, 2016
12 Llor et al. „Antimicrobial resistance: risk associated with antibiotic overuse and initiatives to reduce the problem" Therapeutic Advances in Drug Safety, 2014
13 Stokes et al. „A Deep Learning Approach to Antibiotic Discovery" Cell, 2020
14 Altiner et al. „Sputum colour for diagnosis of bacterial infection in patients with acute cough" Scandinavian Journal of Primary Health, 2009
Homöopathie
1 Angaben vom Deutschen Zentralverein homöopathischer Ärzte (DZVhÄ) 2018
2 Heudel et al. „Does a homeopathic medicine reduce hot flushes induced by adjuvant endocrine therapy in localized breast cancer patients? A multicenter randomized placebo-controlled phase III trial" Support Care Cancer, 2019
3 Ostermann et al. „Can Additional Ho-

meopathic Treatment Save Costs? A Retrospective Cost-Analysis Based on 44500 Insured Persons" PLOS One, 2015

4 Marburger Erklärung zur Homöopathie als Irrlehre von 1993, Deutsche Apothekerzeitung, 1993

Vom Lebenselixier

1 Cheng et al. „ABO blood group and susceptibility to severe acute respiratory syndrome." JAMA, 2005

2 Zhao et al. „Relationship between the ABO blood group and the COVID-19 susceptibility" medRxiv, 2020 (https://www.medrxiv.org/content/10.1101/2020.03.11.20031096v2)

3 Zietz et al. „Testing the association between blood type and COVID-19 infection, intubation, and death" medRxiv, 2020 (https://doi.org/10.1101/2020.04.08.20058073)

4 Lyon et al. „Stability profiles of drug products extended beyond labeled expiration dates" 2006, J Pharm Sci

5 Schicht et al. „Efficacy of aflibercept (EYLEA®) on inhibition of human VEGF in vitro" 2017, Ann Anat

6 Cantrell et al. „Stability of Active Ingredients in Long-Expired Prescription Medications" 2012, JAMA Internal Medicine

Impfen Sie nur …

1 WHO „List of 10 Threats to Global Health" 2019

2 Wakefield et al. „RETRACTED: Ileal-lymphoid-nodular hyperplasia, non-specific colitis, and pervasive developmental disorder in children" The Lancet, 1998

3 Honda et al. „No effect of MMR withdrawal on the incidence of autism: a total population study" The Journal of Child Psychology and Psychiatry, 2005

4 Centers of Disease Control and Prevention, CDC „Vaccine Adverse Event Reporting System (VAERS)", 2020

5 Sarkanen et al. „Incidence of narcolepsy after H1N1 influenza and vaccinations: Systematic review and meta-analysis" Sleep Med Rev, 2018

6 Melen et al. „No serological evidence of influenza A H1N1pdm09 virus infection as a contributing factor in childhood narcolepsy after Pandemrix vaccination campaign in Finland" LOoS One, 2013

Die Schilddrüse anstupsen

1 Klauber et al. „Krankenhaus-Report 2017", Schattauer Verlag, 2017

2 Risk and Prevention Study Collaborative Group „n-3 fatty acids in patients with multiple cardiovascular risk factors" New England Journal of Medicine, 2013

Der Mann mit dem Messer

1 Science Media Centers (SMC), Projekt „Weisse Liste" Bertelsmann-Stiftung, 2019

2, 3 Ebd.

4 Baum et al. „Sterblichkeit und Komplikationen nach viszeralchirurgischen Operationen" Dtsch Arztebl Int, 2019

Hafenrundfahrten

1 Bell et al. „Prevalence of incidental prostate cancer: A systematic review of autopsy studies" International Journal of Cancer, 2015 & Jahn et al. „The high prevalence of undiagnosed prostate cancer at autopsy: implications for epidemiology and treatment of prostate cancer in the Prostate-specific Antigen-era" International Journal of Cancer, 2015

2 Bericht „Krebs in Deutschland" Autoren: Gesellschaft der epidemiologischen Krebsregister in Deutschland e. V. (GEKID), Zentrum für Krebsregisterdaten (ZfKD) im Robert Koch-Institut, 2019

3 Nevo et al. „Prostate cancer and the role of biomarkers" Abdominal Radiology, 2019

4 Zentrum für Krebsregisterdaten, RKI, Statistisches Bundesamt

5 Meyer et al. „Studie mit Vitamin E und Selen gestoppt" (Anmerkung: SELECT-Studie des National Cancer Institute) Deutsches Ärzteblatt, 2008

6 Duffy et al. „Biomarkers for prostate cancer: prostate-specific antigen and beyond" Clin Chem Lab Med, 2019

7, 8 Ebd.

9 „Bericht zum Krebsgeschehen in Deutschland 2016", RKI, 2016

10 Gini et al. „Impact of colorectal cancer screening on cancer-specific mortality in Europe: a systematic review" European Journal of Cancer, 2020

Über Schmerzen

1 OTC PHARMACEUTICALS REPORT 2019, Statista Consumer Market Outlook, 2019

2 Rothwell et al. „Aspirin in Prevention of Sporadic Colorectal Cancer: Current Clinical Evidence and Overall Balance of Risks and Benefits" in: Chan A., Detering E. Prospects for Chemoprevention of Colorectal Neoplasia. Recent Results in Cancer Research 2013

3 McNeil et al. „Effect of Aspirin on Cardiovascular Events and Bleeding in the Healthy Elderly" & „Effect of Aspirin on All-Cause Mortality in the Healthy Elderly" New England Journal of Medicine, 2018 & 2019

4 Buckley et al. „Paracetamol (acetaminophen) poisoning" Clin Evid, 2005

5 O'Sullivan et al. „Dental pain management – a cause of significant morbidity due to paracetamol overdose" BDJ, 2018

6 Brutcher et al. „Compounded Topical Pain Creams to Treat Localized Chronic Pain: A Randomized Controlled Trial" Annals of Internal Medicine, 2019

7 Derry et al. „Topical analgesics for acute and chronic pain in adults – an overview of Cochrane Reviews" Cochrane Database Syst Rev, 2017

8 Schafer et al. „Conditioned Placebo Analgesia Persists When Subjects Know They Are Receiving a Placebo" The Journal of Pain, 2015

9 Haake et al. „German Acupuncture Trials (Gerac) For Chronic Low Back Pain – Randomized, Multicenter, Blinded, Parallel-Group Trial With 3 Groups" Archives of Internal Medicine, 2007

Vitamine und Mineralstoffe

1 Venturelli et al. „Epigenetic impacts of ascorbate on human metastatic melanoma cells" Frontiers in Oncology, 2014

2 Vollbracht et al. „Intravenous vitamin C administration improves quality of life in breast cancer patients during chemo-/radiotherapy and aftercare: results of a retrospective, multicentre, epidemiological cohort study in Germany" in vivo, 2011

3 Kristal et al. „Baseline Selenium Status and Effects of Selenium and Vitamin E Supplementation on Prostate Cancer Risk" Journal of the National Cancer Institute, 2014

4 Kaufman et al. „SARS-CoV-2 positivity rates associated with circulating 25-hydroxyvitamin D levels" PLOS One, 2020

5 Kristal et al. „Baseline Selenium Status and Effects of Selenium and Vitamin E Supplementation on Prostate Cancer Risk" Journal of the National Cancer Institute, 2014

6 Dtsch Apoth Ztg, August 2020

7 Ebd.

8 Abajo et al. „Risk of Ischemic Stroke Associated With Calcium Supplements With or Without Vitamin D: A Nested Case-Control Study" Journal of the American Heart Association, 2017

9 Weißenborn et al. „Höchstmengen für Vitamine und Mineralstoffe in Nahrungsergänzungsmitteln" J Consum Prot Food Saf, 2018

10 „Pillen für das gute Gefühl" Frankfurter Allgemeine Woche, 48/2019

11 Chen et al. „Association Among Dietary Supplement Use, Nutrient Intake, and Mortality Among U.S. Adults – A cohort study" Annals of Internal Medicine, 2019

12 Schwingshackl et al. „Dietary Supplements and Risk of Cause-Specific Death, Cardiovascular Disease, and Cancer: A Systematic Review and Meta-Analysis of Primary Prevention Trials" Advances in Nutrition, 2017

13 Khan et al. „Effects of Nutritional Supplements and Dietary Interventions on Cardiovascular Outcomes: An Umbrella Review and Evidence Map" Annals of Internal Medicine, 2019

14 Klein et al. „Detox diets for toxin elimination and weight management: a critical review of the evidence" J Hum Nutr Diet, 2015

15 Obert et al. „Popular Weight Loss Strategies: a Review of Four Weight Loss Techniques" Curr Gastroenterol Rep, 2017

Glossar

Analgetika:
Umgangssprachlich auch Schmerzmittel, sind Stoffe oder Stoffgemische, die durch unterschiedliche Wirkmechanismen (z. B. Unterdrückung der Weiterleitung von Schmerzen u. v. m.) lokal begrenzt oder im ganzen Körper (systemisch) Schmerzen ganz oder teilweise unterdrücken können.

Antigen:
Molekül (körpereigen oder körperfremd), welches eine Immunantwort hervorruft. Antigene sind häufig Proteine und/oder Zuckerreste und finden sich als Bestandteil der Oberfläche von Bakterien, Viren und Zellen.

Antikörper (syn. Immunglobulin):
Protein, das von B-Lymphozyten (Bestandteil der weißen Blutkörperchen) als Antwort auf ein Fremdmolekül = Antigen oder einen eindringenden Organismus gebildet wird. Der Antikörper bindet an (s)ein entsprechendes Antigen und aktiviert dadurch diverse immunologische Prozesse (Immunabwehr).

Antioxidanzien:
Chemische Verbindungen (Moleküle), die eine Oxidation von anderen Substanzen komplett oder teilweise unterbinden. Dadurch wird die Bildung reaktiver Spezies (sog. Radikale) verhindert. Wirksame natürliche Antioxidationsmittel sind die Vitamine C und E.

Biopsie:
Entnahme einer Gewebe- oder Organprobe zur (mikroskopischen) Untersuchung. Hierdurch können (meist durch Pathologen) Veränderungen an den entsprechenden Organen diagnostiziert werden.

Computertomografie (CT):
Bildgebendes Verfahren, welches in der klinischen Routine eingesetzt wird. Hierbei wird mittels Röntgenstrahlung, unter Anwendung komplizierter mathematischer Algorithmen, ein Schichtbild von Organen, Körperregionen oder dem gesamten Körper erzeugt. Moderne CT-Geräte erlauben die Aufnahme des gesamten Körpers innerhalb weniger Sekunden bei sehr geringer Strahlenbelastung.

Enzym (alt: Ferment):
Protein, das eine spezifische chemische Reaktion katalysiert.

Der Begriff Enzym ist ein Akronym und wurde bereits 1878 vom deutschen Physiologen Wilhelm Friedrich Kühne geprägt. Übersetzt bedeutet er so viel wie: in Hefe enthalten.

Glukosestoffwechsel (hier eigentlich Glykolyse):

Überall im Organismus stattfindender Stoffwechselweg, durch den Glukose unvollständig unter Bildung von Energie (ATP) abgebaut wird (im Wortsinn: »Zuckerspaltung«).

Herdenimmunität:

Epidemiologischer Begriff, der einen indirekten Schutz vor Infektionserkrankungen von Einzelindividuen aufgrund der Immunität (z. B. durch Impfung) einer größeren Bevölkerungsgruppe (Herde) beschreibt. Bei ausreichender Herdenimmunität werden sensible Individuen (z. B. bei Immunschwäche) durch die Herde geschützt.

Hormone:

Botenstoffe unterschiedlicher Stoffklassen (z. B. Steroide, Peptide etc.), die eine Vielzahl von komplexen Prozessen im Körper »antreiben« (übersetzt aus dem Griechischen) und größtenteils vom Hypothalamus reguliert werden. Viele Hormone bildet der Körper selbst (z. B. Schilddrüsenhormone), andere können in Form von Medikamenten zugeführt werden.

Immunsystem:

Komplexes System aus diversen Molekülen, Mechanismen und Zellen, die angeboren und erworben der Abwehr von »schädlichen« Einflüssen dienen (humorale und zelluläre Immunabwehr).

Magnetresonanztomografie (MRT):

Bildgebendes Verfahren, bei dem vermittelt durch ein extrem starkes Magnetfeld wasser- und fetthaltige Strukturen dargestellt werden können. MRT-Untersuchungen werden insbesondere zur Untersuchung von Organen (z. B. Gehirn) verwendet, dauern ein klein wenig länger als CT-Untersuchungen, bringen aber keine unerwünschte Strahlenbelastung mit sich.

Mechanorezeptoren:

Sinneszellen, die in unterschiedlicher Anzahl und Qualität in den meisten Sinnesorganen, aber auch z. B. in Gefäßen oder den Zähnen vorkommen. Sie wandeln mechanische Reize in chemische und/oder elektrische Signale um, die vom zentralen Nervensystem verarbeitet werden.

Metaanalyse:
Zusammenfassung und interpretative (meist statistische) Auswertung einer mehr oder weniger großen Anzahl von Forschungsdaten oder Einzelstudien zu sog. Metadaten. Eine der größten Meta-analysen umfasste 60 Millionen Studienteil-nehmer und konnte beweisen, dass eine HPV-Impfung zur Herdenimmunität führt.

Molekül:
Ein zwei- oder mehr-atomiges Teilchen, das durch chemische Bindungen zusam-mengehalten wird. Ein Molekül kann aus gleichen oder unter-schiedlichen Atomen aufgebaut sein und enorme Größen errei-chen (sog. Makromo-leküle).

Nozizeptor(en):
Meistens freie Ner-venendigungen, die auf die Wahrneh-mung von Schmerzen spezialisiert sind. Durch Nozizeption und den entspre-chend ausgelösten Schmerz sollen Ge-websschäden (z. B. Verbrennungen) ver-hindert werden.

Pathogen(e):
Krankheiten verur-sachende Einflüsse (z. B. Stoffe, radioak-tive Strahlung, aber auch psychische Ein-flüsse).

Pharmakologie:
Lehre der Interaktion zwischen Medika-menten und mensch-lichen oder tierischen Zellen.

Protein(e):
Umgangssprachlich auch Eiweiße, sind spezielle, aus Amino-säuren bestehende Moleküle.

Selbstlimitierung:
Im medizinischen Sinne die Ausheilung einer Erkrankung ohne therapeutische Einflussnahme.

Sonografie:
Bildgebendes Verfah-ren zur Darstellung von Körperstrukturen mittels Schallwellen. Der Vorteil liegt in der schnellen und un-komplizierten (ohne Nebenwirkungen) Anwendbarkeit des Verfahrens.

Szintigrafie:
Bildgebendes Verfah-ren zur Darstellung von Organen mittels radioaktiver Substan-zen, die sich in Orga-nen und/oder Gewe-ben anreichern und dadurch z. B. Rück-schlüsse auf deren Funktion erlauben.

Virulenz:
Die Infektionsstärke oder Kraft eines Pa-thogens (meistens Vi-rus, daher auch der Name).

Adressen und Bücher

Adressen, die weiterhelfen

Robert Koch-Institut (RKI)
www.rki.de

Paul-Ehrlich-Institut (PEI)
Bundesinstitut für Impfstoffe und
biomedizinische Arzneimittel
www.pei.de

European Centre for Disease Prevention and Control (ECDC)
www.ecdc.europa.eu

Kassenärztliche Bundesvereinigung (KBV)
www.kbv.de

Bundesamt für Verbraucherschutz und Lebensmittelsicherheit (BVL)
www.bvl.bund.de

Gesellschaft zur wissenschaftlichen Untersuchung von Parawissenschaften e. V. (GWUP)
www.gwup.de

Bundeszentrale für gesundheitliche Aufklärung (BZgA)
www.bzga.de

Deutsche Gesellschaft für Ernährung (DGE)
www.dge.de

Bücher, die weiterhelfen

Bieger, Wilfried P./Schaenzler, Nicole: Der große GU Kompass Laborwerte. GRÄFE UND UNZER VERLAG

Blaser, Martin J.: Antibiotika-Overkill – So entstehen die modernen Seuchen. Verlag Herder

Muhm, Miryam: Die Wahrheit über Covid-19: Licht ins Dickicht der Halbwahrheiten und wie Sie sich vor dem Virus schützen können. Europa Verlag

Stirkat, Falk: Der Schmetterlingseffekt. GRÄFE UND UNZER VERLAG

Register

MEHR ENERGIE,
MEHR WOHLBEFINDEN!

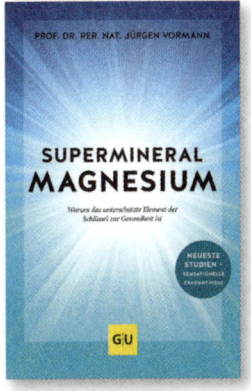
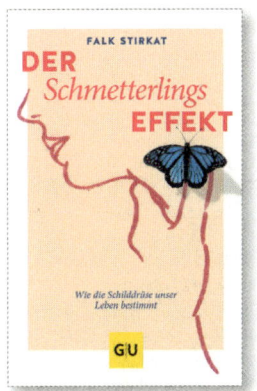
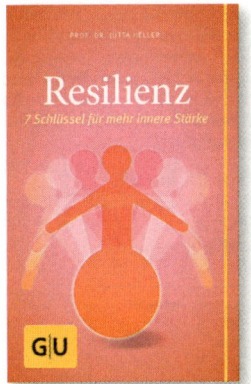
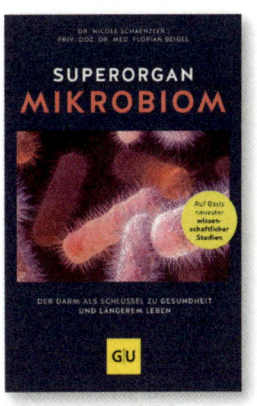
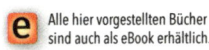
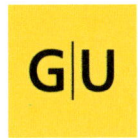

Impressum

Projektleitung:
Barbara Fellenberg

Lektorat: Irmela Sommer

Bildredaktion:
Simone Hoffmann

Umschlaggestaltung und Layout:
independent Medien-Design,
Horst Moser, München

Herstellung: Renate Hutt

Satz:
Christopher Hammond

Reproduktion: Ludwig Media,
Zell am See

Druck und Bindung:
Livonia Print, SIA

ISBN 978-3-8338-7421-5

1. Auflage 2021

Die GU-Homepage finden Sie unter www.gu.de

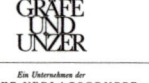 www.facebook.com/gu.verlag

Bildnachweis
Adobe Stock: S.10, 136, 146, 218; Glasow Fotografie: Autorenfoto; iStockphoto: S. 108, 166, 186; Plainpicture: S. 38, 246; Stocksy: S. 74; Ulrich Zillmann/FotoMedienService/Fotofinder: S. 204;

Coverillustration:
Victor Bregante/KombinatRotWeiss

Illustration Aeskulapstab:
Nadia Gasmi

Syndication:
www.seasons.agency

Wichtiger Hinweis
Die Gedanken, Methoden und Anregungen in diesem Buch stellen die Meinung bzw. Erfahrung der Verfasser dar. Sie wurden von den Autoren nach bestem Wissen erstellt und mit größtmöglicher Sorgfalt geprüft. Sie bieten jedoch keinen Ersatz für persönlichen kompetenten medizinischen Rat. Jede Leserin, jeder Leser ist für das eigene Tun und Lassen auch weiterhin selbst verantwortlich. Weder Autoren noch Verlag können für eventuelle Nachteile oder Schäden, die aus den im Buch gegebenen praktischen Hinweisen resultieren, eine Haftung übernehmen.

Umwelthinweis
Dieses Buch wurde auf PEFC-zertifiziertem Papier aus nachhaltiger Waldwirtschaft gedruckt.

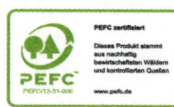

GRÄFE
UND
UNZER

Ein Unternehmen der
GANSKE VERLAGSGRUPPE